Handbuch der zahnärztlichen Implantologie

Handbuch der zahnärztlichen Implantologie

Mithridade Davarpanah
Henry Martínez

Myriam Kebir
Jean-François Tecucianu

in Zusammenarbeit mit
Richard J. Lazzara
Renato Celletti
Daniel Etienne
Curtis Jansen
Karl Donath

Aus dem Englischen übertragen von
Mag. Wilfried Preinfalk, Medword, Wien
Per N. Döhler, M. A., Triacom, Barendorf/Lüneburg

Quintessenz Verlags-GmbH

Berlin, London, Chicago, Tokio, Kopenhagen, Paris, Mailand, Barcelona,
Istanbul, São Paulo, Neu-Delhi, Moskau, Prag und Warschau

Titel der französischsprachigen Originalausgabe:
Manuel d'implantologie clinique. Paris: Èdition CdP, 1999. Groupe Liaisons

Titel der englischsprachigen Ausgabe:
Clinical manual of implant dentistry
© 2003 by Quintessence Publishing Co, Ltd

Bibliografische Information Der Deutschen Bibliothek
Die Deutsche Bibliothek verzeichnet diese Publikation in der Deutschen Nationalbibliografie; detaillierte bibliografische Daten sind im Internet über <http://dnb.ddb.de> abrufbar.

Druck: Elbe-Druckerei, Wittenberg

ISBN 3-87652-189-0

Printed in Germany

Inhalt

Vorwort

Seit den Anfängen in den frühen achtziger Jahren sind Dentalimplantate zu einer Bereicherung für alle Teildisziplinen der Zahnheilkunde geworden. Zuverlässige Verfahren wurden schnell entwickelt und haben heute einen wichtigen Platz in der Behandlungsplanung. Dentalimplantate ergänzen die überaus konservativen Verfahren der Parodontologie, erweitern das Spektrum der ästhetischen und funktionellen Prothetik und können auch als Ankerelemente für kieferorthopädische Behandlungen hilfreiche Dienste leisten.

Wer erfolgreich mit Implantaten arbeiten will, muss über die nötigen anatomischen und gewebephysiologischen Kenntnisse verfügen und mit den handwerklichen Details der jeweiligen Operationstechnik vertraut sein. Dieses Lehrbuch wurde für Studenten und Zahnärzte geschrieben, für die Dentalimplantate entweder noch Neuland sind oder die ihre Technik verbessern möchten.

In den einzelnen Kapiteln werden alle wichtigen Aspekte der Implantattherapie vermittelt und durch zahlreiche Farbfotos und Illustrationen veranschaulicht. Die präoperative Diagnose als Grundlage für die Behandlungswahl und die verschiedenen zahnlosen bzw. teilbezahnten Situationen werden aus operativer wie auch prothetischer Sicht beleuchtet. Eigene Kapitel sind auch der gedeckten und ungedeckten Einheilung von Implantaten, dem Implantatdurchmesser sowie speziellen Operationstechniken (z. B. Knochentransplantate, Osteotomien, Sinusbodenelevation oder gesteuerte Knochenregeneration) gewidmet.

Die zahnärztliche Implantologie ist ein überaus zukunftsorientiertes Feld, das von raschen Fortschritten gekennzeichnet ist. Es ist daher besonders wichtig, dass man die Grundlagen gut versteht. Dieses Lehrbuch soll praktisch und zeitgemäß sein. Es führt von der Diagnose zur Methode, vom Wissen zur Anwendung. Seine Lektüre ist allen Zahnärzten zu empfehlen.

Henri S. Koskas

Herausgeber

Mithridade Davarpanah
Lecturer in Periodontics
Division of Research in Stomatology and
    Maxillofacial Surgery
Pitié-Salpêtrière Hospital
Paris, France

Henry Martínez
Associate Professor
University of Paris 7
Lecturer
Department of Surgery
Hôtel-Dieu Hospital
Paris, France

Myriam Kebir
Former Lecturer
Department of Dentistry
Max Forestier Hospital
Nanterre, France

Jean-François Tecucianu
Professor
Department of Education and Research in
    Stomatology and Maxillofacial Surgery
Chairman
Department of Periodontology
Division of Research in Stomatology and
    Maxillofacial Surgery
Pitié-Salpêtrière Hospital
Chairman
Division of Dentistry and Stomatology
American Hospital of Paris
Paris, France

Autoren

Gil Alcoforado
Professor
Department of Periodontology
University of Lisbon
Lisbon, Portugal

Grégoire Audi
Paris, France

Keith D. Beaty
Chief Executive Officer
Implant Innovations
Palm Beach Gardens, Florida

Philippe Bouchard
Assistant Professor
University of Paris 7
Division of Periodontology
Department of Dentistry
Hôtel-Dieu
Paris, France

Jean-Pierre Bressand
Paris, France

Renato Celletti
Professor
Department of Prosthodontics
University G. d'Annunzio
Chieti, Italy

Edouard Cohen
Division of Dentistry and Stomatology
American Hospital of Paris
Paris, France

Karl Donath
Professor and Chairman
Department of Oral Pathology
University of Hamburg
Hamburg, Germany

Daniel Etienne
Assistant Professor
University of Paris 7
Division of Periodontology
Department of Dentistry
Hôtel-Dieu
Paris, France

Olivier Fromentin
Former Assistant Professor
Division of Prosthodontics
University of Paris 7
Paris, France

Eric Hazan
Paris, France

Curtis Jansen
Monterey, California

Francis Lamond
Paris, France

Richard J. Lazzara
Chairman of the Board
Implant Innovations
Palm Beach Gardens, Florida

Patrick Missika
Assistant Professor
University of Paris 7
Division of Surgery
Department of Dentistry
Hôtel-Dieu Hospital
Paris, France

Stephan S. Porter
West Palm Beach, Florida

Christophe Raygot
Paris, France

Pierre Raygot
Paris, France

Jean-Luc Sauvan
Former Assistant Professor
University of Paris 5
Paris, France

KAPITEL 1

Planung von Implantatbehandlungen

M. Davarpanah/H. Martínez/K. Donath/M. Kebir

I. Zahnerhaltende Therapie oder Implantatbehandlung?

Zahnärzte sind häufig mit dem Dilemma konfrontiert, ob sie bestimmte Zähne erhalten oder extrahieren sollen. Früher entschied man sich bei Zähnen mit schlechter Prognose oft für die konservative Variante, um den Patienten so lange wie möglich einen herausnehmbaren Zahnersatz zu ersparen. Heute wird eher zu schnell implantiert.[1,2] Die richtige Behandlung kann man nur bestimmen, indem man die medizinische Vorgeschichte berücksichtigt, die Prognose der verbleibenden Zähne beurteilt und das ästhetische und funktionelle Behandlungsziel festlegt. Die Prognose der jeweiligen Behandlungsalternativen ist zu analysieren.[3,4]

Die zahnerhaltende Variante sollte zwar grundsätzlich Priorität haben. Aber bei einer schlechten Prognose sollte eine Extraktion erfolgen, da schadhafte Zähne zu ausgedehnten Gewebeverlusten führen können. Die resultierende Knochenresorption schränkt die weiteren therapeutischen Möglichkeiten ein, die Behandlung dauert länger, und das Ergebnis wird ungewisser.

A. Diagnose

Die Lebenserwartung der Zähne ist vom Zustand des Parodonts abhängig.[3,5] Verschiedene ätiologische Faktoren wie Trauma, Pulpennekrose, Karies, Entwicklungsstörungen und Knochendefekte können zu Zahnverlust führen. Dieser ist häufig mit einer Knochenresorption verbunden.[6] Die Röntgendiagnose beruht hauptsächlich auf der Langkonustechnik. Über CT-Aufnahmen kann man die Möglichkeiten einer implantologischen Therapie vor der Entscheidung zur Extraktion abschätzen. Ebenso kann man anhand der parodontalen, prothetischen und endodontischen Kriterien die Erhaltungswürdigkeit von Pfeilerzähnen vor einer prothetischen Behandlung beurteilen.

1. Knochenverlust

Über die Diagnose des Parodonts lassen sich der Knochenverlust rund um die betroffenen Zähne beurteilen und eine Prognose erstellen. Für die Behandlungswahl – Erhaltung, Regeneration, Tunneloperation, Wurzelamputation, Hemisektion oder Extraktion – ist auch wesentlich, dass Furkationsanatomie und -befall abgeklärt werden (Abb. 1-1 bis 1-3).[3,7–13]

2. Wurzellänge (Kronen-Wurzel-Verhältnis)

Das Verhältnis zwischen der klinischen Krone und der Zahnwurzel wird an Einzelzahnfilmen analysiert. Eine verlängerte klinische Zahnkrone zieht über die Schädigung des Parodonts oft auch die Nachbarzähne in Mitleidenschaft und es entsteht auch dort ein ungünstiges Kronen-

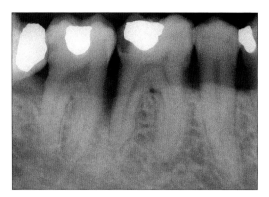

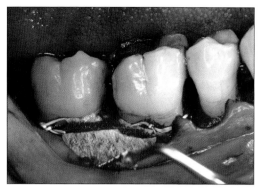

Abb. 1-1 Intraossale Schäden an der distalen Seite des ersten und zweiten unteren Molaren.

Abb. 1-2 Zustand nach strategischer Extraktion eines Weisheitszahns rechts unten und gesteuerter Geweberegeneration mit einer Goretex-Membran zwischen dem ersten und zweiten Molaren.

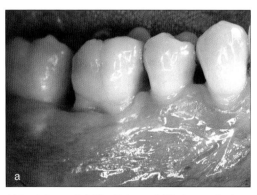

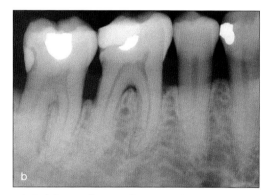

Abb. 1-3a und 1-3b Foto und Röntgenaufnahmen nach 2 Jahren mit guter Regeneration der distalen Anteile des ersten und zweiten Molaren.

Wurzel-Verhältnis.[3] In diesem Fall sind eine Extraktion mit anschließender Implantatbehandlung bzw. kieferorthopädische Maßnahmen (Extrusion) vor der prothetischen Behandlung zu erwägen (Abb. 1-4 bis 1-6).

3. Länge der klinischen Krone

Bei Zähnen mit zu kurzer Krone wird beim subgingivalen Präparieren sehr oft die biologische Breite verletzt oder sie werden mit großen Wurzelstiften versorgt und somit geschwächt.[14] Verletzungen der biologischen Breite führen zu chronischen Entzündungen, zu Attachmentverlust und bei dünnem Parodont zu einer Rezession der Gingiva. Vor der prothetischen Sanierung von Zähnen mit kurzen klinischen Kronen ist zu überprüfen, ob eine kieferchirurgische Vorbehandlung notwendig ist (Abb. 1-7 und 1-8).

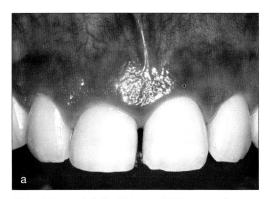 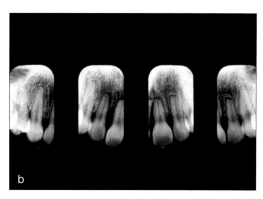

Abb. 1-4a und 1-4b Foto- und Röntgenaufnahme einer 18-jährigen Patienten mit schwerer fortgeschrittener Schädigung des Parodonts am mittleren Schneidezahn oben rechts.

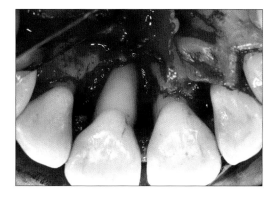

Abb. 1-5 Eine explorativer Aufklappung bestätigt, dass eine strategische Extraktion des mittleren Schneidezahns notwendig ist.

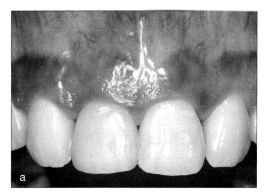 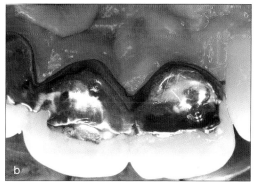

Abb. 1-6a und 1-6b Bukkale und palatinale Ansicht 2 Jahre nach Ersatz des rechten mittleren Schneidezahns durch eine Klebebrücke.

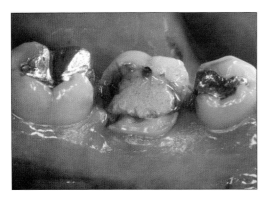

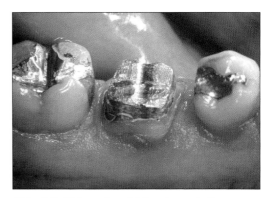

Abb. 1-7 Ungenügende Kronenlänge des ersten Molaren links unten nach Fraktur der lingualen Wand.

Abb. 1-8 Präparation 2 Monate nach Kronenverlängerung.

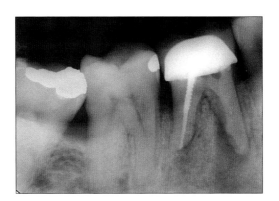

Abb. 1-9 Nicht erhaltungswürdiger Zahn 46 nach Schädigung des Endodonts.

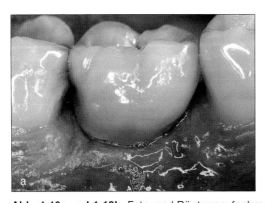

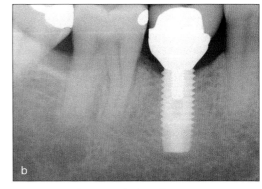

Abb. 1-10a und 1-10b Foto- und Röntgenaufnahme ein Jahr nach Implantatbehandlung.

4. Bewertung des Endodonts

Bei Vorliegen von periapikalen Schäden ist eine endodontisch-parodontale Differenzialdiagnose notwendig.[15] Wenn die Ursache im Endodont liegt, muss der Zahn wurzelbehandelt werden. Vor der anschließenden parodontalchirurgischen Behandlung muss dann häufig eine Abheilphase von mehreren Monaten eingehalten werden (Abb. 1-9 und 1-10).

5. Ästhetische Ansprüche

Auch die ästhetischen Ansprüche des Patienten, der zu sanierende Bereich (z. B. Frontzahnbereich) und die Lachlinie haben entscheidenden Einfluss auf Behandlungswahl und Behandlungsplanung.[4,14,16]

B. Prognose

Der Zahnarzt muss grundsätzlich bestrebt sein, im Rahmen eines guten lokalen und systemischen Gesundheitszustands Zähne möglichst zu erhalten. Unter einer Prognose ist das langfristige Ergebnis zu verstehen, das nach der Behandlung eines pathologischen Geschehens zu erwarten ist. Wie sich parodontal geschädigte Zähne entwickeln, ist nicht vorhersehbar. Zur Auswahl einer möglichst zahnerhaltenden Therapie und der Art des Zahnersatzes (festsitzend, herausnehmbar oder implantatgetragen) muss daher eine Prognose erstellt werden.[14,17] Die Lebenserwartung von Zähnen ist vom Zustand des Parodonts abhängig.[3,5] Zum Erstellen einer allgemeinen Prognose werden diverse systemische, lokale und psychologische Faktoren herangezogen (Tabellen 1-1 bis 1-3). Ein kürzlich entwickelter Gentest hilft dabei, die individuelle Anfälligkeit gegen Parodontopathien zu beurteilen. Diese ist, wie Kornmal et al.[18] zeigen konnten, bei Patienten mit bestimmten genetischen Markern und erhöhter Interleukin-1-Produktion stark erhöht. Mit diesem Wissen lassen sich also Risikopatienten, bei denen rasch fortschreitende Parodontopathien wahrscheinlich sind, identifizieren und gezielt behandeln. Dieser Test ergänzt die Informationen aus den konventionellen mikrobiologischen und immunologischen Tests, wobei zu betonen ist, dass er keinen diagnostischen Aussagewert besitzt, sondern nur die parodontale Prognose untermauern kann. Er hilft dem Zahnarzt dabei, seine Patienten über die „kontrollierbaren" Risikofaktoren (Mundhygiene, Rauchen, Stress) im Zusammenhang mit Parodontopathien aufzuklären. Bestimmte systemische Erkrankungen (z. B. Diabetes, Down-Syndrom, Papillon-Lefèvre-Syndrom) können das Gewebe und den Immunstatus verändern. Auch exogene Faktoren (Ernährung, Medikamente, Rauchen) sind in diesem Zusammenhang sorgfältig zu bewerten. Alle diese Faktoren können die Prognose wesentlich beeinflussen (Tabelle 1-1). Die verschiedenen lokalen Faktoren (bakterielle Plaque, okklusales Trauma, Wurzelkanalbehandlung, Karies, Knochenabbau usw.) werden im Rahmen der klinischen und radiologischen Diagnose bewertet (Tabelle 1-2).

Auch psychische Faktoren sind für die Prognose und für die Behandlungsstrategie von Bedeutung (Tabelle 1-3). Dass zwischen Parodontopathien und Stress ein Zusammenhang besteht, ist durch epidemiologische Studien erwiesen. Außerdem kann die psychische Verfassung des Patienten seine Ansprüche an die Behandlung (ob realistisch oder nicht) und seinen Hygienestatus beeinflussen. Mitarbeit und Motivation des Patienten sind entscheidende prognostische Faktoren. Wilson[19] stellte fest, dass Patienten mit chronischen Erkrankungen ihr vorgeschriebenes Pensum an Plaquebeseitigung und professioneller Zahnreinigung nur selten einhalten. An Studien zur täglichen Plaquebeseitigung nehmen meist weniger als 50 % der Patienten bis zum Ende teil. Noch höhere Studien-Abbruchraten werden von Universitätskliniken und spezialisierten Zahnarztpraxen gemeldet.

Tabelle 1-1 Allgemeine Faktoren und Prognose[3]

Relevante Faktoren	Ungünstige Prognose	Günstige Prognose
Allgemeiner Gesundheitszustand	Risikopatient	Patient bei guter Gesundheit
Anamnese	mit Befund	leer
Immunsystem	geschwächt	stabil
Genetischer Test (Parodontitis)	positiv	negativ
Raucher	ja	nein
Medikamente	Cyclosporin, Phenytoin	keine
Ernährung	Proteinmangel	kein Mangel
Drogenabhängigkeit	ja	nein

Tabelle 1-2 Lokale Faktoren und Prognose[3]

Relevante Faktoren	Ungünstige Prognose	Günstige Prognose
Bakterielle Flora	pathologisch	physiologisch
Attachmentverlust	erheblich	nicht vorhanden
Taschenaktivität	Blutung, Pus	physiologisch
Knochenabbau	> 50 %	< 50 %
Krankheitsverlauf	akut	chronisch
Furkationsbefall	vorhanden	nicht vorhanden
Mobilität	erhöht	physiologisch
Plaquebeseitigung	ungenügend	zufriedenstellend
Restbezahnung	Lückengebiss	fast vollständig
Kronen-Wurzel-Verhältnis	schlecht	gut
Okklusionstrauma	vorhanden	nicht vorhanden
Parafunktionen	vorhanden (Bruxismus)	nicht vorhanden
Zahnstellung	Fehlstellung	zufriedenstellend
Wurzelanatomie	kompliziert	vorteilhaft
Karies	vorhanden	nicht vorhanden
Restaurationen	nicht passgenau	passgenau
Endodontische Kriterien	problematisch	günstig

Tabelle 1-3 Psychische Faktoren und Prognose[3]

Relevante Faktoren	Ungünstige Prognose	Günstige Prognose
Motivation des Patienten	schlecht	ausgezeichnet
Ansprüche an die Behandlung	unrealistisch	angemessen
Stress	erheblich	nicht vorhanden

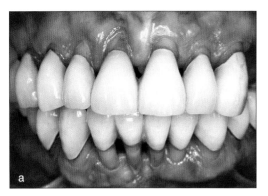
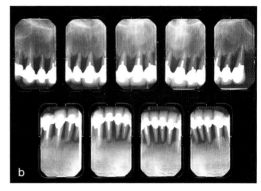

Abb. 1-11a und 1-11b Foto und Röntgenaufnahmen einer fortgeschrittenen Parodontitis.

C. Fortgeschrittene Parodontopathien

Zahnmobilität und Zahnverlust sind ein häufiges Merkmal bei Patienten mit fortgeschrittenen Parodontopathien (Abb. 1-11). Ob gemischt zahn- und implantatgetragener Zahnersatz für solche Patienten geeignet ist, ist ein kontroverses Thema.[20] Bei dieser Frage kommen – aufgrund der unterschiedlichen Mobilität von Implantaten und natürlichen Zähnen – biomechanische Überlegungen ins Spiel. Manche Autoren[21,22] sprechen sich in bestimmten Fällen für eine zahn- und implantatgetragene Mischversorgung des gesamten Zahnbogens aus, um die Zahnmobilität einzudämmen und den Kaukräften entgegenzuwirken. Derartiger Zahnersatz setzt voraus, dass die Okklusion perfekt abgestimmt und der Patient sehr kooperativ ist. Außerdem ist eine regelmäßige professionelle Zahnreinigung durchzuführen.

Langer und Sullivan[23] argumentieren, dass diese Art von Zahnersatz auf natürlichen Pfeilerzähnen nur maximal 5–10 Jahre hält. Meist scheitert die Behandlung an Karies und vertikalen Frakturen der Pfeilerzähne. Oft haben diese Misserfolge biomechanische Ursachen. Manch-

mal ist aber auch eine fortschreitende Parodontopathie dafür verantwortlich. Die Entscheidung für eine zahnerhaltende Behandlung, so die Autoren weiter, muss in erster Linie biomechanisch gerechtfertigt sein, d. h. der Zahn darf nicht mobil sein und keine Wurzelbehandlung oder Überkronung erfordern. Langer und Sullivan[23] zufolge genügen für einen vollständigen Zahnersatz vier Implantate, die im Zahnbogen richtig verteilt und mit den restlichen Zähnen verblockt werden. Die Frontzähne sollten aus ästhetischen wie aus funktionellen Gründen möglichst erhalten werden.

D. Strategische Extraktionen

Als „strategisch" wird eine Extraktion bezeichnet, wenn sie die Prognose der Nachbarzähne verbessert.[3] Neue Parodontitis-Klassifikationen, die auf einer streng „einzelzahnbezogenen" Prognose aufbauen, lassen das Konzept der strategischen Extraktion vielleicht ein wenig heikel erscheinen. Aus prothetischer Sicht sollten aber Zähne, die Komplikationen verursachen könnten, besser extrahiert werden. Zähne mit fragwürdiger Prognose in einer Region, in der

Tabelle 1-4 Langzeitergebnisse in multidisziplinären Studien: Seitenzähne[24]

Autor, Jahr	Beobachtungs-zeitraum (Jahre)	Ausgewertete Zähne	Erfolgs-rate (%)
Hirschfeld und Wasserman, 1978[9]	15	1,464	98
Ross, 1978[24]	5–24	387	97
McFall, 1982[12]	15–29	163	65
Goldman, 1980[25]	15–34	636	93
Wood, 1989[26]	10–34	164	86
Wang et al. 1994[27]	8	87	66

Implantate vorgesehen sind, müssen aus strategischen Gründen extrahiert werden, um Platz für mehrere und längere Implantate an prothetisch günstigerer Position zu schaffen. In manchen Fällen wiederum wird man sich entscheiden, Zähne aus psychologischen Gründen oder zum Befestigen von Provisorien vorübergehend zu erhalten.

E. Bemerkungen

Ob ein Zahn erhalten oder extrahiert werden soll, ist von vielen Faktoren abhängig: Was für eine Parodontopathie liegt vor? Wie alt ist der Patient? Welche Vorstellungen hat er? Wie weit ist der Knochenabbau fortgeschritten? Wie viele intakte Zähne sind noch vorhanden? Wie groß ist das Knochenvolumen? Wie ist die Compliance des Patienten?[3]

Obwohl konventionelle Behandlungen bei Parodontopathien ihre Wirksamkeit bewiesen haben (Tabelle 1-4), ist Extraktion bei fraglicher oder ungünstiger Prognose zu erwägen (Abb. 1-12 bis 1-14).[28] Vor der Einführung von enossalen Implantaten wurden Zähne mit fortgeschrittenen Parodontalschäden zuweilen „heroischen" Therapien unterzogen. Heute werden solche Zähne extrahiert und durch ein Implantat

ersetzt – etwa, weil die Prognose der parodontaltherapeutischen Alternative unsicher erscheint oder weil Implantate langfristig mehr Erfolg versprechen als natürliche Pfeilerzähne. Allerdings ist eine solche Vorgehensweise nur dann angemessen, wenn sie auf einer exakten Diagnose und gewissenhaften Behandlungsplanung beruht.

Patienten mit rasch fortschreitenden Parodontopathien stellen einen Sonderfall dar, bei dem sich die Behandlungswahl sehr schwierig gestaltet (Abb. 1-15 bis 1-17).[29] Der parodontale Status ist in diesen Fällen daher besonders ausgiebig zu bewerten und bei Extraktionen ist große Vorsicht geboten.

Bei der Entscheidung über eine konservative oder implantologische Behandlung muss man manchmal auch Kompromisse eingehen. Die Gründe dafür liegen in folgenden Faktoren:
– Gesundheitszustand des Patienten
– Behandlungsdauer
– Motivation und Erwartungen des Patienten
– Prognose der möglichen Behandlungen

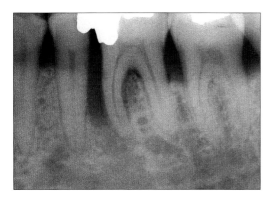

Abb. 1-12 Vertikaler Knochendefekt zwischen erstem Molaren und zweitem Prämolaren im linken Unterkiefer.

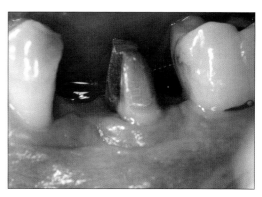

Abb. 1-13 Intraorale Aufnahme 2 Monate nach mesialer Wurzelamputation des ersten Molaren.

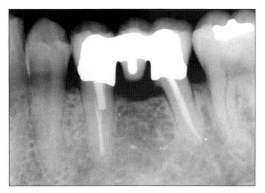

Abb. 1-14 Röntgenaufnahme der Brücke im linken Unterkiefer.

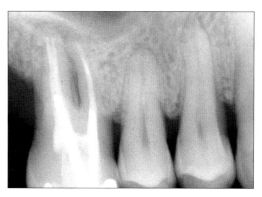

Abb. 1-15 Röntgenaufnahme eines Patienten mit Parodontitis nach offenem Scaling und Wurzelglättung sowie Debridement.

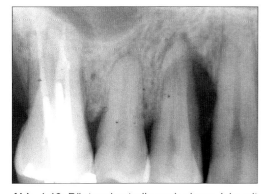

Abb. 1-16 Röntgenkontrolle nach einem Jahr mit fortschreitendem Knochenabbau am ersten Prämolaren trotz PA-Therapie.

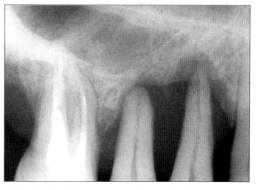

Abb. 1-17 Röntgenkontrolle nach 2 Jahren mit terminalem Knochenverlust am ersten und zweiten Prämolaren.

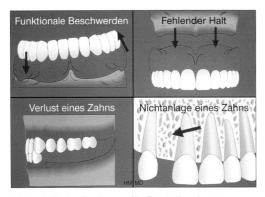

Abb. 1-18 Indikationen für Dentalimplantate.

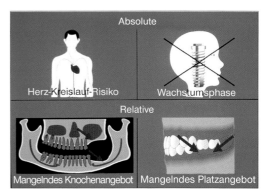

Abb. 1-19 Kontraindikationen gegen Dentalimplantate.

II. Indikationen für Dentalimplantate

Dentalimplantate sind in folgenden Situationen angezeigt (Abb. 1-18):

- Herausnehmbare Prothese ohne ausreichenden Halt
- Herausnehmbare Prothese ohne Stabilität
- Herausnehmbare Prothese ohne Akzeptanz durch den Patienten
- Herausnehmbare Prothese mit funktionellen Problemen
- Herausnehmbare Prothese mit Stabilitätsverlust durch Parafunktion
- Zu wenige und ungünstig verteilte Pfeilerzähne
- Keine Pfeilerzähne für festsitzenden Zahnersatz
- Fehlender Einzelzahn mit gesunden Nachbarzähnen
- Nichtanlage eines Zahns
- Schonende Behandlung (Beschleifen von Zähnen unerwünscht)

III. Kontraindikationen gegen Dentalimplantate

Dentalimplantate können absolut oder relativ kontraindiziert sein (Abb. 1-19).

A. Absolute Kontraindikationen

- Psychische Erkrankungen
- Risiko von Herzerkrankungen
- Unbehandelte systemische Erkrankungen
- Alkohol- oder Medikamentensucht
- Patientenalter (Kinder im Wachstumsalter)

B. Relative Kontraindikationen

- Ungenügende Knochenqualität bzw. -quantität
- Ungenügende interokklusale Distanz
- Risikofaktoren (Radiatio, Bruxismus, nicht behandelte Parodontitis, Raucher)

IV. Minimales Knochenvolumen für Implantate

Enossale Implantate mit einem Durchmesser von 3,75 mm und einer Länge von 10 mm erfordern ein Minimum an Knochenvolumen.

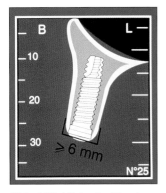

Abb. 1-20 Minimales Knochen-volumen für ein 3,75-mm-Standardimplantat (CT-Rekonstruktion).

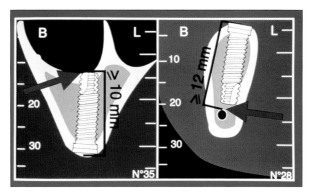

Abb. 1-21 Minimale Knochenhöhe für ein 10-mm-Implantat (CT-Rekonstruktion).

A. Bukkolinguale Dimension

Die Breite des Alveolarkamms muss mindestens 2 mm über dem Durchmesser des Implantats liegen (d. h. 1 mm Knochen zu beiden Seiten des Implantats, Abb. 1-20).

B. Apikokoronale Dimension

Im Unterkiefer (Abb. 1-21) muss die Kammhöhe mindestens 12 mm betragen (Implantatlänge plus 2 mm) und über dem *N. alveolaris inferior* ein Sicherheitsabstand von 2 mm eingehalten werden. Im Oberkiefer (Abb. 1-21) muss die Kammhöhe mindestens 10 mm betragen (Abb. 1-21), ein Sicherheitsabstand unter der Kieferhöhle ist nicht erforderlich.

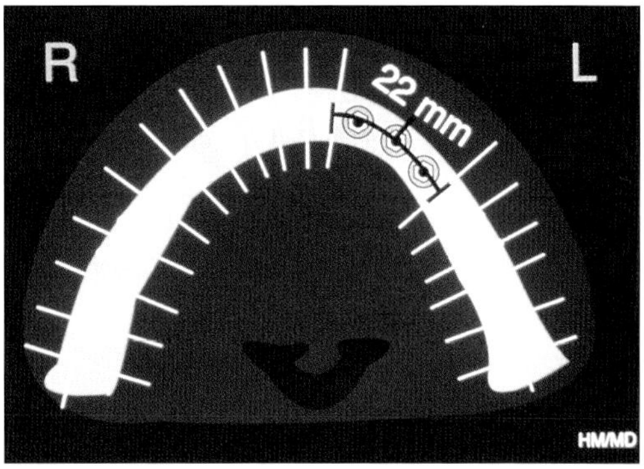

Abb. 1-22 Axiales Schnittbild mit minimalen mesiodistalen Abständen für drei Standardimplantate.

C. Mesiodistale Dimension

Für Einzelzahnimplantate muss die mesiodistale Knochenbreite mehr als 7 mm betragen. Für zahnlose Bereiche gilt folgende Formel (Abb. 1-22):

$$\frac{\text{Anzahl}}{\text{Implantate}} = \frac{\text{Distanz mesiodistal} - 1\ \text{mm}}{\text{Implantat-}\varnothing + 3\ \text{mm}}$$

Zwischen zwei Implantaten sollten 3 mm für den Zahnersatz vorgesehen werden, zwischen einem Implantat und einem natürlichen Zahn sollten zur Schonung des Knochens und des Desmodonts 2 mm vorgesehen werden. Bei Zahnlosigkeit richten sich die Größe und Art der Implantate nach dem Knochenangebot und der Konstruktion des Zahnersatzes.

V. Längsschnittstudien

A. Erfolgsfaktoren in der Dentalimplantologie

Implantate können als gelungen gelten, wenn sie folgende Kriterien erfüllen:

– Funktion (Kauen und Sprechen)
– Psyche (keine Schmerzen bzw. Beschwerden, gute Ästhetik)
– Einheilung (stabile Osseointegration, Entzündungsfreiheit)

Wenn auch nur eines dieser Kriterien nicht erfüllt ist, muss die Behandlung als gescheitert betrachtet werden.

Die gängigsten Erfolgskriterien wurden von Albrektsson et al.[30] formuliert:

– keine klinische Mobilität bei unverblockten freistehenden Implantaten
– keine periimplantäre Radioluzenz
– vertikaler Knochenabbau nach einjähriger Belastung unter 0,2 mm
– marginaler Knochenabbau nach einjähriger Belastung unter 1,5 mm
– keine andauernden Schmerzen, Infektionen, Neuropathien oder Parästhesien
– keine Perforation des Unterkiefernervkanals

Nach diesen Autoren sollten Implantatsysteme nur dann als zuverlässig gelten, wenn diese Voraussetzungen in 85 % aller Fälle nach 5 Jahren und in 80 % aller Fälle nach 10 Jahren erfüllt werden.[30]

B. Erfolgsrate von Implantatbehandlungen

Die implantologische Erfolgsrate variiert je nach Lage im Zahnbogen, Knochenqualität und Restzahnbestand. In den vier anatomischen Schlüsselregionen ergibt sich folgendes Bild:

– In der Frontzahnregion des Unterkiefers (begrenzt von den *Foramina mentales*) beträgt die Erfolgsrate nach 5 Jahren bei zahnlosen Patienten mit festsitzendem Zahnersatz mindestens 90 %. Zu Deckprothesen bzw. teilbezahnten Patienten liegen nicht genügend Langzeitdaten vor.
– In der Frontzahnregion des Oberkiefers (vor dem medialen Kieferhöhlenbereich) beträgt die Erfolgsrate nach 5 Jahren bei zahnlosen Patienten mit festsitzendem Zahnersatz mindestens 85 %. Zu Deckprothesen bzw. teilbezahnten Patienten liegen keine Langzeitdaten vor.
– Für die Seitenzahnregion des Unterkiefers (distal der *Foramina mentales*) liegen keine Langzeitdaten vor, die Kurzzeitdaten sind jedoch vielversprechend.
– Für die Seitenzahnregion des Oberkiefers (in Kieferhöhlen- sowie Tuberregion) liegen weder Langzeitdaten noch genügend Kurzzeitdaten vor.

C. Statistische Ergebnisse mit Implantaten

Die Erfolgsraten von chirurgisch-prothetischen Behandlungen lassen sich über die verfügbaren statistischen Daten erfassen. Wie zuverlässig die verschiedenen Implantatsysteme sind, kann nur über multizentrische Längsschnittstudien festgestellt werden. Manche Studien sind schwierig auszuwerten, die Erfolgskriterien müssen vor der Auswertung feststehen.

1. Erfolgskriterien bei Implantaten (neuer Vorschlag)

Zarb et al. hatten bereits in den achtziger Jahren eine brauchbare Definition für implantologische Erfolgskriterien vorgelegt[30,31] und präsentierten 1993 eine neue Klassifikation,[32] die Implantate in vier Kategorien unterteilt.

Gelungene Implantate:

– Keine Mobilität nach Abnehmen des Zahnersatzes
– Keine periimplantäre Radioluzenz

– Keine periimplantäre Instabilität des Knochens
– Keine Schmerzen

Funktionelle Implantate: Die allgemeinen Erfolgskriterien entziehen sich einer objektiven Beurteilung.

Nicht bewertbare Implantate: Patienten sind verstorben oder den Nachsorgeterminen aus anderen Gründen nicht nachgekommen.

Gescheiterte Implantate: alle entfernten Implantate.

Diese neue Einteilung ist zwar genauer, hat aber immer noch ihre Schwächen. Welcher Gruppe etwa sollen Implantate zugeordnet werden, bei denen der Knochenabbau nach einjähriger Belastung über der kritischen Schwelle von 1,5 mm liegt, der klinische Zustand aber vollkommen stabil ist? Ferner bleiben Implantate unerwähnt, die wegen einer Achsenfehlstellung oder eines subgingivalen Implantatengstands versenkt bleiben und natürlich ebenfalls als gescheitert zu betrachten sind.

2. Erfolgskriterien bei Zahnersatz

Die meisten Langzeitstudien berichten von ausgezeichneten Erfolgsraten bei implantatgetragenem Zahnersatz.[33–38] Allerdings sind die Kriterien für das Gelingen oder Scheitern von prothetischen Versorgungen nicht einheitlich.[39] In Längsschnittstudien sind meist nur jene Fälle als gescheitert ausgewiesen, in denen der implantatgetragene Zahnersatz durch eine konventionelle herausnehmbare Prothese ersetzt wurde.[32,33,39–41] Diese Einteilung entbehrt aber jeder objektiven Grundlage. Vielmehr wäre es logisch, prothetische Behandlungen auch in folgenden Fällen als gescheitert zu werten:

– Änderungen des prothetischen Behandlungsplans wegen schlecht positionierter Implantate

– Nichterreichen der geplanten prothetischen Lösung
– Mehrfaches Umarbeiten von Zahnersatz wegen mechanischer Komplikationen (gelockerte Schrauben oder gebrochene Komponenten)
– Unzufriedenheit des Patienten mit dem ästhetischen Erscheinungsbild
– Probleme beim Sprechen
– Konstruktionsbedingte Probleme bei der Pflege und Mundhygiene

Laut den 1986 von Albrektsson et al.[30] definierten Erfolgskriterien sind implantatgetragene Restaurationen einmal jährlich zu entfernen, um die Implantate auf Mobilität zu überprüfen. Diese Art der Bewertung erschwert allerdings die Pflege und kann sie im Extremfall unmöglich machen. Die Röntgenkontrolle hingegen ist möglich. Ohnehin ist dieses Erfolgskriterium im Hinblick auf zementierte Restaurationen nur bedingt praxistauglich.

Die Zuverlässigkeit dieser Studien hängt davon ab, wie die Erfolgskriterien ausgewählt und wie genau sie eingehalten werden. Weitere Faktoren sind die Zahl der ausgewerteten Patienten, die Indikationsstellung, die Behandlungstechniken sowie die klinischen und radiologischen Nachuntersuchungen. Albrektsson und Zarb[32] fordern, dass mindestens 50 Patienten in zwei verschiedenen Zentren 5 Jahre lang regelmäßig kontrolliert werden müssen.

Roos et al.[42] werteten die Literatur zu den unterschiedlichen cnossalen Implantatsystemen aus und kamen zu den folgenden Ergebnissen:

– Die dokumentierten Beobachtungszeiträume für die meisten Implantatsysteme sind ungenügend.
– Die Resultate werden häufig ohne weitere Differenzierung in gelungene bzw. „funktionelle" Implantate einerseits und gescheiterte Implantate andererseits eingeteilt.
– Die ausgewerteten Beobachtungszeiträume unterscheiden sich in manchen Fällen erheblich.

Tabelle 1-5 Chirurgische Erfolgsraten bei zahnlosen Patienten (festsitzender Zahnersatz)*

Autor, Jahr	Studien-typ	Gesamtzahl Implantate	Beobachtungs-zeitraum (Jahre)	Unterkiefer			Oberkiefer		
				I	V	E (%)	I	V	E (%)
Adell et al. 1981[40]	retrospektiv	2.768	3	423	38	91	472	89	82
Lindquist et al. 1987[43]	Längsschnitt	314	3–6	272	2	99	42	2	95
Albrektsson, 1988[44]	multizentrisch	3.643	3	1.029	41	96	164	18	89
			5	195	14	93	11	0	100
Adell et al. 1990[33]	multizentrisch	4.636	5	480	43	91	524	84	84
			10		53	89		99	81
			15		67	86		115	78
Wyatt und Zarb, 1998[45]	Längsschnitt	274	5–9	234	30	87	28	0	100
Jemt, 1991[46]	retrospektiv	2.199	1	1.613	11	99	586	25	96
Quirynen et al. 1992[37]	Längsschnitt	589	0–6	320	12	96	269	22	92
Hemmings et al. 1994[47]	Längsschnitt Vergleich	132	5	132	14	89	–	–	–
Henry et al. 1995[34]	prospektiv	83	10	83	0	100	–	–	–
Brånemark et al. 1995[48]	retrospektiv	882	10	406	30	93	476	102	79

*Die berichteten Erfolgsraten mit Implantaten für festsitzende Restaurationen (1–10 Jahre) bewegen sich im Unterkiefer zwischen 87 und 100 % und im Oberkiefer zwischen 79 und 100 % (> 83 Implantate pro Studie). Im weiteren Verlauf (10–15 Jahre) sinken die Erfolgsraten (vgl. Abb. 1-23).
I = Anzahl Implantate; V = Anzahl verlorener Implantate; E = Erfolgsrate

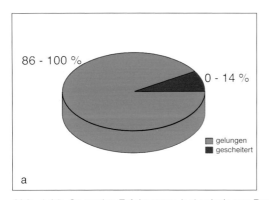
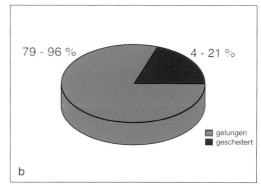

Abb. 1-23 Operative Erfolgsraten bei zahnlosen Patienten mit implantatgetragenen Prothesen im Unter- (a) oder Oberkiefer (b). (Pro Studie wurden über 50 Implantate ausgewertet.)

– In den wenigsten statistischen Auswertungen finden sich detaillierte Angaben zur Position der Implantate sowie zu den Behandlungsmisserfolgen und Studien-Abbruchraten (d. h. nicht beurteilbaren Implantaten).

– In den wenigsten Studien sind die radiologischen Knochenbefunde aufgeschlüsselt.
– Auch die Erfolgskriterien sind nicht immer spezifiziert.
– In den wenigsten Studien finden sich zuver-

Tabelle 1-6 Chirurgische Erfolgsraten bei zahnlosen Patienten (Deckprothesen)*

Autor, Jahr	Studien-typ	Gesamtzahl Implantate	Beobachtungs-zeitraum (Jahre)	Unterkiefer			Oberkiefer		
				I	V	E (%)	I	V	E (%)
Engquist et al. 1988[49]	retrospektiv multizentrisch	339	0–3	148	9	94	191	58	70
Johns et al. 1992[50]	prospektiv multizentrisch	510	0–1	198	11	94	100	21	79
Jemt et al. 1992[51]	retrospektiv	430	1	–	–	–	430	69	84
Hemmings et al. 1994[47]	Längsschnitt Vergleich	68	5	68	4	94	–	–	–
Spiekermann et al. 1995[52]	Längsschnitt	300	1–10	300	19	93	–	–	–
Hutton et al. 1995[53]	prospektiv multizentrisch	510	0–3	393	11	97	117	29	75
Jemt et al. 1996[54]	prospektiv multizentrisch	510	0–5	393	14	96	117	30	74
Ekfeldt et al. 1997[55]	retrospektiv	221	0–8	43	13	70	178	69	61
Bergendahl und Engquist, 1998[56]	prospektiv	122	3–10	68	1	98	54	16	70

* Die berichteten Erfolgsraten mit Implantaten für Deckprothesen (1–10 Jahre) bewegen sich im Unterkiefer zwischen 70 und 100 % und im Oberkiefer zwischen 61 und 84 % (> 68 Implantate pro Studie). Die Erfolgsraten sind im Oberkiefer eindeutig niedriger (vgl. Abb. 1-24). I = Anzahl Implantate; V = Anzahl verlorenerr Implantate; E = Erfolgsrate

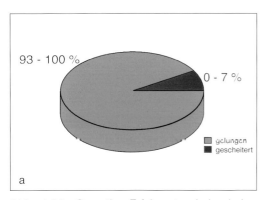
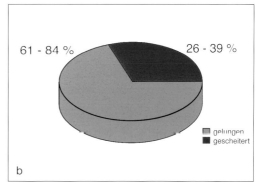

Abb. 1-24 Operative Erfolgsraten bei zahnlosen Patienten mit Deckprothesen im Unter- (a) oder Oberkiefer (b). (Pro Studie wurden über 50 Implantate ausgewertet.)

lässige klinische und radiologische Fünf-jahresdaten.

Zusätzlich erschwert wird die Datenauswertung durch die chirurgisch-prothetische Weiterent-wicklung der einzelnen Implantatsysteme. Die dokumentierten Erfolgsraten sind in den Tabellen 1-5 bis 1-14 sowie in den Abbildungen 1-23 bis 1-32 aufgeschlüsselt.

Tabelle 1-7 Chirurgische Erfolgsraten bei teilbezahnten Patients (festsitzender Zahnersatz)*

Autor, Jahr	Studien-typ	Gesamtzahl Implantate	Beobachtungs-zeitraum (Jahre)	Unterkiefer			Oberkiefer		
				I	V	E (%)	I	V	E (%)
Jemt et al. 1989[35]	retrospektiv	876	1–5	210	1	99	238	13	95
			6–15	19	5	74	24	3	88
van Steenberghe et al. 1990[57]	prospektiv multizentrisch	558	1	338	12	96	220	11	95
Jemt et al. 1992[58]	prospektiv	354	1	217	2	99	137	3	98
Pylant et al. 1992[59]	retrospektiv	102	0–4	74	9	88	28	3	89
Zarb und Schmitt, 1993[60]	prospektiv	105	2–7	64	5	92	41	1	98
Zarb und Schmitt, 1993[61]	prospektiv	94	2–8	44	5	88	50	3	94
Lekholm et al. 1994[36]	prospektiv multizentrisch	558	1–5	338	19	94	220	17	92
Wyatt und Zarb, 1998[45]	Längsschnitt	230	1–12	129	8	94	101	6	94

*Die berichteten Erfolgsraten mit Implantaten für festsitzende Restaurationen (1–8 Jahre) bewegen sich im Unterkiefer zwischen 88 und 99 % und im Oberkiefer zwischen 89 und 98 % (> 98 Implantate pro Studie). Die Erfolgsraten sind im Ober- und Unterkiefer gleich hoch (vgl. Abb. 1-25).
I = Anzahl Implantate; V = Anzahl verlorener Implantate; E = Erfolgsrate

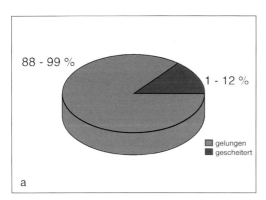

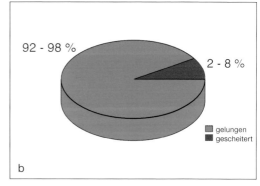

Abb. 1-25 Operative Erfolgsraten bei teilbezahnten Patienten mit implantatgetragenem festsitzendem Zahnersatz im Unter- (a) oder Oberkiefer (b). (Pro Studie wurden über 50 Implantate ausgewertet.)

Tabelle 1-8 Chirurgische Erfolgsraten bei Patienten mit Einzelzahnersatz*

Autor, Jahr	Studien-typ	Gesamtzahl Implantate	Beobachtungs-zeitraum (Jahre)	Unterkiefer			Oberkiefer		
				I	V	E (%)	I	V	E (%)
Jemt et al. 1990[62]	Längsschnitt	23	3	2	0	100	21	2	90
Jemt et al. 1991[63]	prospektiv	107	1	19	0	100	88	3	97
Haas et al. 1995[64]	retrospektiv	76	1–6	17	0	100	59	1	98
Engquist et al. 1995[65]	retrospektiv	82	1–5	8	1	88	74	1	99
Henry et al. 1996[66]	prospektiv multizentrisch	107	1–5	19	0	100	88	3	97
Avivi-Arber und Zarb, 1996[67]	prospektiv	49	1–8	14	0	100	35	1	97
Levine et al. 1997[68]	retrospektiv multizentrisch	174	> 0.5	110	0	100	64	1	98
Scheller et al. 1998[69]	multizentrisch	99	1–5	12	2	83	87	2	98

*Die berichteten Erfolgsraten mit Implantaten für festsitzende Restaurationen (1–8 Jahre) bewegen sich im Unterkiefer zwischen 88 und 100 % und im Oberkiefer zwischen 90 und 99 % (> 23 Implantate pro Studie). Die Erfolgsrate von 83 % im Unterkiefer ist durch die geringe Zahl an Implantaten bedingt (n = 12). Die Erfolgsraten bei fehlenden Einzelzähnen sind ausgezeichnet (vgl. Abb. 1-26).
I = Anzahl Implantate; V = Anzahl verlorener Implantate; E = Erfolgsrate

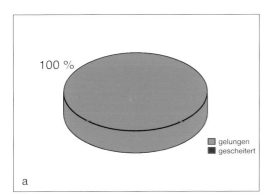
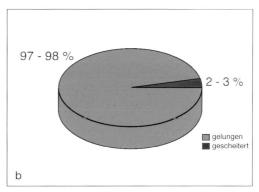

Abb. 1-26 Operative Erfolgsraten bei Einzelzahnersatz im Unter- (a) oder Oberkiefer (b). (Pro Studie wurden über 50 Implantate ausgewertet.)

Tabelle 1-9 Erfolgsraten mit Implantaten und Knochenqualität[*]

Autor, Jahr	Knochentyp I bis III I	E (%)	Knochentyp IV I	E (%)
Engquist et al. 1988[49]	141	89	198	74
van Steenberghe et al. 1990[57]	491	96	67	94
Jaffin und Berman, 1991[70]	952	97	102	65
Johns et al. 1992[50]	453	96	57	72
Bahat, 1992[71]	44	93	28	93
Hutton et al. 1995[53]	254	91	40	50
Jemt et al. 1996[54]	118	97	15	80

[*]Aufgeschlüsselt nach Knochentypen bewegen sich die berichteten Erfolgsraten mit Implantaten bei Knochen des Typs I–III zwischen 89 und 97 % und bei Knochen des Typs IV bei 50–94 %. Die Erfolgsraten sind bei geringer Knochendichte niedriger (vgl. Abb. 1-27).
I = Anzahl Implantate; E = Erfolgsrate

Tabelle 1-10 Erfolgsraten mit Implantaten und Implantatlänge[*]

Implantat-länge (mm)	van Steenberghe et al. (1990)[53] I = 514 (Beob.-zeitraum 1 Jahr) Oberkiefer I	E (%)	Unterkiefer I	E (%)	Lekholm et al. (1994)[32] I = 558 (Beob.-zeitraum 5 Jahre) 3,75 mm I	E (%)	4 mm I	E (%)	Wyatt und Zarb (1998)[41] I = 229 (B.-zeitr. 5 Jahre) zahnlos I	E (%)
7	28	89	81	100	109	94	11	94	12	75
10	85	95	140	94	224	90	21	100	93	92
13	50	96	35	91	86	94	4	100	58	95
15	40	100	26	100	74	100	0	100	53	98
18	4	100	16	100	20	100	0	100	12	100
20	2	100	7	100	9	100	0	100	1	100
Gesamt	209	96	305	96	522	93	36	97	229	94

[*]Die Erfolgsraten bewegen sich bei Implantaten, die länger als 10 mm sind, zwischen 91 und 100 % (vgl. Abb. 1-28).
I = Anzahl Implantate; E = Erfolgsrate

Tabelle 1-11 Prothetische Erfolgsraten bei zahnlosen Patienten (implantatgetragene Prothesen)[*]

Autor, Jahr	Prothesen-typ	Gesamtzahl Prothesen	Beobachtungs-zeitraum (Jahre)	Unterkiefer P	M	E (%)	Oberkiefer P	M	E (%)
Adell et al. 1990[29]	festsitzend	163	5	83	1	99	80	3	96
			10		1	99		4	95
			15		1	99		6	93
Zarb und Schmitt, 1989[31]	44 festsitzend, 5 Deckprothesen	49	4–9	43	0	100	6	0	100
Jemt, 1991[46]	festsitzend	391	1	292	0	100	99	2	98
Arvidson et al. 1992[72]	festsitzend	54	3	54	0	100			
Quirynen et al. 1992[37]	festsitzend	99	0–6	57	1	96	42	3	90
Henry et al. 1995[34]	festsitzend	15	10	15	0	100			
Brånemark et al. 1995[48]	festsitzend	156	10	79	0	100	84	7	92

[*]Die Erfolgsraten (0–10 Jahre) für implantatgetragene Vollprothesen bewegen sich im Unterkiefer zwischen 96 und 100 % und im Oberkiefer zwischen 90 und 100 %. Im weiteren Verlauf (10–15 Jahre) bleiben diese Erfolgsraten stabil (vgl. Abb. 1-29).
P = Anzahl Prothesen; M = Anzahl Misserfolge; E = Erfolgsrate

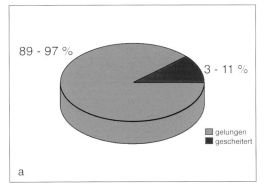
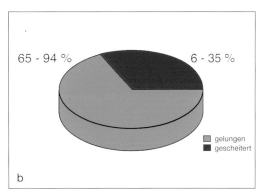

Abb. 1-27 Operative Erfolgsraten bei Knochenstrukturen des Typs I/II/III (a) und des Typs IV (b). (Pro Studie wurden über 50 Implantate ausgewertet.)

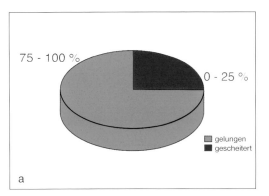
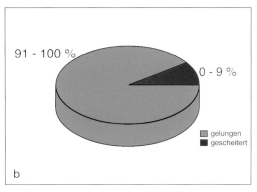

Abb. 1-28 Operative Erfolgsraten bei Implantatlängen von 7 mm (a) bzw. 10–20 mm (b). (Pro Studie wurden über 50 Implantate ausgewertet.)

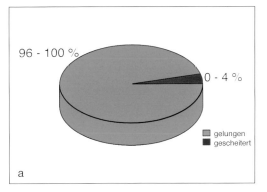
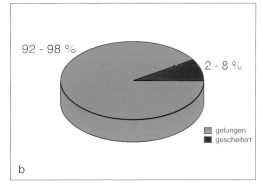

Abb. 1-29 Prothetische Erfolgsraten bei zahnlosen Patienten mit implantatgetragenen Prothesen im Unter- (a) bzw. Oberkiefer (b). (Pro Studie wurden über 30 Prothesen ausgewertet.)

Tabelle 1-12 Prothetische Erfolgsraten bei zahnlosen Patienten (Deckprothesen)[*]

Autor, Jahr	Studien-typ	Gesamtzahl Prothesen	Beobachtungs-zeitraum (Jahre)	Unterkiefer			Oberkiefer		
				P	M	E (%)	P	M	E (%)
Johns et al. 1992[50]	prospektiv multizentrisch	127	0–1	98	0	100	29	4	86
Jemt et al. 1992[51]	retrospektiv	92	1	–	–	–	92	7	92
Naert et al. 1994[73]	prospektiv	36	0–2	36	0	100			
Hutton et al. 1995[53]	prospektiv multizentrisch	120	0–3	91	3	97	29	8	72
Jemt et al. 1996[54]	prospektiv multizentrisch	133	0–5	103	0	100	30	6	80
Ekfeldt et al. 1997[55]	retrospektiv	43	0–8	9	1	89	34	9	74
Bergendal und Engquist, 1998[56]	prospektiv	50	3–10	32	0	100	18	5	72

[*] Die Erfolgsraten (1–8 Jahre) für Deckprothesen bewegen sich im Unterkiefer zwischen 89 und 100 % und im Oberkiefer zwischen 72 und 92 % (> 43 Prothesen pro Studie). Die Misserfolgsrate ist im Oberkiefer höher (vgl. Abb. 1-30).
P = Anzahl Prothesen; M = Anzahl Misserfolge; E = Erfolgsrate

Tabelle 1-13 Prothetische Erfolgsraten bei teilbezahnten Patienten (implantatgetragener festsitzender Zahnersatz)[*]

Autor, Jahr	Prothesen-typ	Gesamtzahl Prothesen	Beobachtungs-zeitraum (Jahre)	Unterkiefer			Oberkiefer		
				P	F	S (%)	P	F	S (%)
Jemt et al. 1989[35]	festsitzend	293	1–5	76	0	100	91	3	97
Jemt et al. 1992[58]	festsitzend	127	1	53	0	100	43	0	100
Zarb und Schmitt, 1993[60]	fests. Seitenzahnb.	46	2–7	29	0	100	17	0	100
Zarb und Schmitt, 1993[61]	fests. Frontzahnb.	31	2–8	15	0	100	16	0	100
Lekholm et al. 1994[36]	festsitzend	197	1–5	121	7	94	76	4	94

[*] Die Erfolgsraten (1–8 Jahre) für festsitzenden Zahnersatz bewegen sich im Unterkiefer zwischen 94 und 100 % und im Oberkiefer zwischen 94 und 100 % (> 31 Prothesen pro Studie). Die prothetischen Erfolgsraten bei teilbezahnten Patienten sind im Ober- und Unterkiefer gleich hoch (vgl. Abb. 1-31).
P = Anzahl Prothesen; M = Anzahl Misserfolge; E = Erfolgsrate

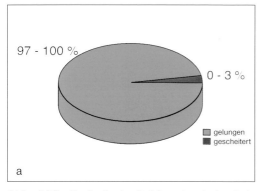
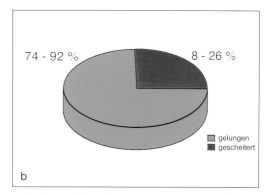

Abb. 1-30 Prothetische Erfolgsraten bei zahnlosen Patienten mit Deckprothesen im Unter- (a) bzw. Oberkiefer (b). (Pro Studie wurden über 30 Prothesen ausgewertet.)

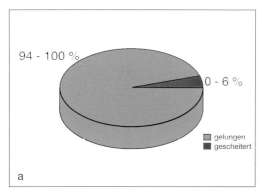
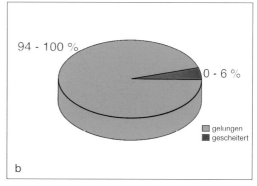

Abb. 1-31 Chirurgische Erfolgsraten bei teilbezahnten Patienten mit implantatgetragenem festsitzendem Zahnersatz im Unter- (a) bzw. Oberkiefer (b). (Pro Studie wurden über 30 Prothesen ausgewertet.)

31

Tabelle 1-14 Chirurgische Erfolgsraten für verschiedene Implantatsysteme*

Autor, Jahr	Implantat-typ	Gesamtzahl Implantate	Beobachtungs-zeitraum	Oberkiefer I	Oberkiefer E (%)	Unterkiefer I	Unterkiefer E (%)
Quirynen et al. 1992[37]	Brånemark (ZL, FZ)	589	0–6	320	96	269	92
De Bruyn et al. 1992[74]	Screw-Vent (ZL, TB)	85	> 0.5	23	100	62	90
Fugazzotto et al. 1993[75]	IMZ (ZL, TB, EZ)	2.023	0–5	1.032	98	991	96
Wedgwood et al. 1992[76]	ITI (ZL, TB, EZ)	352	0–3	286	92	66	78
Lekholm et al. 1994[36]	Brånemark (TB)	558	1–5	338	94	220	92
Leimola-Virtanen et al. 1995[77]	ITI (ZL UK)	153	3–10	153	92		
Khayat und Nader, 1995[78]	Screw-Vent (ZL, TB, EZ)	200	4	100	98	60	97
Buchs et al. 1995[79]	Steri-Oss (ZL, TB, EZ)	2.372	0–6	1.444	96	856	93
Haas et al. 1996[80]	IMZ (ZL, TB, EZ)	1.920	1–9	1.436	97	484	91
Jemt et al. 1996[54]	Brånemark (ZL, DP)	510	0–5	393	96	117	74
Saadoun und Le Gall, 1996[81]	Steri-Oss (TB, ZL)	1.499	0–8	783	96	716	95
Lazzara et al. 1996[82]	3i (ZL, TB, EZ)	1.969	0–5	936	96	935	97
Gomez-Roman et al. 1997[83]	Frialit-2 (EZ)	696	0–5	331	97	365	97
Buser et al. 1997[84]	ITI (ZL, TB, EZ)	2.359	1–8	1.808	94	551	87
Makkonen et al. 1997[85]	Astra (ZL UK)	155	0–5	155	98		

*Die Erfolgsraten sind nicht in allen Studien nach Indikationen aufgeschlüsselt. Die Ergebnisse für die verschiedenen Implantatsysteme sind zwar vergleichbar, die Erfolgskriterien und Beobachtungszeiträume jedoch nicht einheitlich. Zuverlässige klinische und radiologische Ergebnisse über 5 Jahre finden sich in den wenigsten Fällen (vgl. Abb. 1-32).
ZL = zahnlos; FZ = festsitzender Zahnersatz; TB = teilbezahnt; EZ = Einzelzahnimplantat; DP = Deckprothese; I = Kontrollimplantate; E = Erfolgsrate

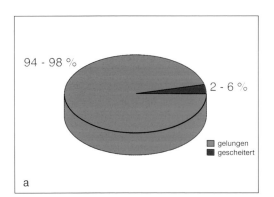

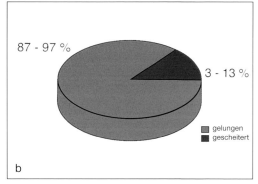

Abb. 1-32 Chirurgische Erfolgsraten mit verschiedenen Implantatsystemen im Unter- (a) bzw. Oberkiefer. (Pro Studie wurden über 300 Implantate ausgewertet.)

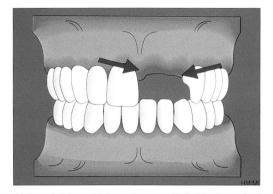

Abb. 1-33 Behandlungsmöglichkeiten bei Schaltlücken.

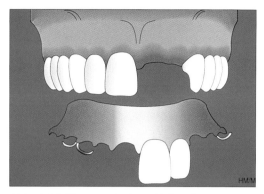

Abb. 1-34 Herausnehmbare Teilprothese.

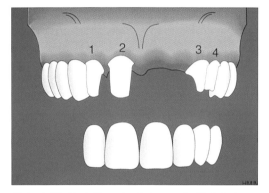

Abb. 1-35 Festsitzender Zahnersatz (Brücke).

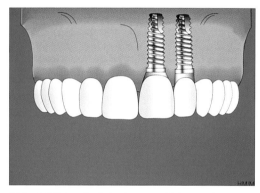

Abb. 1-36 Implantatgetragene Zahnersatz.

VI. Auswahl und Planung der Implantatbehandlung

Der Patient muss über die diversen prothetischen Behandlungsmöglichkeiten und deren Vorteile und Risiken aufgeklärt werden (Abb. 1-33 bis 1-36).[86] Er muss beraten werden, welche Behandlung seinen Ansprüchen, seinem Alter und seinem Gesundheitszustand am besten entspricht. Nach Abschluss der implantologischen Indikationsstellung[87,88] wird dem Patienten ein Behandlungsplan vorgelegt, aus dem hervorgeht, wie lang die Therapie dauern wird und welche Alternativen es gibt. Man erläutert ihm den Ablauf der Behandlung und bereitet ihn auf eventuelle Belastungen vor.

Literatur

1. Lewis S. Treatment planning: Teeth versus implants. Int J Periodontics Restorative Dent 1996;16:367–377.

2. Wilson TG, Kornman KS, Newman MG. Advances in Periodontics. Chicago: Quintessence, 1992.

3. Davarpanah M, Mattout C, Kebir M, Martínez H. Conserver ou extraire: Un défi en parodontologie. J Parodontol Implantol Orale 1998;17:43–55.

4. Davarpanah M, Martínez H, Tecucianu JF, Fromentin O, Celletti R. To conserve or implant: Which choice of therapy? Int J Periodontics Restorative Dent 2000; 20:413–422.

5. Rateitschak HEM, Wolf HF, Hassell TM. Color Atlas of Periodontology. New York: Thieme Medical, 1989.

6. Atwood DA. Bone loss of edentulous alveolar ridges. J Periodontol 1979;50:11–21.

7. Basten C, Ammons WF, Persson R. Long-term evaluation of root-resected molars: A retrospective study. Int J Periodontics Restorative Dent 1996;16:207–219.

8. Carnevale G, Gianfranco DF, Tonelli MP, Marin C, Fuzzi MA. A retrospective analysis of the periodontal-prosthetic treatment of molars with interradicular lesions. Int J Periodontics Restorative Dent 1991; 11:188–205.

9. Hirschfeld L, Wasserman B. A long-term survey of tooth loss in 600 treated periodontal patients. J Periodontol 1978;5:225–237.

10. Lindhe J. Pathogenesis of plaque-associated periodontal disease. In: Textbook of Clinical Periodontology. Copenhagen: Munksgaard, 1989:153–190.

11. Lindhe J. Treatment of furcation-involved teeth. In: Textbook of Clinical Periodontology. Copenhagen: Munksgaard, 1989:515–532.

12. McFall WT. Tooth loss in 100 treated patients with periodontal disease. A long-term study. J Periodontol 1982;53:539–549.

13. Ramfjord SP, Knowles JW, Nissle RR, Burgett FG, Schick RA. Results following three modalities of periodontal therapy. J Periodontol 1975;46:522–526.

14. Fugazzotto PA, Parma-Benfenati S. Preprosthetic periodontal considerations. Crown length and biologic width. Quintessence Int 1984;15:1247–1256.

15. Cohen A, Machtou P. Endo-periodontal lesions: Biologic and mechanical considerations. J Parodontol 1996;15:235–250.

16. Missika P, Khayat P. Etude esthétique pré-implantaire. Cah Prothet 1990;71:106–121.

17. Nyman S, Lindhe J. A longitudinal study of combined periodontal and prosthetic treatment of patients with advanced periodontal disease. J Clin Periodontol 1979;4:163–169.

18. Kornman KS, Crane A, Wang HY, et al. The interleukin-1 genotype as a severity factor in adult periodontal disease. J Clin Periodontol 1997;24:72–77.

19. Wilson TS. Compliance and its role in periodontal therapy. Periodontol 2000 1996;12:16–23.

20. Nyman SR, Lang NP. Tooth mobility and the biological rationale for splinting teeth. Periodontol 2000 1994;4:15–22.

21. Lindhe J. Clinical Periodontology and Implant Dentistry. Copenhagen, Munksgaard, 1998.

22. Genon P, Genon-Romagna C. Apport des implants dans le traitement des parodontites avancées. J Parodontol Implantol Orale 1997;16:177–189.

23. Langer B, Sullivan DY. Osseointegration: Its impact on the interrelationship of periodontics and restorative dentistry. Part III. Periodontal prosthesis redefined. Int J Periodontics Restorative Dent 1989;9:241–261.

24. Ross IF, Thompson RH Jr. A long-term study of root retention in the treatment of maxillary molars with furcation involvement. J Periodontol 1978;49:238–244.

25. Goldman HM, Cohen DW. Periodontal Therapy, ed 6. St Louis: Mosby, 1980:1133–1135.

26. Wood WR, Greco GW, McFall WT Jr. Tooth loss in patients with moderate periodontitis after treatment and long-term maintenance care. J Periodontol 1989; 60:516–520.

27. Wang HL, Burgett FG, Shyr Y, Ramfjord S. The influence of molar furcation involvement and mobility on future clinical periodontal attachment loss. J Periodontol 1994;65:25–29.

28. Carnevale G. Effets à long terme des résections et/ou amputations radiculaires. Presented at Communication Europerio 1, Paris, May 1994.

29. Wilson TG. Les parodontites réfractaires existent-elles? J Parodontol 1994;13:133–138.

30. Albrektsson T, Zarb GA, Worthington P, Eriksson AR. The long-term efficacy of currently used dental implants: A review and proposed criteria of success. Int J Oral Maxillofac Implants 1986;1:11–25.

31. Zarb GA, Schmitt A. The longitudinal clinical effectiveness of osseointegrated dental implants: The Toronto study. Part II: The prosthetic results. J Prosthet Dent 1989;64:53–61.

32. Albrektsson T, Zarb GA. Current interpretation of the osseointegrated response: Clinical significance. Int J Prosthodont 1993;6:95–105.

33. Adell R, Eriksson B, Lekholm U, Brånemark P-I, Jemt T. A long-term follow-up study of osseointegrated implants in the treatment of totally edentulous jaws. Int J Oral Maxillofac Implants 1990;5:347–359.

34. Henry JP, Bower C, Wall D. Rehabilitation of the edentulous mandible with osseointegrated dental implants. Aust Dent J 1995;40:1–9.

35. Jemt T, Lekholm U, Adell R. Osseointegrated implants in the treatments of partially edentulous patients: A preliminary study on 875 consecutively placed fixtures. Int J Oral Maxillofac Implants 1989;4:211–217.

36. Lekholm U, van Steenberghe D, Herrmann I, et al. Osseointegrated implants in the treatment of partially edentulous jaws: A prospective 5-year multicenter study. Int J Oral Maxillofac Implants 1994;9:627–635.

37. Quirynen M, Naert I, van Steenberghe D. A study of 589 consecutive implants supporting complete fixed prostheses. Part I: Periodontal aspects. J Prosthet Dent 1992;68:655–663.

38. Zarb GA, Schmitt A. The longitudinal clinical effectiveness of osseointegrated dental implants: The Toronto study. Part III: Problems and complications encountered. J Prosthet Dent 1990;64:185–194.

39. Naert I, Quirynen M, van Steenberghe D, Darius P. A study of 589 consecutive implants supporting complete fixed prostheses. Part II: Prosthetic aspects. J Prosthet Dent 1992;68:949–956.

40. Adell R, Lekholm U, Rockler B, Brånemark P-I. A 15-year study of osseointegrated implants in the treatment of edentulous jaws. Int J Oral Surg 1981;10:387–416.

41. Naert I, Quirynen M, van Steenberghe D, Darius P. Six-year prosthodontic study of 509 consecutively-inserted implants for the treatment of facial edentulism. J Prosthet Dent 1992;67:236–245.

42. Roos J, Sennerby L, Albrektsson T. An update on the clinical documentation on currently used bone anchored endosseous oral implants. Dent Update 1997;24:194–200.

43. Lindquist L, Carlsson G, Glantz P. Rehabilitation of the edentulous mandible with a tissue-integrated fixed prosthesis: A six-year longitudinal study. Quintessence Int 1987;18:89–96.

44. Albrektsson T. A multicenter study of osseointegrated oral implants. J Prosthet Dent 1988;60:75–84.

45. Wyatt CC, Zarb GA. Treatment outcomes of patients with implant-supported fixed partial prostheses. Int J Oral Maxillofac Implants 1998;13:204–211.

46. Jemt T. Failures and complications in 391 consecutively inserted fixed prostheses supported by Brånemark implants in edentulous jaws: A study of treatment from the time of prosthesis placement to the first annual checkup. Int J Oral Maxillofac Implants 1991;6:270–275.

47. Hemmings KW, Schmitt A, Zarb GA. Complications and maintenance requirements for fixed prostheses and overdentures in the edentulous mandible: A 5-year report. Int J Oral Maxillofac Implants 1994;9:191–196.

48. Brånemark P-I, Svensson B, van Steenberghe D. Ten-year survival rates of fixed prosthesis on four or six implants ad modum Brånemark in full edentulism. Clin Oral Implants Res 1995;6:227–231.

49. Engquist B, Bergendal T, Kallus T, Linden U. A retrospective multicenter evaluation of osseointegrated implants supporting overdentures. Int J Oral Maxillofac Implants 1988;3:129–134.

50. Johns RB, Jemt T, Heath MR. A multicenter study of overdentures supported by Brånemark implants. Int J Oral Maxillofac Implants 1992;7:513–522.

51. Jemt T, Book K, Linden B, Urde G. Failures and complications in 92 consecutively inserted overdentures supported by Brånemark implants in severely resorbed edentulous maxillae: A study from prosthetic treatment to first annual checkup. Int J Oral Maxillofac Implants 1992;7:162–167.

52. Spiekermann H, Jansen UK, Richter EJ. A 10-year follow-up of IMZ and TPS implants in the edentulous mandible using bar-retained overdentures. Int J Oral Maxillofac Implants 1995;10:231–243.

53. Hutton JE, Heath R, Chai JY, et al. Factors related to success and failure rates at 3-year follow-up in a multicenter study of overdentures supported by Brånemark implants. Int J Oral Maxillofac Implants 1995;10:33–42.

54. Jemt T, Chai J, Harnett J, et al. A five-year prospective multicenter follow-up report on overdentures supported by osseointegrated implants. Int J Oral Maxillofac Implants 1996;11:291–298.

55. Ekfeldt A, Johansson LA, Isaksson S. Implant-supported overdenture therapy: A retrospective study. Int J Prosthodont 1997;10:366–374.

56. Bergendal T, Engquist B. Implant-supported overdentures: A longitudinal prospective study. Int J Oral Maxillofac Implants 1998;13:253–262.

57. van Steenberghe D, Lekholm U, Bolender C. The applicability of osseointegrated oral implants in the rehabilitation of partial edentulism: A prospective multicenter study on 588 fixtures. Int J Oral Maxillofac Implants 1990;5:272–281.

58. Jemt T, Linden B, Lekholm U. Failures and complications in 127 consecutively placed fixed partial prostheses supported by Brånemark implants: From prosthetic treatment to first annual checkup. Int J Oral Maxillofac Implants 1992;7:40–44.

59. Pylant T, Triplett RG, Key MC, Brusvold MA. A retrospective evaluation of endosseous titanium implants in the partially edentulous patient. Int J Oral Maxillofac Implants 1992;7:195–202.

60. Zarb GA, Schmitt A. The longitudinal effectiveness of osseointegrated implants in posterior partially edentulous patients. Int J Prosthodont 1993;6:189–196.

61. Zarb GA, Schmitt A. The longitudinal effectiveness of osseointegrated implants in anterior partially edentulous patients. Int J Prosthodont 1993;6:180–188.

62. Jemt T, Lekholm U, Grondahl K. Single implant restorations ad modum Brånemark. A 3-year follow-up study of the development group. Int J Periodontics Restorative Dent 1990;5:341–349.

63. Jemt T, Laney WR, Harris D, et al. Osseointegrated implants for single tooth replacement: A 1-year report from a multicenter prospective study. Int J Oral Maxillofac Implants 1991;6:29–36.

64. Haas R, Mensdorff-Pouilly N, Mailath G, Watzek G. Brånemark single tooth implants: A preliminary report of 76 implants. J Prosthet Dent 1995;73:274–279.

65. Engquist B, Nilson H, Astrand P. Single-tooth replacement by osseointegrated Brånemark implants. Clin Oral Implants Res 1995;6:238–245.

66. Henry JP, Laney WR, Jemt T, et al. Osseointegrated implants for single-tooth replacement: A prospective 5-year multicenter study. Int J Oral Maxillofac Implants 1996;11:450–455.

67. Avivi-Arber L, Zarb GA. Clinical effectiveness of implant-supported single-tooth replacement: The Toronto study. Int J Oral Maxillofac Implants 1996;11: 311–321.

68. Levine RA, Clem DS, Wilson T Jr, Higginbottom F, Saunders SL. A multicenter retrospective analysis of the ITI implant system used for single-tooth replacements: Preliminary results at 6 or more months of loading. Int J Oral Maxillofac Implants 1997;12: 237–242.

69. Scheller H, Urgell JP, Kultje C, et al. A 5-year multicenter study on implant-supported single crown restorations. Int J Oral Maxillofac Implants 1998; 13:212–218.

70. Jaffin R, Berman C. The excessive loss of Brånemark fixtures in type IV bone: A 5-year analysis. J Periodontol 1991;62:2–4.

71. Bahat O. Osseointegrated implants in the maxillary tuberosity: Report on 45 consecutive patients. Int J Oral Maxillofac Implants 1992;7:459–467.

72. Arvidson K, Bystedt H, Frykholm A, Konow L, Lothigius E. A 3-year clinical study of Astra dental implants in the treatment of edentulous mandibles. Int J Oral Maxillofac Implants 1992;7:321–329.

73. Naert I, Quirynen M, Hooghe M, van Steenberghe D. A comparative prospective study of splinted and unsplinted Brånemark implants in mandibular overdenture therapy: A preliminary report. J Prosthet Dent 1994;71:486–492.

74. De Bruyn H, Callaert B, Linden U, Flygare L. A comparative study of the clinical efficacy of Screw-Vent implants versus Brånemark fixtures installed in a periodontal clinic. Clin Oral Implants Res 1992;3:32–41.

75. Fugazzotto PA, Gulbransen HJ, Wheeler SL, Lindsay JA. The use of IMZ osseointegrated implants in partially and completely edentulous patients: Success and failures of 2,032 implant cylinders up to 60+

76. months in function. Int J Oral Maxillofac Implants 1993;8:617–621.

76. Wedgwood D, Jennings KJ, Critchlow HA, et al. Experience with ITI osseointegrated implants at five centers in the UK. Br J Oral Maxillofac Surg 1992;30:377–381.

77. Leimola-Virtanen R, Peltola J, Oksala E, Helenius H, Happonen RP. ITI titanium plasma-sprayed implants in the treatment of edentulous mandibles: A follow-up study of 39 patients. Int J Oral Maxillofac Implants 1995;10:373–378.

78. Khayat PG, Nader NA. Intérêt et indications d'un implant vissé à hexagone interne: Le Screw Vent (deuxième partie). J Parodontol 1995;14:31–41.

79. Buchs AU, Hanh J, Vassos DM. The prospective clinical study of 2,372 Steri-Oss HA-coated threaded implants—Six year post-restoration update results. Presented at the 1995 Steri-Oss International Conference, July 1995.

80. Haas R, Mensdorff-Pouilly N, Mailath G, Watzek G. Survival of 1,920 IMZ implants followed for up to 100 months. Int J Oral Maxillofac Implants 1996;11: 581–588.

81. Saadoun A, Le Gall MG. An 8-year compilation of clinical results obtained with Steri-Oss endosseous implants. Compendium 1996;17:669–688.

82. Lazzara RJ, Siddiqui AA, Binon P, et al. Retrospective multicenter analysis of 3 endosseous dental implants placed over a five-year period. Clin Oral Implants Res 1996;7:73–83.

83. Gomez-Roman G, Schulte W, d'Hoedt B, Axman-Krcmar D. The Frialit-2 Implant system: Five-year clinical experience in single-tooth and immediately postextraction applications. Int J Oral Maxillofac Implants 1997;12:299–309.

84. Buser D, Mericske-Stern R, Bernard JP, Behneke A, Behneke N, Hirt HP, et al. Long-term evaluation of non-submerged ITI implants. Clin Oral Implants Res 1997;8:161–172.

85. Makkonen TA, Holmberg S, Niemi L, Olson C, Tammisald T, Peltola J. A 5-year prospective clinical study of Astra Tech dental implants supporting fixed bridges or overdentures in the edentulous mandible. Clin Oral Implants Res 1997;8:469–475.

86. Assémat-Tessandier X, Amzalag G. La Décision en Implantologie. Paris: CdP, 1993.

87. McKiney RV. Endosteal Dental Implants. St Louis: Mosby Year Book, 1991.

88. Worthington P, Lang BR, Lavelle WE. Osseointegration in Dentistry. An Introduction. Chicago: Quintessence, 1994.

KAPITEL 2

Durchmesser von Implantaten

H. Martínez/M. Davarpanah/R. Lazzara/K. Beaty/D. Etienne

In den letzten zehn Jahren konnten die funktionellen und ästhetischen Behandlungsergebnisse durch neue chirurgische und prothetische Entwicklungen optimiert werden. Der Einsatz von Implantaten verschiedenen Durchmessers wird bereits seit den achtziger Jahren propagiert (Abb. 2-1). Die richtige Stärke eines Implantats richtet sich nach der Quantität und Qualität des Knochens, der Art des Zahnersatzes sowie nach ästhetischen und biomechanischen Gesichtspunkten. Das vorliegende Kapitel behandelt die Indikationen und Grenzen der verschiedenen Implantatstärken.

I. Durchmesserreduzierte Implantate

Standardimplantate sollten in anatomisch grenzwertigen Situationen vermieden werden, da sie leicht zu Komplikationen führen und die Behandlung zum Scheitern bringen können. Bei Patienten mit dünnem Knochenkamm bzw. einem mesiodistalen Platzangebot von unter 7 mm sind daher Implantate mit kleinem Durchmesser (3–3,4 mm) angezeigt. Auf diese Weise lassen sich größere operative (Knochentransplantation, gesteuerte Knochenregeneration, Kieferkammerhöhung) oder kieferorthopädische (Erweiterung des mesiodistalen Platzangebots bzw. der Knochenverfügbarkeit) Eingriffe oft vermeiden (Abb. 2-2 und 2-3). Bevor man sich allerdings für ein solches dünnes Implantat entscheidet, müssen alle biomechani-

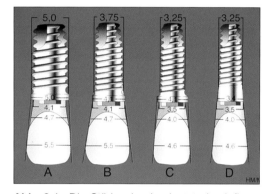

Abb. 2-1 Die Stärke des Implantats beeinflusst das funktionelle Resultat und das ästhetische Erscheinungsbild: 3i-Implantat mit großem Durchmesser (5 bzw. 6 mm) und analoger Halsstärke (a); 3i-Implantat mit normalem Durchmesser (3,75 bzw. 4 mm) und einer Halsstärke von 4,1 mm (b); 3i-Implantat mit reduziertem Durchmesser (3,25 mm) und reduziertem Kragen von 4,1 mm (c); 3i-Implantat mit reduziertem Durchmesser (3,25 mm) und reduziertem Kragen von 3,4 mm (d).

schen Risikofaktoren gewissenhaft abgeklärt werden.

A. Stand des Wissens

Implantate mit reduziertem Durchmesser sind seit den achtziger Jahren von verschiedenen Anbietern (Calcitek, IMZ, Nobel Biocare, Implant Innovations, ITI) erhältlich. Mittlerweile liegen zwar weitere Studien über diesen Implantattyp

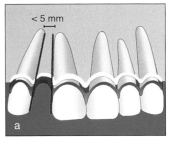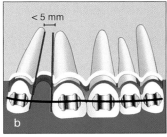

Abb. 2-2a und 2-2b Bei Wurzelengstand ist eine kieferorthopädische Behandlung angezeigt.

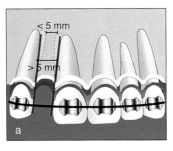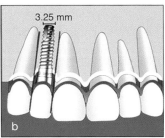

Abb. 2-3a und 2-3b Wiederherstellen eines interradikulären Abstands von 5 mm, Versorgung mit einem Implantat mit reduziertem Durchmesser.

vor[1–3], multizentrische Längsschnittstudien fehlen aber noch. Die meisten Autoren, die sich mit der Zuverlässigkeit von verschiedenen Implantatsystemen beschäftigt haben, berichten auch über ihre Ergebnisse mit Implantaten mit reduziertem Durchmesser (Tabelle 2-1).[1–9]

Block und Kent[4] etwa verweisen in einer radiologischen Studie zu 1374 inserierten hydroxylapatitbeschichteten Implantaten auf sehr gute Erfahrungen mit 238 Implantaten mit reduziertem Durchmesser (Durchmesser 3,25 mm) ohne Komplikationen oder Behandlungsmisserfolge.

Spiekermann et al.[5] untersuchten an 136 Patienten die klinischen und radiologischen Ergebnisse (1–10 Jahre, Durchschnitt 5,7 Jahre) mit 300 IMZ-Implantaten (Durchmesser 3,3–4,0 mm) zur Stabilisierung von Deckprothesen im Unterkiefer. 61 Patienten mit reduziertem Knochenangebot wurden dabei mit insgesamt 127 Implantaten mit reduziertem Durchmesser (3,3 mm) versorgt. Die Erfolgsrate mit diesen Implantaten betrug den Autoren zufolge über einen Zeitraum von 5 Jahren 95 %.

Saadoun und Le Gall[6] berichteten 1996 über 605 zahnlose und teilbezahnte Patienten, die mit insgesamt 1499 Steri-Oss-Implantaten behandelt worden waren. Dabei wurden vier verschiedene Implantattypen über 8 Jahre dokumentiert – unter anderem 306 verschieden lange (8, 10, 12, 14, und 16 mm) Implantate mit reduziertem Durchmesser. 296 dieser Implantate wurden belastet, 34 scheiterten (Erfolgsrate = 89 %). Interessanterweise waren 16 dieser 34 Implantate 8 mm lang (Misserfolgsrate = 43,2 %). Folgerichtig rieten die Autoren von kurzen Implantaten mit reduziertem Durchmesser ab.

Lazzara et al.[8] präsentierten in einer retrospektiven multizentrischen Studie die 3-Jahres-Ergebnisse mit 1871 3i-Implantaten. Darunter befanden sich 202 inserierte Implantate (plasmabeschichtete Titanimplantate) mit einem Durchmesser von 3,3 mm. 20 Implantate waren wegen eines ungenügenden Beobachtungszeitraums nicht auswertbar. Die Erfolgsraten im Ober- und Unterkiefer betrugen 95 bzw. 96 %. Acht Implantate scheiterten, fünf davon waren 7 mm

Tabelle 2-1 Studien mit Ergebnissen zu Implantaten mit reduziertem Durchmesser

Autor, Jahr	Implantat- typ	Beobachtungs- zeitraum (Jahre)	Durch- messer (mm)	Anzahl Implantate	Miss- erfolge	Erfolgs- rate (%)
Block und Kent, 1993[4]	Integral	8	3,25 4,0	238	2	99
Spiekermann et al. 1995[5]	IMZ	1–10	3,3 4,0	127	8	95
Saadoun und Le Gall, 1996[6]	Steri-Oss	8	3,25 3,80 4,50	306	34	89
Sethi et al. 1996[7]	Osteo Ti	3	2,75 3,00 3,75 4,50	51 58	0 0	100 100
Lazzara et al. 1996[8]	3i	5	3,3 4,0	202	8	96
Buser et al. 1997[9]	ITI	8	3,3 4,1	213	k. A.	k. A.

lang. Die Ursachen für diese Misserfolge waren mangelnde Osseointegration (n = 6) oder starker Knochenabbau (n = 2).

Buser et al.[9] werteten die 8-Jahres-Ergebnisse für 1003 Patienten mit 2359 ITI-Implantaten aus. Dabei wurden vier verschiedene Implantattypen eingesetzt.

– Vollschraubenimplantat, Durchmesser 4,1 mm (n = 1141)
– Hohlschraubenimplantat, Durchmesser 4,1 mm (n = 639)
– Hohlzylinderimplantat (n = 366)
– Vollschraubenimplantat, Durchmesser 3,3 mm (n = 213)

Der Beobachtungszeitraum betrug unter 5 Jahre, die Ergebnisse mit den Implantaten mit reduziertem Durchmesser wurden nicht eigens aufgeschlüsselt.

Nobel Biocare führte Anfang der neunziger Jahre ein 3-mm-Implantat ein. Diese 20%ige Reduktion des Standarddurchmessers von 3,75 mm verminderte die Bruchfestigkeit um

etwa 50 %. Einem ersten Bericht über eine 1988 begonnene multizentrische Studie zufolge betrug die Erfolgsrate bei 106 Patienten mit 201 Implantaten 93 %. Leider wurde die Studie bis heute nicht publiziert. Das Implantat wurde mittlerweile vom Markt genommen.

B. Indikationen

Implantate mit reduziertem Durchmesser sind in den folgenden Situationen angezeigt[1]:

– interradikulär reduzierte Knochenbreite
– dünner Alveolarkamm
– eingeschränkter zervikaler Kronendurchmesser

1. Interradikulär reduzierte Knochenbreite

Im Frontzahnbereich sind 3,75-mm-Implantate bei einem interradikulären Abstand von unter 7 mm kontraindiziert, da sonst die Nachbarwur-

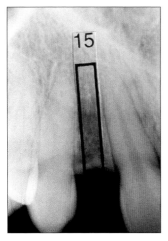

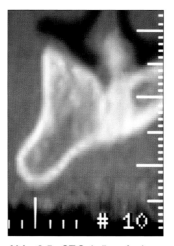

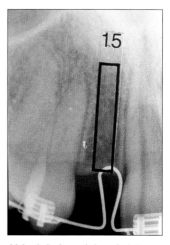

Abb. 2-4 Periapikale Röntgenaufnahme mit Wurzelengstand.

Abb. 2-5 CT-Schrägaufnahme mit ausreichendem bukkopalatinalem Knochenvolumen.

Abb. 2-6 Ausreichende interradikuläre Knochenbreite nach kieferorthopädischer Behandlung.

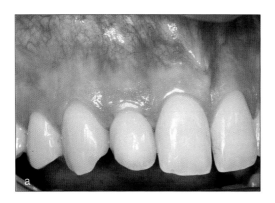

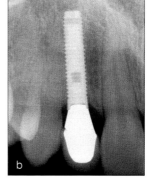

Abb. 2-7a und 2-7b Foto und Röntgenaufnahme nach einjähriger Belastung (Zahnersatz aus der Klinik von Dr. Picard).

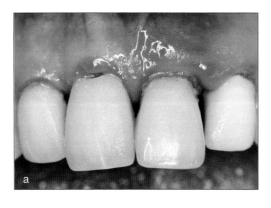

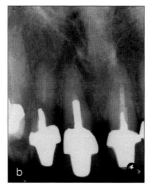

Abb. 2-8a und 2-8b Foto und Röntgenaufnahme der oberen Schneidezähne. Man beachte die fortgeschrittenen Schäden des Endo- und Parodonts.

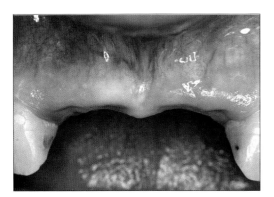

Abb. 2-9 Zustand nach Extraktion.

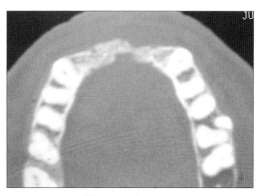

Abb. 2-10a CT-Axialaufnahme mit zahnlosem Frontzahnbereich.

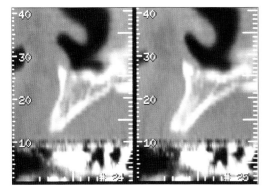

Abb. 2-10b CT-Schrägaufnahme mit dünnem Alveolarkamm.

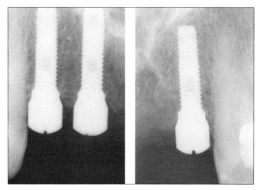

Abb. 2-11 Röntgenaufnahmen mit Sekundärteilen und perfekt osseointegrierten Implantaten.

zel beschädigt werden könnte. Bei einem mesio-distalen Knochenangebot von 5–7 mm stehen mehrere Behandlungsalternativen zur Verfügung: eine kieferorthopädische Verbreiterung, ein Implantat mit reduziertem Durchmesser oder ein konventioneller Zahnersatz. Die Behandlung sollte davon abhängig gemacht werden, wo sich der zahnlose Bereich befindet, wie breit der Knochenkamm ist, wie groß der Zeitaufwand für eine kieferorthopädischen Lösung wäre und wie die Okklusionskräfte verteilt sind (Abb. 2-4 bis 2-7).

2. Dünner Knochenkamm

Bei einer Breite des Knochenkamms von unter 6 mm können Implantate mit kleinem Durchmesser erwogen werden (Abb. 2-8 bis 2-12). Der Durchtrittspunkt der Zahnkrone beeinflusst das ästhetische Erscheinungsbild ganz wesentlich. Bukkale Konkavitäten oder eine starke zentripetale Resorption können bewirken, dass der Durchtrittspunkt zu weit lingual liegt. In manchen Situationen muss der Knochenabbau im Oberkiefer mit rekonstruktiven Methoden behandelt werden.

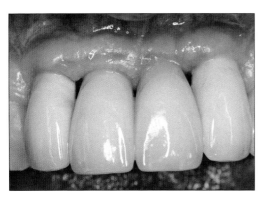

Abb. 2-12a Definitiver Zahnersatz.

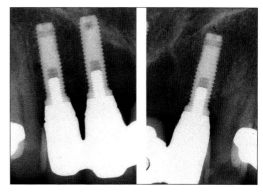

Abb. 2-12b Röntgenaufnahme nach einjähriger Belastung (Zahnersatz von Dr. E. Cohen).

3. Reduziertes mesiodistales Platzangebot für Zahnersatz

Welchen Implantattyp man bei einem reduzierten prothetischen Platzangebot wählt, ist vom zervikalen und koronalen Durchmesser der Krone und vom Austrittsprofil des Implantats abhängig. Im Bereich der unteren – und eventuell auch der oberen seitlichen – Schneidezähne beträgt das mesiodistale Platzangebot unter 4,5 mm, so dass hier mit einem Standardimplantat (zervikaler Durchmesser: 4,1 mm) oft kein ästhetisch günstiges Ergebnis möglich ist. Aus ästhetischer Sicht muss der zervikal-mesiodistale Durchmesser des Implantats ein wenig unter dem Durchmesser der vorgesehenen Krone liegen. Ferner muss das Implantat in seiner apikokoronalen Ausdehnung 2–4 mm unter der Schmelzzementgrenze der Nachbarzähne liegen. Der Wurzeldurchmesser liegt auf dieser Höhe unter dem Durchmesser der Schmelzzementgrenze. Für Einzelzahnimplantate mit einem zervikal-mesiodistalen Durchmesser von höchstens 4 mm sind Implantate mit kleinem Halsdurchmesser (< 4 mm) angezeigt, die ein natürlicheres Austrittsprofil ermöglichen.

C. Ästhetik und Zahnmorphologie

Die Wahl des Implantatdurchmessers hat einen großen Einfluss auf das ästhetische Behandlungsergebnis. Insbesondere bei Nichtanlage der oberen seitlichen Schneidezähne sind sehr oft das Knochenvolumen bzw. das mesiodistale Platzangebot eingeschränkt. Bei Vorliegen von konvergenten Nachbarzähnen (Wurzel oder Krone) ist vor der Versorgung mit Implantaten mit reduziertem Durchmesser eine kieferorthopädische Behandlung angezeigt. Im Frontzahnbereich muss die Morphologie der vorgesehenen Krone dem kontralateralen Zahn entsprechen, da sonst der ästhetische Behandlungserfolg gefährdet ist. Im Bereich der Schneidezähne und manchmal auch der Prämolaren können die mittleren zervikalen und koronalen Dimensionen ein Implantat mit reduziertem Durchmesser nahe legen (Tabelle 2-2).[10]

D. Biomechanische Überlegungen

Die Verankerungsfläche und Bruchfestigkeit sind bei Implantaten mit reduziertem Durchmesser gegenüber normalen Implantaten reduziert. Bevor man ein durchmesserreduziertes Implantat erwägt, sind die Okklusionskräfte zu analysieren. Die Firma Nobel Biocare hat ihr 3-mm-

Tabelle 2-2 Durchschnittliche Größe der Frontzähne (nach Wheeler[10])

Zahn	Koronal-mesiodistal (mm)	Koronal-vestibulolingual (mm)	Zervikal-mesiodistal (mm)	Zervikal-vestibulolingual (mm)
Mittlere Schneidezähne oben	8,5	7,0	7,0	6,0
Seitliche Schneidezähne oben	6,5	6,0	5,0	5,0
Erste Prämolaren oben	7,0	9,0	5,0	8,0
Zweite Prämolaren oben	7,0	9,0	5,0	8,0
Mittlere Schneidezähne unten	5,0	6,0	3,5	5,3
Seitliche Schneidezähne unten	5,5	6,5	3,8	5,8
Erste Prämolaren unten	7,0	7,5	5,0	6,5
Zweite Prämolaren unten	7,0	8,0	5,0	7,0

Implantat wegen ungenügender biomechanischer Eigenschaften aus dem Programm genommen und durch ein 3,3-mm-Implantat mit optimierter Biomechanik ersetzt. Forsmalm[11] zufolge ist die Bruchfestigkeit dieser 3,3-mm-Implantate gegenüber normalen Implantaten jedoch um 25 % reduziert.

Anfang der neunziger Jahre untersuchten mehrere Wissenschaftler, wie Implantate mit verschiedenen Durchmessern den Knochen belasten. Matsushita et al.[12] setzten zylindrische Implantate mit einem Durchmesser von 3–8 mm vertikalen und lateralen Kräften von 100 N aus und stellten fest, dass beide Richtungen der Krafteinwirkung hauptsächlich die Kortikalis rund um den Implantathals belasten. Die Kraftverteilung ist den Autoren zufolge bei Implantaten mit reduziertem Durchmesser ungünstiger. Kurioserweise belasten sie nach Rieger et al.[13] auch den Knochen stärker.

Block et al.[14] erforschten an Hunden, welche Zugkräfte erforderlich sind, um inserierte hydroxylapatitbeschichtete Implantate (Calcitek) nach 15-wöchiger Einheilung aus dem Knochen zu lösen. Dabei wurden Implantate von unterschiedlicher Länge (4, 8 und 15 mm) und unterschiedlichen Durchmessers (3,0, 3,3 und 4,0 mm) untersucht. Es zeigte sich, dass das Abzugsmoment proportional mit der Implantatlänge zunimmt, während die Zugkräfte unabhängig vom Implantatdurchmesser konstant bleiben. Sendax[15] untersuchte 1992 das umliegende Weichgewebe von insgesamt 50 Implantaten (je 25 hydroxylapatitbeschichtete Implantate mit einem Durchmesser von 3,25 bzw. 4,0 mm). Dabei zeigte sich, dass das Gewebe rund um Implantate mit reduziertem Durchmesser über einen Beobachtungszeitraum von 3 Jahren günstiger reagierte. Sendax vertritt die These, dass es einen kritischen Durchmesser geben könnte, ab dem zusammen mit dem drohenden Knochenabbau auch Entzündungen wahrscheinlicher werden. Für diese These würden erhöhte zervikale Belastungen in Verbindung mit einer reduzierten Knochendurchblutung sprechen.

Leider konnten alle diese Untersuchungen zu verschiedenen Implantatdurchmessern keinen Konsens über die biomechanischen Entscheidungsgrundlagen schaffen. Die Studienprotokolle waren teilweise sehr unterschiedlich, und außerdem wurden vorwiegend Labormodelle mit Knochenersatzmaterialien verwendet. Wie zuverlässig durchmesserreduzierte Implantate die Stabilität des Knochens gewährleisten, kann nur in Langzeitstudien geklärt werden.

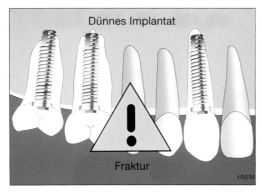

Abb. 2-13 Kontraindikation gegen Implantate mit reduziertem Durchmesser.

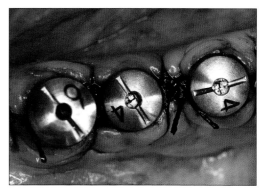

Abb. 2-14 Zweiteingriff: Einsetzen von drei Einheilpfosten, die zum Durchmesser der vorgesehenen Kronen passen. Distal wurde ein dickeres Implantat gesetzt.

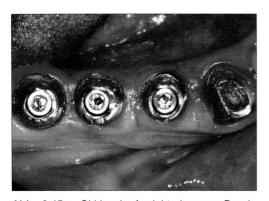

Abb. 2-15a Okklusale Ansicht der zum Durchmesser der Kronen passenden Pfosten. Das distale Implantat hat einen größeren Durchmesser.

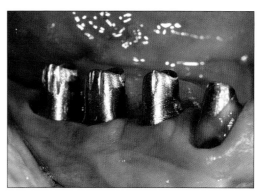

Abb. 2-15b Bukkale Ansicht der auf 32 N festgezogenen UCLA-Pfosten.

1. Kontrolle der Okklusionskräfte

Implantate mit reduziertem Durchmesser haben gegenüber Standardimplantaten eine reduzierte Verankerungsfläche und Bruchfestigkeit. Unkontrollierte Okklusionskräfte müssen daher ausgeschlossen werden.

2. Kontraindikationen

Als Ersatz für Eckzähne oder Molaren sind Implantate mit reduziertem Durchmesser kontraindiziert (Abb. 2-13).

II. Durchmesserverstärkte Implantate

Eine möglichst große Verankerungsfläche und die primäre Stabilisierung des Implantats bilden die Grundlage der Osseointegration. Aus dieser Überlegung entwickelte Langer im Jahr 1987 ein 5-mm-Implantat für bestimmte durch mangelnde Knochenqualität oder Knochenquantität gekennzeichnete Situationen (Abb. 2-14 bis 2-17).[16–19]

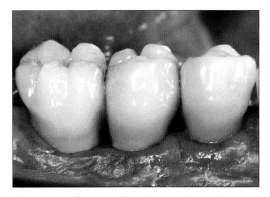

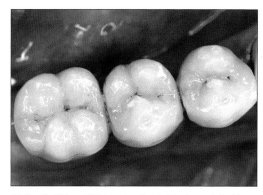

Abb. 2-16a Bukkale Ansicht der drei verblockten Kronen.

Abb. 2-16b Okklusale Ansicht des definitiven Zahnersatzes.

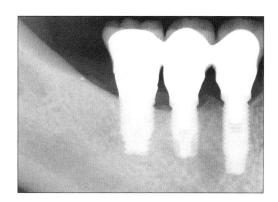

Abb. 2-17 Röntgenaufnahme nach einjähriger Belastung (Zahnersatz von Dr. P. Raygot).

Tabelle 2-3 Durchschnittliche Größe der Frontzähne (nach Wheeler[10])

Autor, Jahr	Implantat-typ	Art der Studie	Beobach-tungs-zeitraum	Anzahl Patienten	OK I	OK M	UK I	UK M	Erfolgs-rate (%)	ZE-Komplika-tionen	Gewebe-komplika-tionen
Graves et al. 1994[20]	3i 5–6 mm	prospektiv	1–2 Jahre	196	110	2	158	9	95,9	k. A.	k. A.
Davarpanah et al. 1995[16]	Brånemark 5 mm	prospektiv	2 Jahre	30	29	1	27	1	96,3	k. A.	nachge-wiesen
Barrachina et al. 1994[21]	Brånemark 5 mm	prospektiv	1 Jahr	51	48	5	36	1	88,2	k. A.	k. A.
Barrachina et al. 1996[22]	Brånemark 5 mm	prospektiv	1–4 Jahre	179	156	21	104	7	89,2	k. A.	k. A.
Bahat und Handelsman, 1996[23]	Brånemark 5 mm	prospektiv	3–26 Monate	90	46	0	95	4	97,1	k. A.	k. A.

OK = Oberkiefer, UK = Unterkiefer, I = Implantate, M = Misserfolge, k. A. = keine Angabe

A. Stand des Wissens

Implantate mit vergrößertem Durchmesser werden von zahlreichen Herstellern angeboten (Implant Innovations, ITI, Frialit, Nobel Biocare, Screw-Vent, Steri-Oss). Dennoch gibt es zu diesem Thema bisher nur wenig Publikationen (Tabelle 2-3) und diese geben keinen Aufschluss über periimplantären Knochenabbau und prothetische Komplikationen. Langer et al.[19] publizierten die Ergebnisse einer multizentrischen prospektiven Studie zu 40- bis 75-jährigen Patienten mit insgesamt 140 Implantaten mit vergrößertem Durchmesser (5 mm). Erste Ergebnisse einer multizentrischen Nobel-Biocare-Studie, an der 35 Kliniken in 13 Ländern teilnahmen, zeigen bei 614 Patienten mit 5-mm-Implantaten (Gesamt: n = 977; Oberkiefer: n = 605, Unterkiefer: n = 372) eine Erfolgsrate von 97,7 %. Die Ursachen für die 22 Misserfolge wurden nicht kommentiert und die statistischen Endergebnisse stehen bisher aus.

Graves et al.[20] berichten in einer 1992 begonnenen prospektiven Studie zu 196 Patienten mit 268 Implantaten mit vergrößertem Durchmesser (3i, 5–6 mm) eine Erfolgsrate von 95,9 %. Dabei traten nach dem implantologischen Zweiteingriff 11 Misserfolge auf, die der Knochenqualität zugeschrieben wurden. Die Publikation umfasst keine statistische Auswertung.

Davarpanah et al.[16] präsentierten statistische 2-Jahres-Ergebnisse zu 56 Brånemark-Implantaten mit einem Durchmesser von 5 mm bei 30 teilbezahnten Patienten. 53 von 55 Implantaten wurden nach der Einheilphase belastet, 48 davon länger als 12 Monate und 43 länger als 18 Monate. Die Erfolgsrate nach 12 und 18 Monaten betrug 96 %. Zum Zeitpunkt der Freilegung war bei fünf Implantaten ein Knochenabbau von zwei und bei einem Implantat von drei Gewindebreiten zu verzeichnen, der in allen Fällen nach 6, 12 und 18 Monaten klinisch wie auch radiologisch stabil blieb.

Barrachina et al.[21] publizierten die klinischen Daten von 51 Patienten mit 84 Brånemark-Implantaten mit vergrößertem Durchmesser, darunter 6 Misserfolge innerhalb eines Jahres, die größtenteils der Knochenqualität zugeschrieben wurden. Die Erfolgsrate nach einem Jahr betrug für die 51 Patienten 88,2 %. 1996 publizierten dieselben Autoren[22] die klinischen Ergebnisse zu 179 Patienten mit 320 Implantaten über einen Beobachtungszeitraum von 1–4 Jahren. Dabei standen 260 funktionalisierten Implantaten 28 Misserfolge gegenüber, d. h. die Erfolgsrate betrug 89,2 %. Die Beobachtungszeiträume für diese 260 Implantate waren sehr unterschiedlich; ferner enthält die Studie keine Angaben zur Stabilität und zum periimplantären Knochenabbau.

Bahat et al.[23] untersuchte 133 große Brånemark-Implantate, die teilweise zur Behandlung von zahnlosen Seitenzahnbereichen mit normalen Implantaten kombiniert waren. Die Autoren berichten über vier Misserfolge im Unterkiefer, die Erfolgsrate betrug insgesamt 97 %. Zu prothetischen Komplikationen oder zum periimplantären Knochenabbau wurden keine Angaben gemacht.

B. Indikationen

1. Ungenügende Knochenqualität

Implantate mit vergrößertem Durchmesser sind zu erwägen, wenn die Knochenqualität schlecht ist (Abb. 2-18). Eine Mindestbreite von 8 mm darf der Alveolarkamm allerdings nicht unterscheiten.[17,24] Ferner muss nach dem Ersteingriff eine ausreichende Primärstabilität des Implantats gegeben sein, was mit einer Implantatstärke von 3,75 oder 4 mm in Knochenstrukturen des Typs IV nicht gewährleistet ist. In diesem Fall ist also ein 5-mm-Implantat in Betracht zu ziehen.

2. Ungenügendes Knochenvolumen

Im Seitenzahnbereich ist die Knochenhöhe häufig auch bei einer Kammbreite von 8 mm und darüber ungenügend (Abb. 2-19). Kurze Implantate mit großem Durchmesser bieten eine

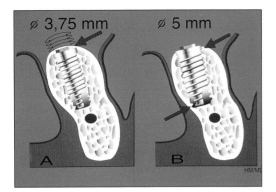

Abb. 2-18 Bei schlechter Knochenqualität sind Implantate mit vergrößertem Durchmesser stabiler.

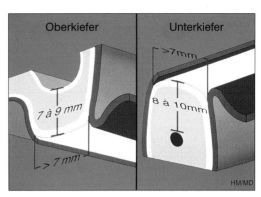

Abb. 2-19 Bei ungenügender Kammhöhe sind Implantate mit vergrößertem Durchmesser angezeigt.

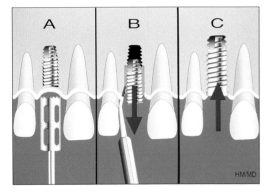

Abb. 2-20 Einzeitiges Ersetzen eines frakturierten Standardimplantats durch ein Implantat mit vergrößertem Durchmesser.

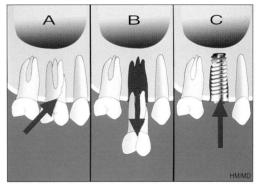

Abb. 2-21 Einzeitiges Ersetzen eines extrahierten Zahns durch ein Implantat mit vergrößertem Durchmesser.

größere Verankerungsfläche als Standardimplantate – d. h. die geringere Länge wird durch den vergrößerten Durchmesser kompensiert – und können in manchen Fällen größere operative Eingriffe wie eine Knochentransplantation, eine Sinusbodenelevation oder eine Reposition des Unterkiefernervs verhindern.

3. Scheitern der Osseointegration

Ein Scheitern der Osseointegration verlängert die Implantatbehandlung ganz erheblich, da man den Knochen in diesem Fall 4–8 Monate ausheilen lassen muss, bevor die betreffende Region wieder mit einem Implantat belastet werden kann. Wenn der Alveolarkamm jedoch genügend breit ist, kann man diese Wartephase umgehen, indem man das Standardimplantat einzeitig durch ein Implantat mit vergrößertem Durchmesser ersetzt. Das gescheiterte Implantat wird hierzu entfernt und das periimplantäre Weichgewebe einem gründlichem Debridement unterzogen. Eine Vermehrung des Knochenangebots durch Bone Spreading ist selten erforderlich. Je nach Knochenqualität verwendet man häufig selbstschneidende Implantate oder Gewindeimplantate.

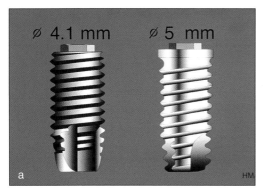
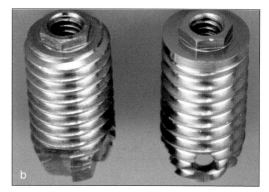

Abb. 2-22a und 2-22b 4,1-mm-Implantat der ersten Generation von Nobel Biocare (links) und 5-mm-Implantat von 3i (rechts). Man beachte die unterschiedliche Kronenbasis.

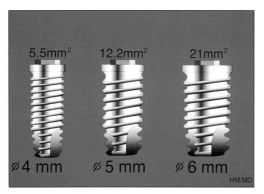

Abb. 2-23 Die Fläche der Kronenbasis ist von der Halsstärke des Implantats abhängig (3i-Implantat).

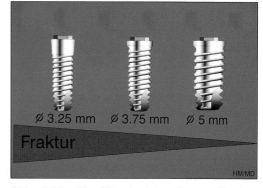

Abb. 2-24 Die 3i-Implantate mit vergrößertem Durchmesser frakturieren wesentlich weniger leicht.

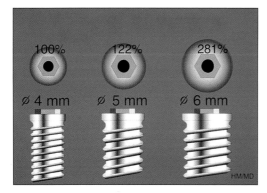

Abb. 2-25 Oberfläche der Kronenbasis eines 3i-Implantats mit vergrößertem Durchmesser im Verhältnis zum Standardimplantat.

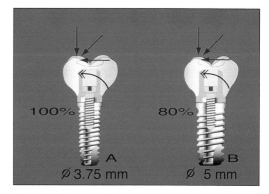

Abb. 2-26 Eine größere Kronenbasis reduziert die auf die Verschraubung des Sekundärteils einwirkenden Zugkräfte.

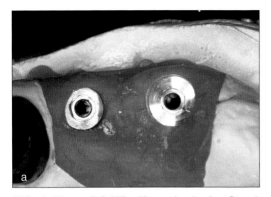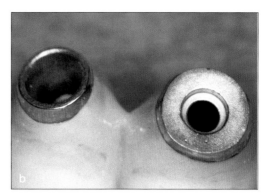

Abb. 2-27a und 2-27b Kronenbasis des Standardimplantats und des 6-mm-Implantats in der Praxis (Probeguss und prothetische Arbeit).

4. Fraktur von Implantaten

Frakturierte Standardimplantate lassen sich eventuell einzeitig durch ein durchmesserverstärktes Implantat ersetzen (Abb. 2-20). Zwischenelemente auf frakturierten Implantaten sind häufig eine heikle Angelegenheit und bergen ein hohes Risiko von Entzündungen oder chronischen Infektionen. Das frakturierte Implantat wird mit einem passenden Trepan entfernt, wobei man zur größtmöglichen Schonung des Knochens nicht bis hinunter zu seinem Apex fräsen sollte. Mit einem dünnen Dissektor lässt sich das Implantat dann leicht vom Knochen lösen. Danach kann man den Defekt konisch ausformen und ein durchmesserverstärktes Implantat einsetzen.

5. Implantatversorgung sofort nach Extraktion

Die Empfehlung, frische Extraktionslücken sofort mit einem durchmesserverstärkten Implantat (5–6 mm) zu versorgen, stammt ursprünglich von Lazzara.[25] Die Überlegung besteht darin, dass viele Extraktionslücken größer sind als Standardimplantate und deren Primärstabilität somit nicht gewährleistet wäre. Das größere Implantat hingegen schließt den offenen Alveolarraum raumfüllend (Abb. 2-21).

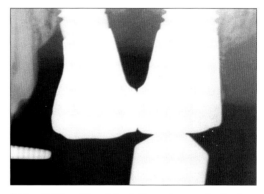

Abb. 2-28 Die Adaptation der prothetischen Komponenten wird im Röntgenbild überprüft.

C. Entstehungsgeschichte

Das von Langer et al.[9] entwickelte 5-mm-Implantat (Nobel Biocare) hat keinen glatten Hals wie das Standardimplantat, sondern das Gewinde reicht bis zum Sechskant (Abb. 2-22). Das vorhandene Knochenvolumen wird so optimal genutzt und der weiter koronalwärts gelegene Gewindeanteil erleichtert die kortikale Verankerung des Implantats im Alveolarknochen. Nach Berichten, wonach dieser Implantattyp einen verstärkten marginalen Knochenabbau verursacht, wurde er kürzlich

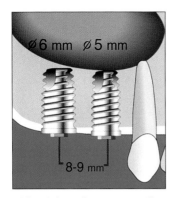

Abb. 2-29 Der notwendige Abstand zwischen dem Mittelpunkt zweier Implantate ist von ihrem Durchmesser abhängig.

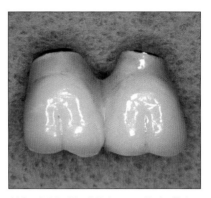

Abb. 2-30 Natürliche zervikale Zahnzwischenräume sind nur möglich, wenn der Abstand zwischen den Implantaten angemessen ist.

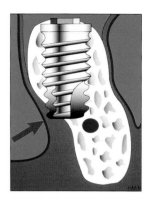

Abb. 2-31 Perforation der lingualen Kortikalis durch ein Implantat mit vergrößertem Durchmesser.

vom Markt gezogen und durch ein neues Implantat mit vergrößertem Durchmesser ersetzt.

3i entwickelte zu Beginn der neunziger Jahre Implantate mit einem Durchmesser von 5 bzw. 6 mm. Hals und Körper dieses Typs haben den gleichen Durchmesser, was die Kronenbasis vergrößert, da die Dimension des Sechskants (2,7 mm) gegenüber dem Standardimplantat unverändert bleibt (Abb. 2-23). Diese Konstruktion verleiht dem Zahnersatz größere Stabilität und entlastet die Verschraubung des Sekundärteils bzw. der Krone.

Die Bruchfestigkeit dieser Implantate mit einem Durchmesser von 5 bzw. 6 mm ist gegenüber dem Standardimplantat um das Drei- bzw. Sechsfache erhöht (Abb. 2-24), die Fläche der Kronenbasis am Implantathals erhöht sich auf 122 bzw. 281 % (Abb. 2-25). Die Okklusionskräfte werden so besser verteilt.[20] Graves et al.[20] zufolge wird die Verschraubung des Zahnersatzes durch 5-mm-Implantate um 20 % und durch 6-mm-Implantate um 33 % entlastet (Abb. 2-26). Diese Implantate sind zum Ersatz einzelner Molaren angezeigt, wobei sich dank der Breite des Implantathalses auch ein ähnliches Austrittsprofil und mithin ein optimales ästhetisches Erscheinungsbild erzielen lässt. Der vergleichbare Umriss des Implantat und der Krone ermöglicht eine natürlichere Anatomie des Zahnersatzes (Abb. 2-27 und 2-28).

1996 präsentierte Nobel Biocare einen neuen großen Implantattyp mit 5 bzw. 5,5 mm (Wide Platform), der im Unterschied zum ersten großen Brånemark-Implantat mit einem glatten Hals (5,1 mm) und einem größeren Sechskant (3,4 mm gegenüber 2,7 mm beim Standardimplantat) ausgestattet war. Die Bruchfestigkeit des 5-mm-Typs ist dreimal größer als die des 3,75-mm-Typs.

1. Prinzip

Zweifellos lassen sich biomechanische Komplikationen im Seitenzahnbereich (z. B. bei der Rekonstruktion von einzelnen Molaren) durch die neuen durchmesserverstärkten Implantate leichter vermeiden. Das Problem der Schraubenlockerung sowie Kronenfrakturen lassen sich mit ihnen ebenfalls besser unter Kontrolle bringen. Bei zwei benachbarten durchmesserverstärkten Implantate muss der Abstand zwischen den mesiodistalen Mittelpunkten mindestens 8 mm betragen (Abb. 2-29 und 2-30). Ferner sind bei der Insertion eventuelle bukkale Knochendefekte und linguale Konkavitäten zu berücksichtigen. Implantate mit vergrößertem Durch-

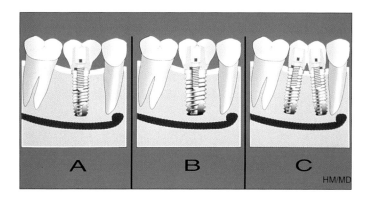

Abb. 2-32 Mögliche Implantattypen zur Rekonstruktion von einzelnen Molaren: Standardimplantat (A), durchmesserverstärktes Implantat (B) oder zwei Standardimplantate (C).

messer bergen das Risiko von Fenestrationen und Dehiszenzen (Abb. 2-31).

2. Biomechanische Vorteile

Durchmesserverstärkte Implantate haben folgende Vorteile:

– bessere Verteilung der Okklusionskräfte
– bessere Primärstabilität des Implantats
– optimales Austrittsprofil der Krone
– bessere Stabilität des Zahnersatzes
– geringeres Risiko einer Schraubenlockerung bzw. Schraubenfraktur am Sekundärteil
– geringeres Risiko einer Fraktur des Implantats

D. Behandlungswahl zum Ersatz von einzelnen Molaren

Wie man einzelne Molaren am besten ersetzt, hängt von drei Kriterien ab (Abb. 2-32):

– Verankerungsfläche
– mesiodistales Platzangebot
– Breite des Alveolarkamms

Molaren haben mesiodistal einen größeren Durchmesser als Standardimplantate (Tabelle 2-4). Die Kaukräfte im Seitenzahnbereich müssen exakt analysiert werden. Von einem Standardimplantat getragene Ersatzmolaren können, wenn sie nicht genau passen oder über-

Tabelle 2-4 Durchschnittliche Größe der Seitenzähne

Zahn	Zervikal-mesiodistal (mm)	Zervikal-bukkolingual (mm)
Erste Prämolaren oben	5,0	8,0
Zweite Prämolaren oben	5,0	8,0
Erste Molaren oben	8,0	10,0
Zweite Molaren oben	8,0	9,0
Erste Prämolaren unten	5,0	7,0
Zweite Prämolaren unten	5,0	8,0
Erste Molaren unten	8,5	9,0
Zweite Molaren unten	8,0	9,0

belastet werden, eine Lockerung oder Fraktur der Verschraubung und im Extremfall eine Fraktur des Implantats selbst verursachen.[23,26] Es stehen also zwei Möglichkeiten zur Auswahl:

– zwei Standardimplantate (bei gutem meslodistalem Platzangebot; Abb. 2-33 bis 2-37)
– ein Implantat mit vergrößertem Durchmesser (Abb. 2-38 bis 2-41)

Balshi et al.[27] publizierten die 3-Jahres-Ergebnisse nach Versorgung von Einzelzahnlücken im Molarenbereich mit dem Brånemark-System, wobei 22 Einzelzahnlücken mit einem und 25 mit zwei Standardimplantaten versorgt wurden. Bei einem mesiodistalen Platzangebot von mindestens 12 mm wurden zwei Implantate verwen-

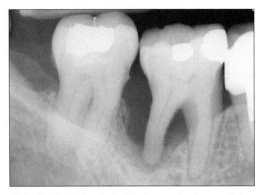

Abb. 2-33 Periapikale Röntgenaufnahme mit terminalem Schaden im Parodont des ersten Molaren rechts unten.

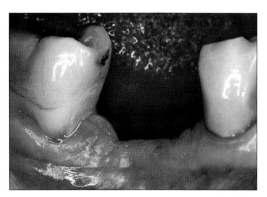

Abb. 2-34 Zustand nach Extraktion des ersten Molaren.

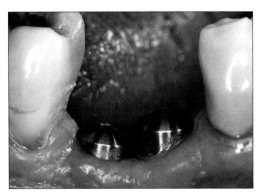

Abb. 2-35 Weichgewebe nach Einsetzen der Einheilkappen.

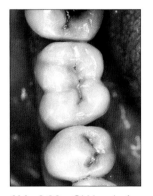

Abb. 2-36a Okklusale Ansicht des Zahnersatzes.

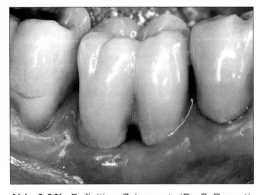

Abb. 2-36b Definitiver Zahnersatz (Dr. C. Raygot).

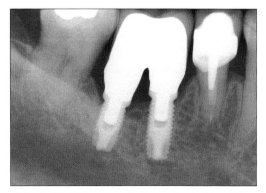

Abb. 2-37 Röntgenaufnahme der beiden 3i-Implantate nach sechsmonatiger Belastung.

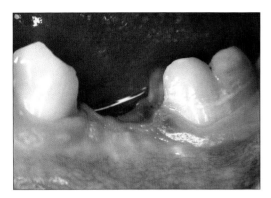

Abb. 2-38 Fehlender erster Molar unten links.

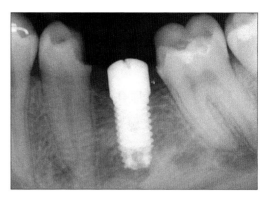

Abb. 2-39 Röntgenaufnahme nach dem Zweiteingriff mit fixierten Einheilkappen auf einem 5-mm-Implantat von 3i.

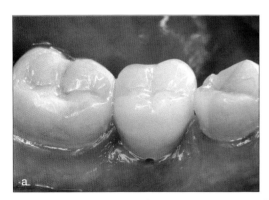

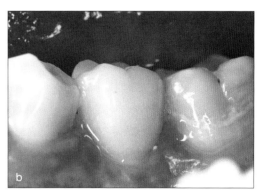

Abb. 2-40a und 2-40b Definitiver Zahnersatz (Dr. S. Neyret).

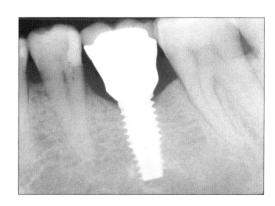

Abb. 2-41 Röntgenaufnahme nach zweijähriger Belastung.

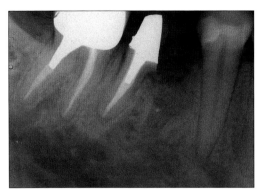

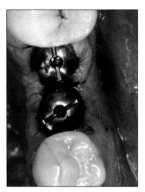

Abb. 2-42 Röntgenaufnahme vor Extraktion der distalen Wurzel des ersten Molaren unten rechts.

Abb. 2-43 Zustand nach dem Zweiteingriff mit fixierten Einheilkappen.

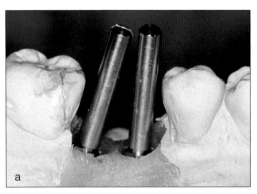

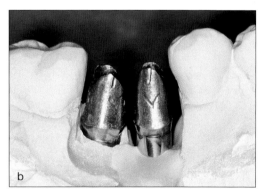

Abb. 2-44a und 2-44b Arbeitsmodell mit konvergierenden Implantatachsen (a) und perfekt angepassten UCLA-Goldsekundärteilen (b).

det, in allen anderen Fällen eines. Die kumulative Erfolgsrate über 3 Jahre betrug 98,6 %, allerdings waren in der Gruppe mit einem Implantat wesentlich mehr prothetische Komplikationen zu verzeichnen als in der Gruppe mit zwei Implantaten (48 % gegenüber 8 %).

1. Biomechanische Vorteile

Balshi et al.[27] zufolge reduzieren zwei Implantate zur Rekonstruktion eines Molaren die okklusalen Belastungen und prothetischen Komplikationen. Die Verankerung ist wesentlich stärker und die biomechanischen Kräfte sind besser verteilt. Andererseits ist zwischen den beiden Standardimplantaten oft ein verstärkter Knochenabbau zu verzeichnen.

2. Nachteile

Eng gesetzte Implantate können den prothetischen Behandlungserfolg und die Prognose des periimplantären Gewebes beeinträchtigen. Dawood[28] zufolge schränken zwei Implantate häufig das mediodistale Platzangebot ein und beeinträchtigen die Morphologie und Ästhetik

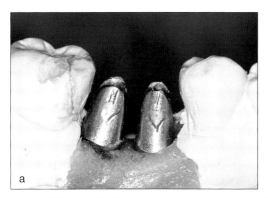 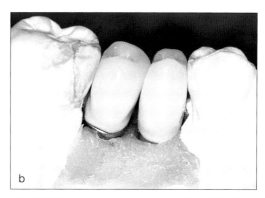

Abb. 2-45a und 2-45b Arbeitsmodelle mit Sekundärteilen/Weichgewebeersatz (a) und dem definitiven Zahnersatz (b).

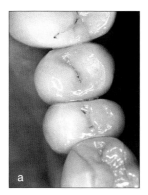 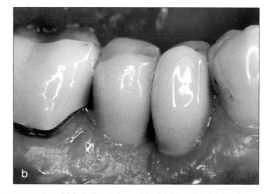

Abb. 2-46a und 2-46b Zahnersatz aus okklusaler (a) und bukkaler (b) Sicht. Man beachte die mediodistale Breite und den ungenügenden zervikalen Zwischenraum zwischen den Kronen (Dr. P. Raygot).

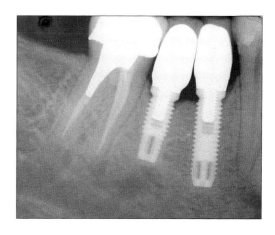

Abb. 2-47 Röntgenaufnahme der beiden 3i-Implantate nach einjähriger Belastung. Man beachte den kurzen Abstand zwischen dem distalen Implantat und dem zweiten Molaren.

des definitiven Zahnersatzes (Abb. 2-42 und 2-47).

III. Auswahl des Implantatdurchmessers

Wie groß der Durchmesser des Implantats sein soll, ist vom Zahnstatus, Knochenvolumen, Platzangebot, Austrittsprofil und Okklusionsmuster abhängig. In den letzten zehn Jahren konnten die funktionellen und ästhetischen Behandlungsergebnisse durch neue chirurgische und prothetische Entwicklungen optimiert werden. Der Einsatz von Implantaten verschiedenen Durchmessers wird bereits seit den achtziger Jahren propagiert, auch wenn bis heute nur wenige Studien zu diesem Thema publiziert wurden. Die bekannten kurz- bis mittelfristigen Ergebnisse sind allerdings zufriedenstellend. Der vorliegende Abschnitt behandelt die Auswahlkriterien für den Implantatdurchmesser.

A. Indikationen

Die meisten Hersteller bieten heute Implantate mit verschiedenen Durchmessern an. Grundsätzlich kann man zwischen Implantaten mit reduziertem (≤ 3,4 mm), normalem (3,75–4 mm) und vergrößertem (≥ 4,5 mm) Durchmesser unterscheiden (Tabelle 2-5).

Der Sinn dieser verschiedenen Typen besteht darin, die Stärke des Implantats dem Knochenvolumen anzupassen. Die Auswahl des richtigen Durchmessers kann aber nur gelingen, wenn man alle klinischen Parameter berücksichtigt: die Qualität und Quantität des Knochens, die Lage des zahnlosen Bereichs, das Platzangebot für den Zahnersatz und das Okklusionsmuster. Der Durchmesser des Implantats muss alle zwingenden operativ-prothetischen Anforderungen erfüllen. Aus chirurgischer Sicht sind das verfügbare Knochenvolumen optimal zu nutzen und die Primärstabilität des Implantats sicherzustellen. Aus prothetischer Sicht sind eine zufriedenstellende Kraftverteilung und ein zur vorgesehenen Krone passendes Austrittsprofil anzustreben.

Tabelle 2-5 Durchmesser von verschiedenen Implantatsystemen

System	Standardimplantat		Durchmesserreduziertes Implantat		Ø-verstärktes Implantat	
	Korpus	Kragen	Korpus	Kragen	Korpus	Kragen
Frialit-2	3,8	3,8			4,5	4,5
					5,5	4,5
					6,5	6,5
ITI	3,5	4,8	3,3	4,8	4,8	4,8
	4,1	4,8	3,3	3,5	5,5	4,5
	4,1	4,1			6,5	6,5
Nobel Biocare	3,75	4,1	3,3	3,5	5,0	5,1
	4,0	4,1			5,5	5,1
Screw-Vent	3,8	3,5	3,3	3,5	4,7	4,5
Steri-Oss	3,8	3,8	3,25	3,25	4,5	4,1
	3,8	4,1			4,5	5,0
					6,0	6,0
3i	3,75	4,1	3,25	3,4	5,0	5,0
	4,0	4,1	3,25	4,1	6,0	6,0

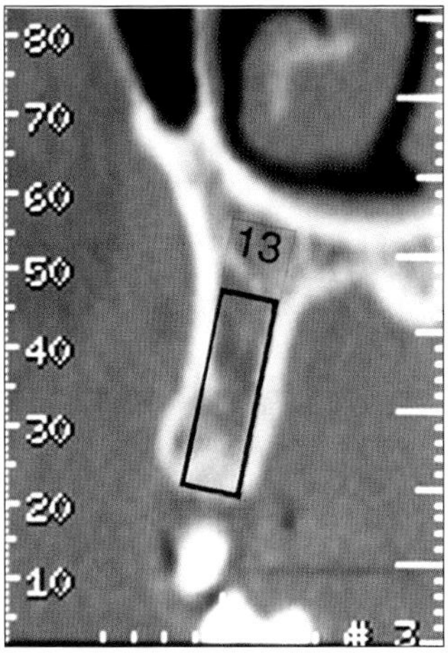

Abb. 2-48 CT-Schrägaufnahme mit ausreichendem Knochenvolumen für ein Standardimplantat.

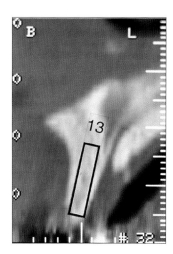

Abb. 2-49 CT-Schrägaufnahme mit dünnem Alveolarkamm. In diesem Fall ist ein Implantat mit reduziertem Durchmesser angezeigt.

Als Vergleichsgrundlage dient das in den sechziger Jahren entwickelte und zu Beginn der achtziger Jahre eingeführte Standardimplantat, das gute Langzeitergebnisse erbracht hat und bei den meisten Implantatbehandlungen angezeigt ist.

Implantate mit reduziertem Durchmesser sind in folgenden Fällen angezeigt:

– interradikulär reduzierte Knochenbreite
– dünner Alveolarkamm
– eingeschränkter zervikaler Kronendurchmesser

Implantate mit vergrößertem Durchmesser wurden für folgende Situationen entwickelt:

– schlechte Knochenqualität
– ungenügende Alveolarfortsatzhöhe
– einzeitiges Ersetzen von nicht osseointegrierten Implantaten
– einzeitiges Ersetzen von frakturierten Implantaten
– Sofortmplantation nach Extraktionen
– einzelne fehlende Molaren

B. Auswahlkriterien

Für die Auswahl des Implantatdurchmessers gelten folgende Kriterien: die Qualität und Quantität des Knochens, die Verankerungsfläche, die Anatomie des fehlenden Zahns, das mesiodistale Platzangebot, das prothetische Austrittsprofil sowie biomechanische Faktoren.

1. Knochenquantität

Standardimplantate erfordern ein bestimmtes Knochenvolumen. Idealerweise sollte die gesamte Oberfläche des Implantats in mindestens 1 mm Knochen eingebettet sein. Mesiodistal und bukkolingual muss der Knochen eine Ausdehnung von mindestens 7 mm haben (Abb. 2-48). Standardimplantate sollten in anatomisch bzw. biomechanisch grenzwertigen Situationen vermieden werden, da sie leicht zu Komplikationen führen und die Behandlung zum Scheitern bringen können.

Bei Vorliegen eines dünnen Alveolarkamms kann ein durchmesserreduziertes Implantat verwendet werden (Abb. 2-49). In manchen Fällen ist auch zu überlegen, den Knochen zu rekonstruieren (Transplantation oder gesteuerte Knochenrekonstruktion) oder das Platzangebot durch eine kieferorthopädische Behandlung zu erweitern. Nicht zuletzt müssen aber auch ungünstige Okklusionsmuster und biomechani-

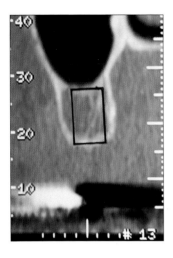
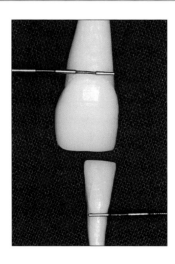

Abb. 2-50 CT-Schrägaufnahme mit ausreichendem Knochenvolumen für ein Implantat mit vergrößertem Durchmesser.

Abb. 2-51 Die mesiodistale Breite des fehlenden Zahns ist für die Wahl des Implantatdurchmessers ein entscheidender Faktor.

sche Belastungen, die eine Fraktur des Implantats begünstigen, ausgeschlossen werden.

Im Seitenzahnbereich ist die Knochenhöhe häufig auch bei einer Kammbreite von 8 mm und darüber ungenügend und die Indikationen sind aufgrund der anatomischen Gegebenheiten (Kieferhöhle und Unterkiefernerv) in vielen Fällen auf kurze Implantate beschränkt. Für Implantate mit konventionellem Durchmesser und einer Länge von unter 10 mm konnte mehrfach eine erhöhte Misserfolgsrate nachgewiesen werden. Demgegenüber bieten durchmesserverstärkte Implantate eine größere Verankerungsfläche, d. h. die geringere Länge wird durch den vergrößerten Durchmesser kompensiert. In manchen Fällen lassen sich mit durchmesserverstärkten Implantaten invasivere Eingriffe wie eine Knochentransplantation, eine Sinuslift-Operation oder eine Transposition des *Nervus alveolaris inferior* verhindern.

2. Knochenqualität·

Das wesentliche Ziel des implantologischen Ersteingriffs ist die Primärstabilität des Implantats. Implantate mit einem Durchmesser von 3,75 bzw. 4,0 mm können diese Anforderung bei Vorliegen einer geringen Knochendichte nicht zufrieden stellend erfüllen. In der Literatur sind hohe Misserfolgsraten mit Standardimplantaten bei schlechter Knochenqualität dokumentiert. Jaffin und Berman[29] berichteten für 102 Standardimplantate in Knochenstrukturen des Typs IV eine Misserfolgsrate nach 5 Jahren von 35 %. Johne et al.[30] mussten mit 57 Standardimplantaten bei schlechter Knochenqualität nach 5 Jahren eine Misserfolgsrate von 28 % verzeichnen. Implantate mit stärkerem Körper und Hals ermöglichen eine bessere bikortikale Stabilisierung (Abb. 2-50).

Durchmesserreduzierte Implantate sind bei schlechter Knochenqualität nicht angezeigt. Wenn die klinische Situation (Knochenangebot oder Prothetik) den Einsatz eines dünnen Implantats erfordert, muss der kleinere Durchmesser durch eine größere Länge und andere Oberflächenbeschaffenheit ausgeglichen werden.

3. Verankerungsfläche und Anatomie des fehlenden Zahns

Um eine angemessene Verankerungsfläche zu gewährleisten, sollte die Stärke des Implantats der Wurzeloberfläche des fehlenden Zahns entsprechen (Abb. 2-51). Diese ist jedoch individuell

Tabelle 2-6 Durchschnittliche Verankerungsfläche von natürlichen Zahnwurzeln (Länge x zervikal-mesiodistaler Durchmesser)

Zahn	Oberkiefer (mm²)	Unterkiefer (mm²)
Mittlerer Schneidezahn	237	132
Seitlicher Schneidezahn	180	152
Eckzahn	283	250
Erster Prämolar	191	207
Zweiter Prämolar	233	217
Erster Molar	311	352
Zweiter Molar	274	328

Tabelle 2-7 Durchschnittliche Verankerungsfläche von Implantaten (Länge x Durchmesser)

Durchmesser (mm)	Länge (mm)	Verankerungsfläche (mm²)
3,75	10	157
3,75	13	210
5,0	10	194
5,0	13	257
6,0	10	243
6,0	13	323

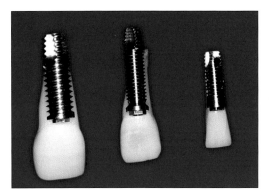

Abb. 2-52 3i-Implantat mit vergrößertem Durchmesser zur Rekonstruktion der mittleren oberen Schneidezähne (links), 3i-Standardimplantat für die seitlichen oberen Schneidezähne (Mitte), 3i-Implantat mit reduzierterem Durchmesser (Kragen: 3,4 mm) für die unteren seitlichen Schneidezähne.

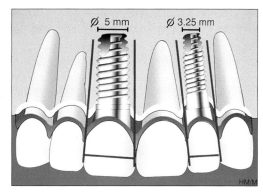

Abb. 2-53 Wahl des Implantatdurchmessers je nach Kronentyp.

verschieden. Das Problem der Verankerungsfläche wurde von mehreren Autoren untersucht (Tabelle 2-6). Le Gall und Saadoun[31] schlagen – aufbauend auf den Studien von Marseiller[32] und Jepsen[33] – eine mittlere Wurzelstärke vor. Die Hersteller wiederum bieten ihre Implantate in verschiedenen, zu den jeweiligen Kronen passenden Stärken an (Abb. 2-52 und 2-53). Die Verankerungsfläche ist von der Form sowie der Gewindeanatomie und Oberflächenbeschaffenheit des Implantats abhängig. Die meisten Hersteller propagieren folgendes Konzept: 1. Standardimplantate für die oberen Schneidezähne, Eckzähne und Prämolaren, 2. durchmesserreduzierte Implantate für die oberen seitlichen Schneidezähne (je nach Patient) und 3. durchmesserverstärkte Implantate für die Molaren.

Wie man einen Molaren am besten ersetzt, hängt von drei Kriterien ab:

– Verankerungsfläche
– mesiodistales Platzangebot
– Knochenkamm

Molaren sind im Verhältnis zu Standardimplantaten überproportional groß, wobei die Kaukräfte im Seitenzahnbereich noch erschwerend hinzukommen. Von einem Standardimplantat getragene Ersatzmolaren können, wenn sie nicht genau passen oder überbelastet werden, eine Lockerung oder Fraktur der Verschraubung und im Extremfall eine Fraktur des Implantats selbst verursachen. Es stehen also zwei Möglichkeiten zur Auswahl: Entweder man verwendet zwei Standardimplantate (vorausgesetzt, das mesiodistale Platzangebot ist ausreichend) oder ein einzelnes durchmesserverstärktes Implantat. Letztere haben eine vergleichbar große Verankerungsfläche wie Molaren (Tabelle 2-7). Bahat und Handelsman[23] konstatierten in einer Studie zu implantologisch versorgten Seitenzahnbereichen, dass die kurzfristige Erfolgsrate bei allen vier ausgewerteten Alternativen (ein durchmesserverstärktes Implantat, zwei durchmesserverstärkte Implantate, ein durchmesserverstärktes Implantat plus ein Standardimplantat, zwei Standardimplantate) über 96 % lag. Über den Status der prothetischen Restaurationen werden in der Studie keine Angaben gemacht.

4. Mesiodistales Platzangebot

Idealerweise sollten bei teilbezahnten Patienten ähnlich viele Standardimplantate eingesetzt werden wie Zahnwurzeln fehlen. In der Realität ist die Zahl der Implantate jedoch häufig durch das mesiodistale Platzangebot eingeschränkt. Bei Zahnlosigkeit entscheiden das Restknochenvolumen und die Konstruktion des Zahnersatze über die Anzahl und den Typ der Implantate. Bei teilbezahnten Patienten hingegen wird die Zahl der Standardimplantate üblicherweise vom mesiodistalen Platzangebot abhängig gemacht. Die Zahl der Implantate lässt sich über die Formel (X − 1 mm/7) berechnen, wobei „X" den idealen Abstand zwischen den Achsen zweier Standardimplantate bezeichnet. Zwei Faktoren bleiben in dieser Formel allerdings unberücksichtigt, nämlich das Austrittsprofil und die Zahnmorphologie.

Bei teilbezahnten Patienten mit ausreichendem Knochenangebot sollte die Zahl bzw. Stärke der Implantate der Zahl bzw. Art der zu rekonstruierenden Zähne sowie dem mesiodistalen Platzangebot entsprechen. Im Seitenzahnbereich sind – mit Rücksicht auf das Austrittsprofil, die Morphologie des Zahnersatzes und die Okklusion – für die Prämolaren normal starke und für die Molaren verstärkte Implantate angezeigt.

Im Bereich der unteren vier Schneidezähne würden Standardimplantate das Austrittsprofil beeinträchtigen, da ihr Einsatz durch das mesiodistale Platzangebot eingeschränkt wird. Da konventionelle Implantathälse (4,1 mm) in diesem Bereich häufig breiter sind als die Zähne selbst, ist es unmöglich, pro Zahn ein Standardimplantat zu verwenden. Es stehen also zwei Möglichkeiten zur Auswahl: Entweder es werden zwei Standardimplantate nahe den Eckzähnen oder drei bis vier durchmesserreduzierte Implantate gesetzt (Abb. 2-54 und 2-55).

5. Austrittsprofil

Implantate, die dem Umfang des zu rekonstruierenden Zahns entsprechen, ermöglichen ein gutes ästhetisches Erscheinungsbild mit angemessenem Austrittsprofil (Abb. 2-56). Der zervikal-mesiodistale Durchmesser des Implantats muss etwas unter dem Durchmesser der vorgesehenen Krone liegen. Der Wurzeldurchmesser liegt auf dieser Höhe unter dem Durchmesser der Schmelzzementgrenze (Abb. 2-57). Im Frontzahnbereich ist ein optimales Austrittsprofil nur dann möglich, wenn man die Anatomie des kontralateralen Zahns genau analysiert.

Im Bereich der unteren – und eventuell auch der oberen seitlichen – Schneidezähne beträgt das mesiodistale Platzangebot unter 4,5 mm, so dass mit Standardimplantaten (zervikaler Durchmesser: 4,1 mm) ein gutes ästhetisches Ergebnis häufig nicht möglich ist (Abb. 2-58 und 2-59).

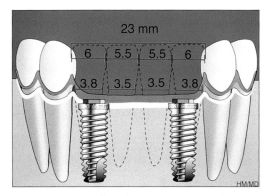

Abb. 2-54 Zwei Standardimplantate zur Rekonstruktion der vier unteren Schneidezähne beeinträchtigen das Austrittsprofil.

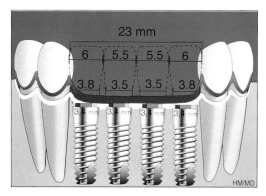

Abb. 2-55 Implantate mit reduziertem Durchmesser (reduzierter Hals) zur Rekonstruktion der vier unteren Schneidezähne ermöglichen ein gutes ästhetisches Erscheinungsbild.

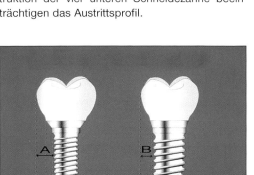

Abb. 2-56 Implantate mit vergrößertem Durchmesser ermöglichen ein natürlicheres Austrittsprofil im Seitenzahnbereich.

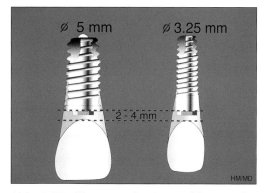

Abb. 2-57 Die neuen Implantatstärken ermöglichen eine gezieltere Behandlung.

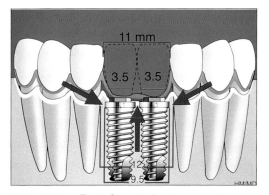

Abb. 2-58 Zwei Standardimplantate sind zur Rekonstruktion von zwei unteren mittleren Schneidezähnen ästhetisch ungeeignet.

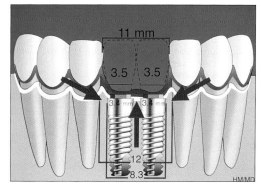

Abb. 2-59 Zwei Implantate mit reduziertem Durchmesser zur Rekonstruktion von zwei unteren mittleren Schneidezähnen ermöglichen ein gutes ästhetisches Erscheinungsbild.

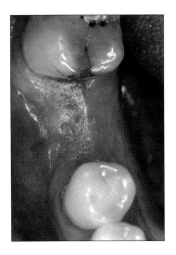

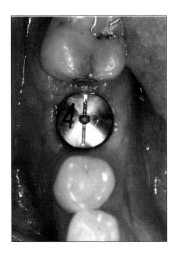

Abb. 2-60 Fehlender erster Molar vor dem Zweiteingriff.

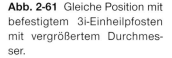

Abb. 2-61 Gleiche Position mit befestigtem 3i-Einheilpfosten mit vergrößertem Durchmesser.

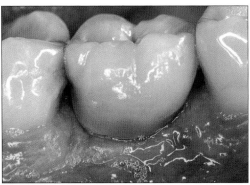

Abb. 2-62 Definitiver Zahnersatz mit gutem Austrittsprofil.

Im Bereich der Seitenzähne und der oberen mittleren Schneidezähnen lässt sich das Austrittsprofil durch einen stärkeren Implantathals optimieren. Die parallele Gestaltung des Implantats und des Zahnersatzes verhilft der Krone zu einem natürlicheren Aussehen. Das ästhetische Erscheinungsbild von großen Kronen wird durch Implantate mit erweitertem Hals aufgewertet (Abb. 2-60 bis 2-62). Aus den durchschnittlichen zervikalen Durchmessern von Wheeler[10] ergeben sich folgende grundsätzliche Empfehlungen: Implantate mit reduziertem Durchmesser für die unteren Schneidezähne und Prämolaren, Implantate mit normalem Durchmesser für die oberen Schneidezähne und Prämolaren und Implantate mit vergrößertem Durchmesser für alle Molaren (Tabelle 2-8 und 2-9). Andere Faktoren wie die Lage im Zahnbogen (anatomische Strukturen) sowie die Knochenqualität, der Knochentyp und das vorhandene Platzangebot für den Zahnersatz sind allerdings ebenfalls zu berücksichtigen.

6. Biomechanisches Verhalten

Die wichtigsten biomechanischen Faktoren, die bei der Wahl des Implantatdurchmessers eine Rolle spielen, sind die Lage des Implantats im Zahnbogen, das Okklusionsmuster und eventuell vorhandene Parafunktionen (Abb. 2-63 und

Tabelle 2-8 Durchschnittliche Zahngrößen im Oberkiefer und empfohlene Implantatstärken

Oberer Zahnbogen	Zervikal-mesiodistal (mm)	Zervikal-bukkolingual (mm)	Empfohlener Durchmesser
Mittlere Schneidezähne	7,0	6,0	normal oder groß
Seitliche Schneidezähne	5,0	5,0	normal oder klein
Eckzähne	5,5	7,0	normal oder groß
Erste Prämolaren	5,0	8,0	normal
Zweite Prämolaren	5,0	8,0	normal
Erste Molaren	8,0	10,0	groß
Zweite Molaren	8,0	9,0	groß

Tabelle 2-9 Durchschnittliche Zahngrößen im Unterkiefer und empfohlene Implantatstärken

Unterer Zahnbogen	Zervikal-mesiodistal (mm)	Zervikal-bukkolingual (mm)	Empfohlener Durchmesser
Mittlere Schneidezähne	3,5	5,5	klein
Seitliche Schneidezähne	4,0	5,5	klein
Eckzähne	5,0	6,5	normal
Erste Prämolaren	5,0	7,0	normal
Zweite Prämolaren	5,0	8,0	normal
Erste Molaren	8,5	9,0	groß
Zweite Molaren	8,0	9,0	groß

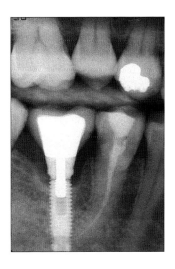

Abb. 2-63 Röntgenbild mit frakturiertem Standardimplantat beim ersten Molaren rechts unten.

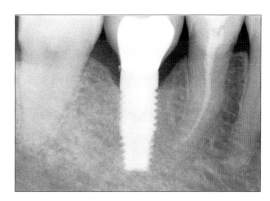

Abb. 2-64 Das frakturierte Implantat wurde einzeitig durch ein durchmesserverstärktes 3i-Implantat ersetzt.

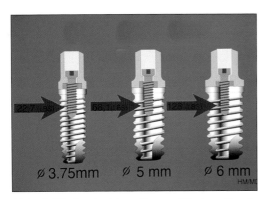

Abb. 2-65 Implantate mit vergrößertem Durchmesser sind wesentlich weniger frakturgefährdet.

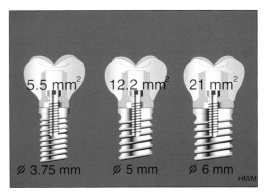

Abb. 2-66 Durch eine größere Kronenbasis können die Okklusionskräfte besser verteilt werden.

2-64). Bevor man ein solches Implantat erwägt, sind die Okklusionskräfte angemessen zu beurteilen. Als Ersatz für Eckzähne oder Molaren ist es kontraindiziert. Die 20%ige Reduktion des Standarddurchmessers von 3,75 mm auf 3 mm vermindert die Bruchfestigkeit um etwa 50 %. Bei Forsmalm[11] liegt die Bruchfestigkeit von 3,3-mm-Implantaten um 25 % niedriger als bei Standardimplantaten. Manche Anbieter stellen ihre Implantate reduzierteren Durchmessers aus anderen Legierungen her, um deren Bruchfestigkeit zu erhöhen.

In der Literatur wird berichtet, dass sich bei Standardimplantaten unter bestimmten Umständen die Schrauben lockern und Teile des Zahnersatzes frakturieren können.[26,34,35] Zweifellos lassen sich biomechanische Komplikationen im Seitenzahnbereich (z. B. bei der Rekonstruktion einzelner Molaren) durch Implantate mit großem Durchmesser leichter vermeiden (Abb. 2-65). Balshi et al.[27] berichten von vergleichbaren 3-Jahres-Ergebnissen mit einem bzw. zwei Standardimplantaten (Brånemark-System) zum Ersatz einzelner Molaren. In der Gruppe mit einem Implantat waren allerdings wesentlich mehr prothetische Komplikationen zu verzeichnen als in der Gruppe mit zwei Implantaten (48 % gegenüber 8 %). Die Autoren

argumentieren daher, dass zwei Implantate zum Ersatz eines Molaren die okklusalen Belastungen und prothetischen Komplikationen reduzieren.

Durchmesserverstärkte Implantate müssen auch einen starken Hals haben, der die Kronenbasis vergrößert und den Zahnersatz somit zusätzlich stabilisiert und seine Verschraubung entlastet (Abb. 2-66).[36] Die Bruchfestigkeit dieser 5- bzw. 6-mm-Implantate ist gegenüber dem Standardimplantat um das Drei- bzw. Sechsfache erhöht, und die Fläche der Kronenbasis am Implantathals erhöht sich auf 122 bzw. 281 %, was eine bessere Verteilung der Okklusionskräfte ermöglicht.[20] Die Verschraubung der Krone wird mit dem 5-mm-Implantat um 20 % und mit dem 6-mm-Implantat um 33 % weniger belastet.[20]

Das Implantat mit normalem Durchmesser bleibt auch weiterhin der Standardtyp. Implantate mit vergrößetem oder reduziertem Durchmesser erweitern das implantologische Behandlungsspektrum für bestimmte klinische Situationen. Die Kurzzeiterfahrungen mit diesen neuen Implantaten sind sehr zufriedenstellend.

Verschiedene Fragen sind allerdings noch zu klären:

– Wie leicht frakturieren dünne Implantate durchschnittlich bzw. auf lange Sicht?
– Wie beeinflusst ein kleiner bzw. großer Durchmesser das periimplantäre Gewebe?
– Wie beeinflusst ein großer Durchmesser den periimplantären Knochen?
– Wie werden die okklusalen Belastungen im Seitenzahnbereich optimal getragen?
– Welcher Durchmesser ist für Knochenstrukturen des Typs I und IV optimal?

Literatur

1. Davarpanah M, Martínez H. L'implant de petit diamètre. Inf Dent 1998;41:3333–3337.
2. Dexter Barber H, Seckinger R. The role of the small-diameter dental implant: A preliminary report on the Miniplant System. Compendium 1994;15:390–392.
3. Jornéus P. Developing the narrow platform. Nobel Biocare Global Forum 1996;10:3.
4. Block MS, Kent JN. Cylindrical HA-coated implants—8-year observations. Compend Contin Educ Dent 1993;14(suppl):5526–5532.
5. Spiekermann H, Jansen VK, Ritcher EJ. A 10-year follow-up study of IMZ and TPS implants in the edentulous mandible using bar-retained overdentures. Int J Oral Maxillofac Implants 1995;10:231–243.
6. Saadoun A, Le Gall MG. An 8-year compilation of clinical results obtained with Steri-Oss endosseous implants. Compendium 1996;17:669–688.
7. Sethi A, Harding S, Sochor P. Initial results of the Osteo Ti implant system in general dental practice. Eur J Prosthodont Restorative Dent 1996;4:21–28.
8. Lazzara RJ, Siddiqui AA, Binon P, et al. Retrospective multicenter analysis of 3i endosseous dental implants placed over a five-year period. Clin Oral Implants Res 1996;7:73–83.
9. Buser D, Mericske-Stern R, Bernard JP, et al. Long-term evaluation of non-submerged ITI implants. Clin Oral Implants Res 1997;8:161–172.
10. Wheeler R. Dental Anatomy, Physiology and Occlusion. Philadelphia: WB Saunders, 1974:520.
11. Forsmalm G. Evaluating implant post strength. Nobel Biocare Global Forum 1996;10:5.
12. Matsushita Y, Kitoh M, Mizuta K, Ikeda H, Suetsugu T. Two-dimensional analysis of hydroxyapatite implants: Diameter effects on stress distribution. J Oral Implantol 1990;16:6–11.
13. Rieger MR, Adams WK, Kinzel GL. A finite element survey of eleven endosseous implants. J Prosthet Dent 1990;63:457–465.
14. Block MS, Delgado A, Fontenot MG. The effect of diameter and length of hydroxylapatite-coated dental implants on ultimate pullout force in dog alveolar bone. J Oral Maxillofac Surg 1990;48:174–178.
15. Sendax VI. Réponse tissulaire de la crête osseuse aux implants de 4 mm revêtus d'HA comparés à ceux de 3.25 mm de diamètre. Personal communication, 1992.
16. Davarpanah M, Martínez H, Tecucianu JF, Etienne D, Askari N, Kebir M. Les implants de large diamètre. Implant 1995;1:289–299.
17. Davarpanah M, Martínez H, Kebir M, Tecucianu JF. Les implants de gros diamètre: Évolution des concepts. Implant 1998;4:249–258.
18. Jornéus L. Developing the wide platform. Nobel Biocare Global Forum 1996;10:4.
19. Langer B, Langer L, Herrmann I, Erug M. The wide fixture: A solution for special bone situations and rescue for the compromised implant. Part 1. Int J Oral Maxillofac Implants 1993;8:400–408.
20. Graves SL, Jansen CE, Siddiqui AA, Beaty KD. Wide diameter implants: Indications, considerations and preliminary results over a two-year period. Aust Prosthodont J 1994;8:31–37.
21. Barrachina M, Calvo AJA, Calvo JA, Arias A. Implantes de 5 milimetros: A proposito de 84 implantes. Av Odontoestomatol 1994;10:633–640.
22. Barrachina M, Neira AC, Calvo JA. Greater diameter implants after four years of experience. Nobel Biocare Global Forum 1996;10:8–9.
23. Bahat O, Handelsman M. Use of wide implants and double implants in the posterior jaw: A clinical report. Int J Oral Maxillofac Implants 1996;11:379–386.
24. Davarpanah M, Martínez H. L'implant large: Indications, avantages et réflexions. Implant 1998;4:275–277.
25. Lazzara RJ. Criteria for implant selection: Surgical and prosthetic considerations. Pract Periodontics Aesthet Dent 1994;6:55–62.
26. Balshi T. An analysis and management of fractured implants: A clinical report. Int J Oral Maxillofac Implants 1996;11:372–378.
27. Balshi T, Hernandez R, Pryslak M, Rangert B. A comparative study of one implant versus two replacing a single molar. Int J Oral Maxillofac Implants 1996;11:400–408.

28. Dawood A. The implant-supported single molar replacement. Careful pre-operative evaluation is the key to success. Nobel Biocare Global Forum 1996; 10:6.

29. Jaffin RA, Berman CL. The excessive loss of Brånemark fixtures in type IV bone. A 5 year analysis. J Periodontol 1991;62:2–4.

30. Johns RB, Jemt T, Heath MR, et al. A multicenter study of overdentures supported by Brånemark implants. Int J Oral Maxillofac Implants 1992;7:513–522.

31. Le Gall MG, Saadoun AP. Quelle surface portante pour un implant? J Parodontol 1993;12:317–332.

32. Marseiller E. Les dents humaines: Morphologie. Paris: Gauthiers-Villars, 1958.

33. Jepsen A. Root surface measurement and method for X-ray determination of root surface area. Acta Odontol Scand 1963;21:35–46.

34. Morgan MJ, James DF, Pilliar RM. Fractures of the fixture component of an osseointegrated implant. Int J Oral Maxillofac Implants 1993;8:409–414.

35. Rangert B, Krogh P, Langer B, van Roekel N. Bending overload and implant fracture: A retrospective clinical analysis. Int J Oral Maxillofac Implants 1995;10:326–334.

36. Sullivan DY. Wide implant for wide teeth. Dent Econ 1994;March:82–83.

KAPITEL 3

Chirurgische Eingriffe

M. Davarpanah/H. Martínez/R. Lazzara/J.-F. Tecucianu/D. Etienne

I. Erster Eingriff

A. Vorbereitung des Patienten

Der Patient muss folgendermaßen auf die Operation vorbereitet werden:

- Medikamentöse Vorbehandlung (Antibiotika, Entzündungshemmer und ggf. Angstlöser), Chlorhexidinlösung und lokalanästhetische Prämedikation
- Der Patient muss mit einer Haube, einem unsterilen Einmalkittel sowie Überschuhen bekleidet sein.
- Die Assistenz säubert den perioralen Bereich mit einer antiseptischen Lösung (Chlorhexidin, Betadin).
- Körper und oberer Kopfabschnitt werden mit sterilen Tüchern bedeckt.
- Das Gesicht wird mit einer sterilen Maske bedeckt.

Die vorgefertigte Bohrschablone muss sterilisiert werden (quartäre Ammoniumverbindungen, Autoklav).

B. Operationsprotokoll

1. Medikamentöse Vorbehandlung

Eine Prämedikation etwa mit angstlösenden Benzodiazepinen eine Stunde vor Operationsbeginn – ggf. auch schon am Vortag – ist empfehlenswert. Wegen der besonders septischen Bedingungen in der Mundregion muss der Patient eine Stunde vor dem Eingriff und danach weitere sechs Tage lang Antibiotika einnehmen. Bakterien lassen sich durch Anwendung einer 0,12%igen oder 2%igen Chlorhexidinlösung erheblich dezimieren.

2. Narkose

Implantate werden meist in Lokalanästhesie inseriert. Der Patient erhält hierzu, bevor er an den Behandlungsstuhl geführt wird, eine Infiltrations- und Leitungsanästhesie. Die Art des Anästhetikums richtet sich nach der Narkosetechnik und der zu erwartenden Operationsdauer.

C. Operation und Implantation

1. Schnittführung und Präparation des Lappens

Die Schnittführung hat sich im Lauf der Zeit verändert. Brånemark et al.[1] empfahlen 1985 noch eine gebogene Schnittführung hin zum Knochenkamm (im Unterkiefer zwischen den *Foramina mentales* und im Oberkiefer medial des ersten Molaren). Dieses Vorgehen hat jedoch häufig postoperativs Nachwirkungen in Form von Ödemen oder Schmerzen.
Heute empfiehlt man eine Schnittführung auf dem Kieferkamm oder am Abhang des Kieferkamms (in der attached Gingiva), mit bukkalen

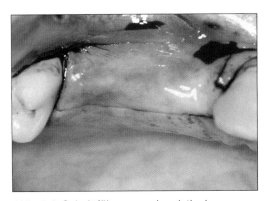

Abb. 3-1 Schnittführung nach palatinal.

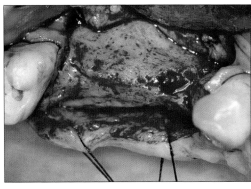

Abb. 3-2 Der umgeschlagene Lappen gewährt freie Sicht auf den Knochenkamm, die distale Eckzahnpapille bleibt erhalten.

und/oder lingualen Entlastungsschnitten ohne Verletzung der marginalen Gingiva an den Nachbarzähnen (Abb. 3-1). Danach werden ein Mukoperiostlappen präpariert und der Knochenkamm dargestellt. Der linguale bzw. palatinale Lappen wird umgeschlagen und mit einem chirurgischen Faden um die Zahnhälse oder am kontralateralen Kamm fixiert (Abb. 3-2). Am Knochen haftendes Granulationsgewebe wird mit einer Knochenzange entfernt. Die Oberfläche des Knochens muss möglichst flach und gleichmäßig sein, wenn man den Implantatstollen bohrt. Postoperative Nebenwirkungen wie Schmerzen, Ödeme oder Hämatome lassen sich nur durch einen angemessenen Umgang mit dem Gewebe vermeiden.

2. Bohren des Implantatstollens

Der Knochen muss beim Bohren des Implantatstollens intensiv mit physiologischer Kochsalzlösung berieselt werden, damit er nicht überhitzt wird.

a. Eröffnung der Kortikalis

Vor der Pilotbohrung wird die Bohrschablone angebracht. Danach wird an der vorgesehenen Stelle mit einem schnell drehenden Pilotbohrer (2000 U/min) unter kontinuierlicher Kühlung die harte marginale Knochenschicht eröffnet (Abb. 3-3).

- Der Abstand zwischen benachbarten Implantatbetten (Durchmesser 3,75 bzw. 4 mm) muss von Mittelpunkt zu Mittelpunkt mindestens 7 mm betragen.
- Um eine Überhitzung des Knochens zu vermeiden, müssen die abgetragenen Fragmente immer sofort abgesaugt werden.
- Bei Temperaturen von über 47 °C kann bereits nach eine Minute eine periimplantäre Knochennekrose entstehen.

b. Vertiefung des Implantatbetts

Mit einem 2-mm-Spiralbohrer wird bei hoher Geschwindigkeit bis zur zuvor bestimmten Tiefe des Implantatbetts vorgebohrt (Abb. 3-4). Die Bohrrichtung ist über die Bohrschablone und einen Richtungsanzeiger dreidimensional zu kontrollieren; die Bohrtiefe wird mit einer Tiefenlehre millimetergenau überprüft. Der

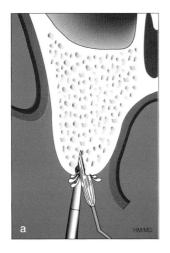

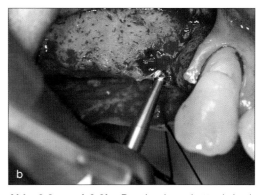

Abb. 3-3a und 3-3b Das Implantatbett wird mit dem Pilotbohrer markiert. Die Operationsstelle muss in allen Phasen des Eingriffs intensiv gekühlt werden.

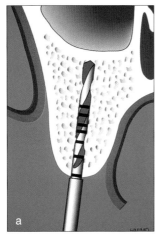

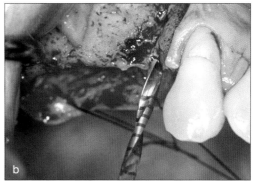

Abb. 3-4a und 3-4b Eindrehen des 2-mm-Spiralbohrers in den Implantatstollen bis zur vorgesehenen Tiefe.

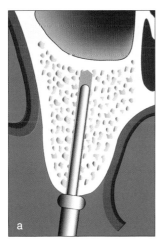

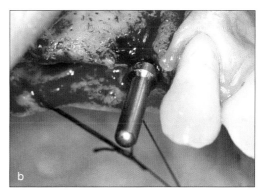

Abb. 3-5a und 3-5b Richtungsanzeiger zur Kontrolle der Implantatachse.

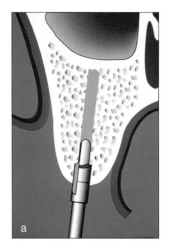

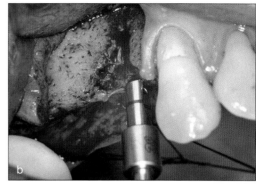

Abb. 3-6a und 3-6b Marginale Erweiterung des Implantatbetts von 2 auf 3 mm.

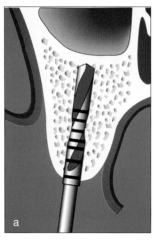

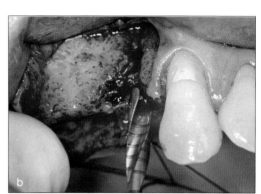

Abb. 3-7a und 3-7b Erweitern der gesamten Stollenlänge mit einem 3-mm-Spiralbohrer.

Spiralbohrer muss vertikal hin und her bewegt werden, damit eine gleichmäßige Kühlung gewährleistet ist. Die Ausrichtung der Stollen gegenüber der Bohrschablone wird beim Inserieren der Implantate durch Richtungs-indikatoren verifiziert (Abb. 3-5).

– Der Spiralbohrer ist 1 mm länger als das Implantat. Beim Bohren ist ein Sicherheits-abstand zum Nervkanal von mindestens 2 mm einzuhalten.

– Während der intraoralen Anwendung der Richtungsanzeiger sind diese entweder zu fixieren oder der Rachen des Patienten muss mit Gaze geschützt werden.

c. Marginale Erweiterung auf 3 mm

Danach wird die 2-mm-Kavität mit einem weite-ren Bohrer auf 3 mm erweitert. Dieses Instrument hat kein aktives Arbeitsende, son-dern die harte marginale Knochenschicht wird mit einem peripher rotierenden Arbeitsteil

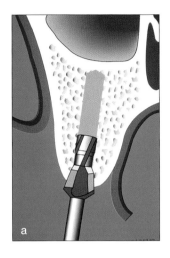
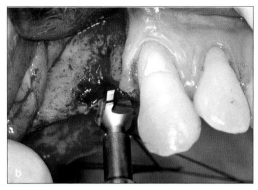

Abb. 3-8a und 3-8b Vorbereiten der kompakten marginalen Knochenschicht mit einem Senkbohrer zur Aufnahme des Implantathalses.

erweitert (Abb. 3-6). Wiederum ist die Bohrrichtung zu beachten.

d. Definitive Erweiterung auf 3 mm

Nun wird der Implantatstollen mit einem längenmarkierten Spiralbohrer bis zum Boden auf 3 mm erweitert (Abb. 3-7). Die Bohrtiefe wird wieder mit einer Tiefenlehre kontrolliert. Wenn der Knochen sehr hart ist, kann auch ein größerer Durchmesser von 3,15 oder 3,25 mm sinnvoll sein. Wenn Standardimplantate in einen Knochen des Typs III oder IV inseriert werden, sollte der Durchmesser des Spiralbohrers mindestens 3 mm betragen.

e. Senkung

Schließlich wird die Stollenöffnung mit einem konischen Bohrer erweitert, damit das Implantat und die Verschlussschraube versenkt werden können. Die Senkung muss aber auf die harte marginale Knochenschicht beschränkt bleiben. Die Rille des Richtungsanzeigers hat den gleichen Durchmesser wie der Implantathals, so dass die Versenkung des Implantats visualisiert werden kann (Abb. 3-8).

– Bei schlechter Knochenqualität kann eine zu starke Senkung die Primärstabilität des Implantats beeinträchtigen.
– Im Seitenzahnbereich bzw. bei sehr dicken Weichgewebestrukturen kann man auf den konischen Spiralbohrer eventuell auch verzichten und den Implantathals stattdessen in einer suprakrestalen Lage belassen. Diese Konfiguration erhöht die Primärstabilität des Implantats und erleichtert den Zweiteingriff, für herausnehmbare Prothesen ist sie allerdings nicht geeignet.

f. Schneiden des Gewindegangs

Die meisten neueren Implantate sind selbstschneidend. Der Einsatz eines Gewindeschneiders ist daher nur bei hoher Knochendichte zweckmäßig. Man verwendet hierzu ein langsam drehendes (15–20 U/min) Untersetzungswinkelstück. Bei sehr hoher Knochendichte wird der Gewindeschneider drucklos über die gesamte Stollenlänge eingeführt. Der Behandler muss darauf achten, dass er nicht von der Kanalrichtung abweicht und das Gewinde beim Herausziehen des Instruments nicht beschädigt. Wenn mehrere Implantatstollen zu versorgen

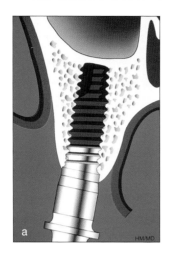

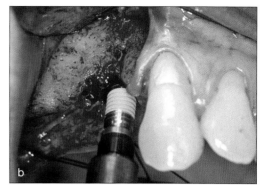

Abb. 3-9a und 3-9b Eindrehen eines selbstschneidenden Implantats (Osseotite).

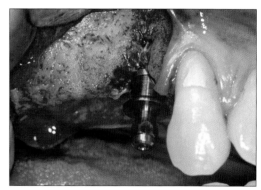

Abb. 3-10 Implantat mit dem vormontierten Übertragungsteil.

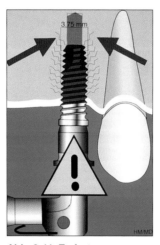

Abb. 3-11 Zu fest angezogene Implantate können Mikrofrakturen im Knochen verursachen.

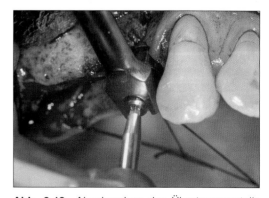

Abb. 3-12 Abschrauben des Übertragungsteils mit einem langsam drehenden Untersetzungswinkelstück.

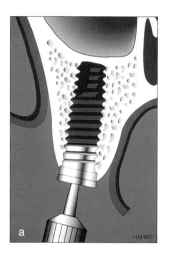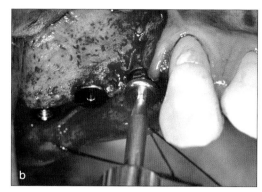

Abb. 3-13a und 3-13b Eindrehen der Verschluss-schraube.

sind, ist der Gewindeschneider vor jedem Durchgang von Knochenresten zu säubern.

3. Einsetzen des Implantats (Standard)

Das Implantat wird am präparierten Stollen ausgerichtet und mit maximal 20–40 U/min in diesen inseriert. Der Implantatkörper muss nach den ersten Gewindedrehungen ohne unangemessenen Kraftaufwand der vorgeschnittenen Ausrichtung folgen (Abb. 3-9). Nach Versenken des ersten apikalen Drittels wird das Implantat gespült und dann bis zum koronalen Rand eingedreht (Abb. 3-10). Endgültig festgezogen wird es von Hand mit einem Schraubenschlüssel, was einen gewissen vertikalen Kraftaufwand erfordert. Zu stark sollte das Implantat nicht festgezogen werden, da sonst Mikrofrakturen im Knochen auftreten können (Abb. 3-11 und 3-12).

4. Eindrehen der Verschlussschraube

Die Verschlussschraube wird mit einem Schraubendreher, der an einem Untersetzungswinkelstück befestigt ist, eingedreht und bei 15–2 U/min langsam festgezogen (Abb. 3-13a). Endgültig festgezogen wird sie von Hand mit einem passenden Schraubendreher (Abb. 3-13b). Der Sechskant des Implantats sollte vor dem Eindrehen der Verschlussschraube abgespült werden, da sonst Blutrückstände eine Knochenbildung anregen könnten, was den Zweiteingriff erschweren würde.

5. Reponieren und Vernähen des Lappens

Die Operationswunde ist intensiv zu spülen und zu säubern, Knochen- und Weichgewebereste sind gründlich zu beseitigen. Danach wird der Mukoperiostlappen vorsichtig reponiert und angedrückt, damit sich die Wunde durch einfaches Vernähen speicheldicht verschließen lässt. Der Patient sollte angewiesen werden, auf eine sterile Gazerolle zu beißen.

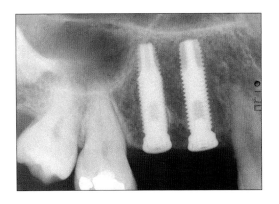

Abb. 3-14 Kontrollröntgen für zwei Implantate im Bereich der Prämolaren rechts oben nach 6 Monaten Einheildauer. Die Osseointegration scheint in beiden Fällen gelungen.

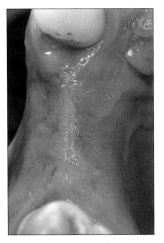

Abb. 3-15 Knochenkamm vor dem Zweiteingriff.

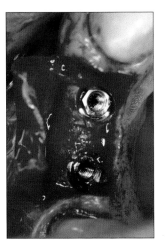

Abb. 3-16 Zustand nach Entfernen der Verschlussschrauben bei umgeschlagenem Lappen. Man beachte die Papillen erhaltende Schnittführung nach palatinal.

II. Zweiter Eingriff

A. Operationstechnik

Beim Zweiteingriff wird das Implantat freigelegt und prothetisch versorgt. Davor ist an periapikalen Röntgenaufnahmen zu verifizieren, dass der periimplantäre Bereich frei von Radioluzenzen und Osteolysen ist (Abb. 3-14).

1. Schnittführung und Lappenablösung

An der Kammoberfläche wird ein Mukoperiostlappen gebildet und zur Darstellung der Verschlussschrauben umgeschlagen (Abb. 3-15 und 3-16). Sichtbare Knochenanlagerungen an den Schrauben sind mit einem in den Schraubenmittelpunkt passenden Trepan zu beseiti-

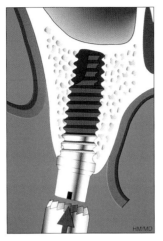

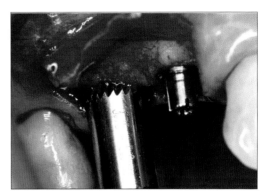

Abb. 3-17 Ausrichtung des Trepans an einem auf das Implantat geschraubten Führungspfosten.

Abb. 3-18 Mit dem Trepan kann der Knochen an den Einheilpfosten angepasst werden. Für jeden Pfostentyp steht ein passender Trepan zur Verfügung.

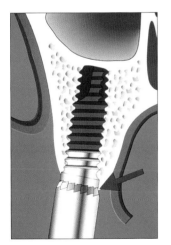

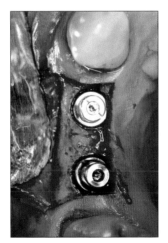

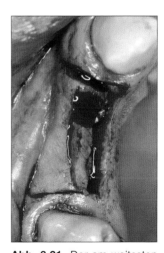

Abb. 3-19 Schematische Darstellung der mit dem Trepan durchgeführten Osteoplastik.

Abb. 3-20 Okklusale Ansicht der am Implantat befestigten Führungspfosten. Der Knochenverlauf entspricht nun perfekt dem Aufstiegsprofil des vorgesehenen Sekundärteils.

Abb. 3-21 Der am weitesten koronalwärts liegende Teil des Lappens wird entepithelisiert, um das Gewebe optimal mit einem Bindegewebetransplantat versorgen zu können (Rolllappenplastik).

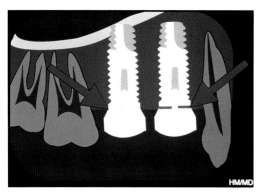

Abb. 3-22 Schematisierte Röntgenaufnahme nach Befestigen der Einheilpfosten. Man beachte den Spalt am mesialen Implantat.

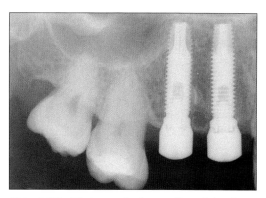

Abb. 3-23 Röntgenaufnahme mit perfekt eingepassten Einheilpfosten.

gen. Danach werden die vollständig offen liegenden Verschlussschrauben mit einem passenden Schraubendreher entfernt.

Alle Gewebefragmente am Sechskant und am Implantathals sind zu beseitigen, ohne dabei die Oberfläche zu zerkratzen. Der periimplantäre Knochen kann mit einem passenden Trepan an das Durchtrittsprofil des Sekundärteils angepasst werden (Abb. 3-17 bis 3-20).

2. Wahl der Einheilpfosten

Zur richtigen Wahl des Einheilpfostens ermittelt man mit einer Tiefenlehre oder Parodontalsonde die Stärke der Mukosa. Der Pfosten muss etwa 2 mm aus der Mukosa ragen. Beim Eindrehen ist auf seine Ausrichtung zu achten, damit das Innengewinde des Implantats nicht beschädigt wird.

– Überflüssiges Weichgewebe sollte, wenn aus ästhetischer Sicht nichts dagegen spricht, operativ reduziert werden. Andererseits gibt es auch Fälle, in denen das ästhetische Erscheinungsbild durch Manipulation des periimplantären Weichgewebes verbessert werden kann (Abb. 3-21).
– Um postoperativen Schmerzen und Abszessen vorzubeugen, dürfen zwischen Einheilpfosten und Implantat keine Gewebestrukturen eingeklemmt werden.

3. Reponieren und Vernähen des Lappens

Die Operationsstelle ist intensiv zu spülen und zu säubern, Knochen- und Weichgewebereste sind gründlich zu entfernen. Danach wird der Lappen rund um den Pfosten genau eingepasst und vernäht. Einfache Nähte sind für diesen Zweck ausreichend.

B. Kontrolle der Osseointegration

Jede, auch die kleinste Bewegung des Implantats deutet darauf hin, dass seine Osseointegration nicht erfolgreich war. Periimplantäre Schmerzen trotz Lokalanästhesie können ein Indiz dafür sein, dass sich Weichgewebe am Implantat angelagert hat und sollten daher ebenfalls den Argwohn des Behandlers wecken. Mit periapikalen Röntgenaufnahmen kann man die Passgenauigkeit des Einheilpfostens verifizieren und Radioluzenzen am Implantat ausschließen (Abb. 3-22 bis 3-25).

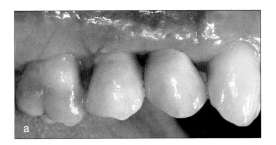

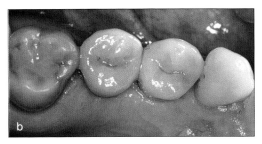

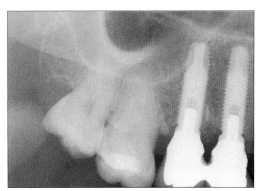

Abb. 3-25 Kontrollröntgen nach einem Jahr.

Abb. 3-24a und 3-24b Okklusale und bukkale Ansicht der definitiven Kronen.

III. Versorgung des periimplantären Weichgewebes

Der Zweiteingriff dient dazu, das Implantat entweder mit einem Einheilpfosten oder mit dem definitiven Sekundärteil zu versehen. Chirurgische und prothetische Neuentwicklungen in der Zahnheilkunde haben immer zum Ziel, die ästhetisch-funktionalen Behandlungsergebnisse zu verbessern. So können wir heute dank neuer Behandlungsansätze aus den neunziger Jahren das Durchtrittsprofil von künstlichen Kronen viel natürlicher gestalten, als dies früher möglich war.[2-7]

Je nach Situation können diverse mukogingivale Eingriffe angezeigt sein, um die Qualität und Stärke der periimplantären Schleimhaut zu verbessern:

– apikale Positionierung des bukkalen Lappens
– lateraler oder koronaler Verschiebelappen
– freies Gingivatransplantat
– freies Bindegewebetransplantat
– Gingivaplastik

Im vorliegenden Abschnitt werden die neuesten Methoden beschrieben:

– kontrollierte Gewebeheilung
– Regeneration der Papillen
– gesteuerte Weichgeweberegeneration
– Positionieren der interdentalen Kontaktpunkte

Kronen auf natürlichen Pfeilerzähnen reichen 0,5–1,0 mm in den Sulkus hinein, bei implantatgetragenen Kronen hingegen sind es aus ästhetischen Gründen oft 2–4 mm. Keratinisiertes Gewebe ist für das ästhetisch-funktionale Behandlungsergebnis von wesentlicher Bedeutung.

A. Kontrollierte Gewebeheilung

Zur kontrollierten Gewebeheilung bieten sich drei Techniken an:

– EPS-Konzept (EPS: Eruptionsprofil-System)
– Abformung beim Ersteingriff
– provisorische Krone als Übertragungskappe

Heute gibt es innovative Techniken, mit denen das Weichgewebe kontrolliert abheilen kann und dadurch ästhetische Resultate bei gleich bleibender Hygienefreundlichkeit erzielt werden.[7-13]

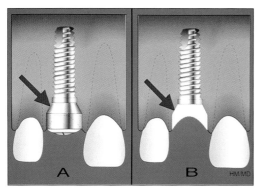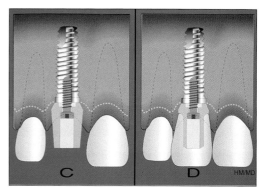

Abb. 3-26 Großer Einheilpfosten im Bereich eines oberen mittleren Schneidezahns (A), Trimmen des Weichgewebes entsprechend dem gewählten Austrittsprofil (B), Befestigen des passenden definitiven Sekundärteils (C), Eingliedern der anatomisch geformten Krone (D).

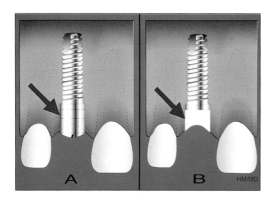

Abb. 3-27 Dieser Einheilpfosten ist für einen oberen mittleren Schneidezahn zu dünn (A), so dass ein unangemessenes Eruptionsprofil entsteht (B).

1. EPS-Konzept

Bei dieser Methode werden der Einheilpfosten und die Übertragungskappe so gewählt, dass sie dem Durchmesser des Implantats sowie der vorgesehenen Krone entsprechen. Auf diese Weise soll das Erscheinungsbild der Krone dem der natürlichen Zahnkrone weitestgehend angeglichen werden (Abb. 3-26 und 3-27).

a. Methode

Beim Zweiteingriff wird ein dem Durchtrittsprofil der vorgesehenen Krone entsprechender Einheilpfosten mit einem Durchmesser von 5, 6 oder 7,5 mm am Implantat befestigt. Nach einer Heildauer von 8 Wochen wird die zum Einheilpfosten passende Übertragungskappe befestigt. Mit ihrer Hilfe können das periimplantäre Gewebe exakt auf das Arbeitsmodell übertragen und im Labor eine optimal konturierte Krone hergestellt werden. Der Einheilpfosten wird dann beim Eingliedern der definitiven Krone entfernt (Abb. 3-28 bis 3-32).

b. Vor- und Nachteile

– Der Zahntechniker muss sich beim Gestalten des Eruptionsprofils am Arbeitsmodell nicht auf seine Erfahrungen verlassen, sondern verfügt über eine exakte Vorlage.

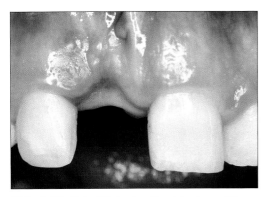

Abb. 3-28 Schaltlücke im Bereich des mittleren Schneidezahns rechts oben.

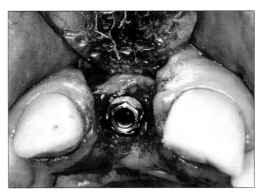

Abb. 3-29 Okklusale Ansicht nach Knochen-regeneration mittels Goretex-Membran.

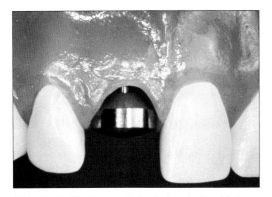

Abb. 3-30 Studienmodell mit abgeheilter Mukosa an einem 3i-Implantat mit größerem Durchmesser.

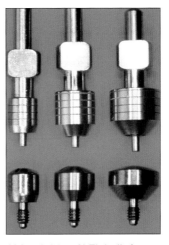

Abb. 3-31 3i-Einheilpfosten von unterschiedlichem Durch-messer (5, 6 und 7,5 mm) mit den passenden Übertragungs-kappen.

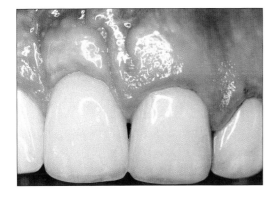

Abb. 3-32 Definitiver Zahnersatz (Dr. S. Neyret).

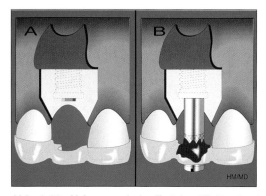 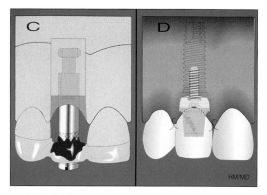

Abb. 3-33 Abformung beim Ersteingriff: Das Implantat wird mit Hilfe einer Bohrschablone inseriert (A), danach wird eine Übertragungskappe auf das Implantat geschraubt, mit der Schablone verblockt (B) und auf das Arbeitsmodell übertragen (C). Auf diese Weise kann bereits während der Osseointegration der definitive Zahnersatz hergestellt und dann beim Zweiteingriff in den Mund des Patienten eingegliedert werden (D).

– Durch Gewebeausdehnung in der Heilphase erhöht sich die Qualität des Gingivasaums.
– Eine Behandlung der Gingiva beim Eingliedern der Krone erübrigt sich.
– Überkonturierte Kronen lassen sich vermeiden.
– Die Übertragungskappen liefern eine exakte Lagedarstellung des Außensechskants am Implantat sowie der Weichgewebestrukturen.

– Zu breite Einheilpfosten können das Weichgewebe an die Nachbarzähne oder das Implantat drücken.
– Je nach subgingivaler Tiefe des versenkten Implantats muss das Austrittsprofil beim Einsetzen des Einheilpfostens an das Knochenniveau angepasst werden. Empfohlen wird hierzu ein zum jeweiligen Austrittsprofil passender Trepan.
– Neuerdings stehen anatomische Einheilpfosten zur Verfügung, mit denen das periimplantäre Weichgewebe je nach Regio individuell getrimmt werden kann.

2. Abformung beim Ersteingriff

Bei dieser Methode wird mit Hilfe einer modifizierten chirurgischen Schablone eine Übertragungskappe am eben inserierten Implantat befestigt, dessen Position somit gleich auf das Modell übertragen werden kann (Abb. 3-33).

a. Indikationen

Die Abformung beim Erstangriff ist in folgenden Fällen angezeigt:

– Wenn aus ästhetischen Gründen nach dem Befestigen des Sekundärteils eine schnelle kontrollierte Gewebeheilung erwünscht ist.
– Wenn (bei einem Zahnersatz mit geringer Spannweite) mit den Laborarbeiten nicht gewartet werden soll, bis die Osseointegration abgeschlossen ist.
– Wenn der Zeitaufwand am Behandlungsstuhl begrenzt werden soll.

b. Methode

Beim Einsetzen des Implantats selbst sind keine Besonderheiten zu beachten. Danach wird die Übertragungskappe aufgesetzt und mit Kunst-

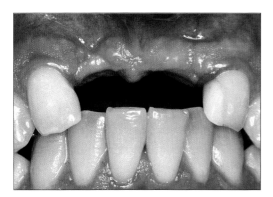

Abb. 3-34 Schaltlücken im Bereich der oberen mittleren Schneidezähne.

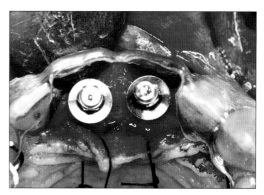

Abb. 3-35 Einsetzen von zwei Implantaten mittels Bohrschablone.

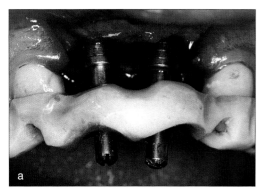

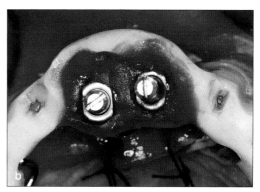

Abb. 3-36a und 3-36b Einsetzen der mit der Schablone verblockten Übertragungskappen.

stoff an der zuvor für das Implantat verwendeten Bohrschablone befestigt. Diese kann, falls nötig, rund um die Übertragungskappe modifiziert werden. Nach Aushärten des Kunststoffs wird die Fixierschraube der Übertragungskappe entfernt und diese zusammen mit der Bohrschablone abgenommen. Danach wird die Operation im üblichen Verfahren beendet.

Im Dentallabor wird an der Übertragungskappe ein Manipulierpfosten befestigt und das Arbeitsmodell wird so modifiziert, dass sich das Gestell aus Bohrschablone, Übertragungskappe und Manipulierpfosten reponieren lässt. Die Position des Implantats wird durch Angipsen des Manipulierpfostens am Arbeitsmodell endgültig fixiert. Nun wird während der Osseointegration des Implantats der Zahnersatz im Dentallabor hergestellt und sofort nach dem Befestigen des Sekundärteils eingegliedert. Das Weichgewebe kann somit gezielt rund um die definitive Krone abheilen (Abb. 3-34 bis 3-42). Um das ästhetische Erscheinungsbild zu optimieren, kann während bzw. nach dem Befestigen des Sekundärteils ein mukogingivaler Eingriff angezeigt sein.

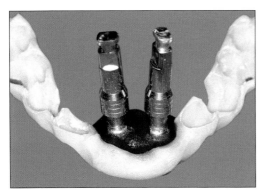

Abb. 3-37 Befestigen der Manipulierimplantate an den Übertragungskappen.

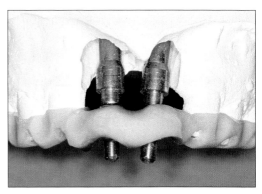

Abb. 3-38 Übertragen des Gestells aus Schablone, Übertragungskappen und Manipulierimplantaten auf das Arbeitsmodell.

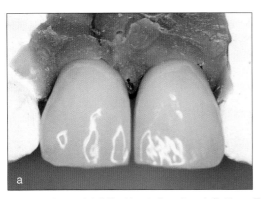

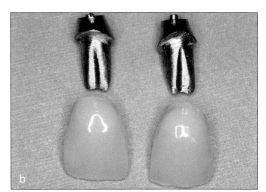

Abb. 3-39a und 3-39b Herstellen des definitiven Zahnersatzes während der Osseointegration.

c. *Vorteile*

– Optimal konturierte Krone im abheilenden Weichgewebe
– Geringerer Zeitaufwand am Behandlungsstuhl
– Schnellere Herstellung des Zahnersatzes

d. *Nachteile*

– Längere Dauer des Ersteingriffs
– Weniger kompromisslose Asepsis

3. *Provisorische Krone als Übertragungskappe*

Bei dieser Methode kann das Weichgewebe rund um eine provisorische Krone ausheilen, die im Rahmen des Zweiteingriffs hergestellt wird und als Übertragungskappe eine exakte Darstellung des periimplantären Weichgewebes ermöglicht (Abb. 3-43).

a. *Indikationen*

– Fehlende Einzelzähne
– Kurze zahnlose Bereiche

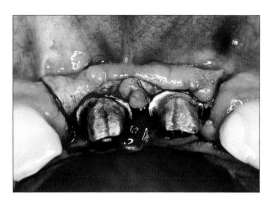

Abb. 3-40 Die UCLA-Goldsekundärteile werden auf 32 N festgezogen.

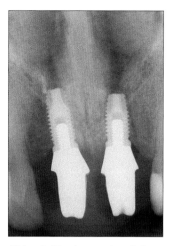

Abb. 3-41 Lage der Sekundärteile im Röntgenbild. Kein Spalt vorhanden.

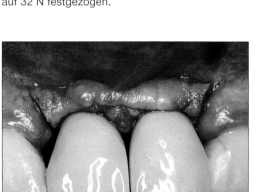

Abb. 3-42 Einsetzen der Keramikkronen im Rahmen des Zweiteingriffs (Dr. P. Raygot).

Abb. 3-43 Provisorische Krone als Übertragungskappe: Implantat im Bereich eines mittleren Schneidezahns (A). Im Rahmen des Zweiteingriffs wird eine provisorische Krone hergestellt, die danach als Übertragungskappe dient (B).

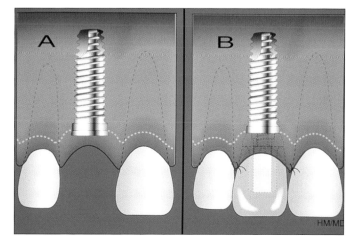

b. Methode

Im Rahmen des Zweiteingriffs oder kurz danach wird eine provisorische Krone hergestellt, die den Heilungsprozess des Weichgewebes steuert. Genau genommen sind jeweils zwei Kronen erforderlich: Die erste formt das Weichgewebe in den ersten 6–8 Wochen des Heilungsverlaufs, die zweite (modifizierte) Krone wird als Übertragungskappe auf das Arbeitsmodell übertragen. Der Zahntechniker erhält so eine exakte Darstellung des periimplantären Weichgewebes. Wenn er mit seiner Arbeit fertig ist, kann der Zahnarzt die Provisorien entfernen und den definitiven Zahnersatz in eine stabile Mukosa eingliedern.

c. Vorteile

– Zahntechniker arbeitet mit eindeutigen stabilen Weichgewebekonturen
– Eingliedern des definitiven Zahnersatzes weniger zeitaufwändig
– Manipulationen des Weichgewebes nicht erforderlich

d. Nachteile

– Erhöhter Zeitaufwand für den Zweiteingriff
– Jeweils zwei provisorische Kronen

B. Regeneration der Papillen

Palacci[14] beschrieb 1992 eine Methode zur Papillenrekonstruktion im Rahmen des implantologischen Zweiteingriffs. Hierzu werden mindestens 3 mm mesial und distal vom Implantat vertikale Schnitte angelegt und mit einem lingualen bzw. bukkalen horizontalen Schnitt verbunden. Dann wird ein Mukoperiostlappen präpariert, so dass die Verschlussschrauben offen liegen und durch Einheilpfosten aus Titan ersetzt werden können. Diese müssen mindestens 2 mm aus dem Weichgewebe ragen. Der Gewebeüberstand des bukkalen Lappens beträgt 3–5 mm.

Danach kann durch einen sichelförmigen Schnitt um das Implantat, der bis zum Nachbarpfosten reicht, die marginale Schleimhaut am Einheilpfosten gestaltet werden. Aus dem entstandenen Stiel, der sich 90 Grad drehen lässt und den etwa 3 mm breiten Zwischenraum zwischen den Implantaten ausfüllt, wird die Papille gebildet. Zum Schluss wird der Lappen am Periost vernäht. Die Stiele müssen mit spannungsfreien Nähten stabil fixiert werden.

– Für diese Methode muss ausreichend keratinisiertes Gewebe vorhanden sein.
– Die Stiele sind so vorsichtig wie möglich zu behandeln, da jede Überspannung eine Papillennekrose nach sich ziehen und damit das Behandlungsergebnis beeinträchtigen kann.

C. Gesteuerte Weichgeweberegeneration

Salama et al.[15] präsentierten 1995 das Konzept einer gesteuerten Weichgeweberegenration – d. h. einer augmentativen Methode, die eine Neubildung der Interdentalpapillen und damit bessere ästhetische Ergebnisse im Frontzahnbereich ermöglicht (Abb. 3-44).

1. Indikationen

Diese Methode ist bei apikokoronalem Knochenabbau im oberen Frontzahnbereich angezeigt.

2. Kontraindikationen

In den folgenden Fällen ist sie kontraindiziert:

– Ausgedehnte Knochenresorption
– Sehr dünne Mukosa
– Zu wenig keratinisiertes Gewebe

3. Methode

Die Schnittführung erfolgt palatinal Z-förmig mit

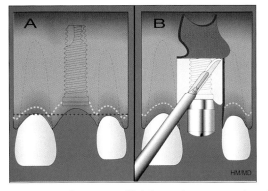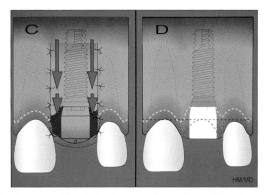

Abb. 3-44 Gesteuerte Weichgeweberegeneration: Implantat im Bereich eines mittleren Schneidezahns mit Knochenabbau (A), Befestigen des Einheilpfostens beim Zweiteingriff (B), Lappenverschiebung nach koronal zur primären Deckung des Einheilpfostens (C), Neubildung von Weichgewebe am Einheilpfosten (D).

Ablösen eines Teillappens auf 3–4 mm, der dann in einem Volllappen endet. Auf diese Weise lässt sich eine primär beabsichtigte Heilung herbeiführen.

Durch Umschlagen des Lappens wird die Verschlussschraube frei gelegt, die man nun herausdreht und durch einen Einheilpfosten ersetzt, dessen Länge dem Gewebeverlust entspricht. Also bleibt nach dem ersten Vernähen der Operationsstelle zwischen Knochen und Einheilpfosten ein wenig Platz, der zunächst mit einem Blutgerinnsel ausgefüllt wird, bevor sich zusätzliches Weichgewebe darin anlagert. Wenn das Weichgewebe dann nach 8–12 Wochen vollständig abgeheilt ist, erwogen werden, das Sekundärteil zu befestigen.

4. Alternative Methode

Bei ausgedehntem Gewebeverlust kann das beschriebene Verfahren mit einem freien Bindegewebetransplantat kombiniert werden.

5. Sonstiges

Für diese Methode sind mehr Operationen erfor-
derlich und das Befestigen der Sekundärteile verzögert sich um mehrere Wochen. Ferner lässt sich der Lappen manchmal nur schwer vernähen. Wie gut sich das neu gebildete Weichgewebe langfristig hält, lässt sich anhand der bisherigen klinischen Daten noch nicht sagen. Eine spätere Rezession aufgrund der fehlenden Knochenbasis ist jedenfalls nicht auszuschließen.

D. Positionieren der interdentalen Kontaktpunkte

Da der Knochenkamm eine tragende Funktion für die Interdentalpapillen hat, ist deren sichtbare Regeneration sehr stark davon abhängig, wie weit der interdentale Kontaktpunkt des Zahnersatzes vom Knochen entfernt ist.[16] Tarnow et al.[16] stellten in einer Studie zu 288 Zähnen fest, dass sich die Papillen bei einem Abstand des Kontaktpunkts zum Knochen von ≤ 5 mm vollständig regenerieren. Bei einem Abstand von 6 mm regenerieren sie sich in 56 % und bei einem Abstand von 7 mm nur noch in 27 % aller Fälle. Auch die Qualität der Provisorien spielt eine große Rolle. Diese müssen nach dem

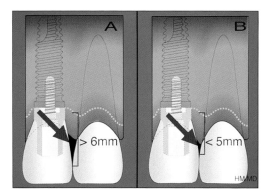 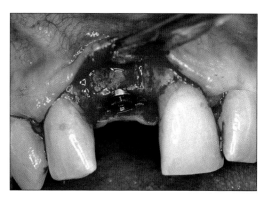

Abb. 3-45 Unvollständige Papillenregeneration bei einem Abstand von > 6 mm zwischen dem interdentalen Kontaktpunkt und Knochenkamm (a), vollständige Papillenregeneration bei einem Abstand von < 5 mm (b).

Abb. 3-46 Zustand beim Zweiteingriff nach einer Einheilphase von 8 Monaten. Man beachte das Knochenniveau.

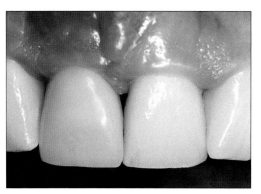 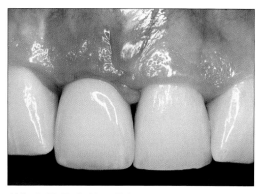

Abb. 3-47 Zustand 3 Monate nach provisorischer Versorgung des mittleren Schneidezahns rechts oben.

Abb. 3-48 Definitiver Zahnersatz nach einem Jahr Tragezeit.

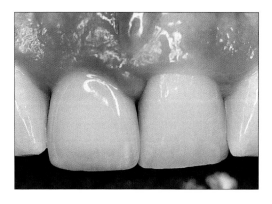

Abb. 3-49 Zustand nach 2 Jahren mit vollständig regenerierten Papillen (Dr. E. Cohen).

Befestigen des Sekundärteils schnell einen seitlichen Druck auf das Weichgewebe ausüben. Tarnow et al.[16] beschäftigten sich in ihrer Studie ausschließlich mit natürlichem Parodont. Was für natürliche Zähne gilt, sollte aber auch für Implantate gelten: Bei gut positionierten Interdentalkontakten mit einem Abstand von ≤ 5 mm vom Knochenkamm können sich die periimplantären Papillen erholen (Abb. 3-45).[17] Die Interdentalkontakte des provisorischen Zahnersatzes sind daher von entscheidender Bedeutung (Abb. 3-46 bis 3-49) – auch wenn die Zeit, die wir für die Beobachtung periimplantärer Gewebestrukturen überblicken, noch kurz ist.

Literatur

1. Brånemark P-I, Zarb GA, Albrektsson T. Tissue-Integrated Prostheses. Chicago: Quintessence, 1985.

2. Bahat O. Interrelations of soft and hard tissues for osseointegrated implants. Compend Contin Educ Dent 1996;17: 1161–1170.

3. Bichacho N, Landsberg CJ. A modified surgical/prosthetic approach for an optimal single implant-supported crown. Part II—The cervical contouring concept. Pract Periodontics Aesthet Dent 1994;6:35–41.

4. Daftary F. Natural esthetics with implant prostheses. J Esthet Dent 1995;7:9–17.

5. Gelb D, Lazzara R. Hierarchy of objectives in implant placement to maximize esthetics: Use of pre-angled abutments. Int J Periodontics Restorative Dent 1993;13:277–282.

6. Israelson H, Plemons JM. Dental implants, regenerative techniques and periodontal plastic surgery to restore maxillary anterior esthetics. Int J Oral Maxillofac Implants 1993;8:555–561.

7. Neale D, Chee W. Development of implant soft tissue emergence profile: A technique. J Prosthet Dent 1994;71:364–368.

8. Garber DA. The esthetic dental implant: Letting the restoration be the guide. J Am Dent Assoc 1995;126:319–325.

9. Grunder U, Spielman HP, Gaberthuel T. Implant-supported single tooth replacement in the aesthetic region: A complex challenge. Pract Periodontics Aesthet Dent 1996;8:830–842.

10. Jansen CE, Weisgold A. Presurgical treatment planning for the anterior single-tooth implant restoration. Compend Contin Educ Dent 1995;16:745–762.

11. Lazzara RJ. Managing the soft tissue margin: The key to implant esthetics. Pract Periodontics Aesthet Dent 1993;5:1–12.

12. Salama H, Salama M, Li TF, Garber D, Adar P. Treatment planning 2000: An esthetically oriented revision of the original implant protocol. J Esthet Dent 1997;9:55–67.

13. Spielman HP. Influence of implant position on the aesthetics of the restoration. Pract Periodontics Aesthet Dent 1996;8:897–904.

14. Palacci P. Aménagement des tissus peri-implantaires: Intérêt de la régénération des papilles. Réal Clin 1992;3:381–387.

15. Salama H, Salama M, Li TF, Garber D, Adar P. Developing optimal peri-implant papillae within the esthetic zone: Guided soft tissue augmentation. J Esthet Dent 1995;7:125–129.

16. Tarnow DP, Wagner AW, Fletcher P. The effect of the distance from the contact point to the crest of bone on the presence or absence of the interproximal dental papilla. J Periodontol 1992;63:995–996.

17. Tarnow DP. Personal communication. 3i Congress, Orlando, FL, 1997.

KAPITEL 4

Implantatgetragener Zahnersatz

E. Hazan/C. Jansen/H. Martínez/M. Davarpanah/P. Raygot/C. Raygot

I. Abformung

Implantatgetragener Zahnersatz hat eine funktionelle und eine ästhetische Aufgabe zu erfüllen, d. h. er muss die Kaufunktion wie auch das ästhetische Erscheinungsbild des Patienten möglichst gut wiederherstellen. Diese Ziele lassen sich am besten realisieren, indem eine ähnliche Vorgehensweise wie für konventionellen zahngetragenen Zahnersatz gewählt wird.

Zur Herstellung konventionellen festsitzenden Zahnersatzes werden die fertig präparierten Zähne abgeformt und so exakt auf das Arbeitsmodell im Labor übertragen. Der definitive Zahnersatz im Mund des Patienten muss allen Vorgaben genau entsprechen. Dasselbe gilt natürlich auch für implantatgetragenen Zahnersatz.

Der vorliegende Abschnitt gibt einen Überblick über die verwendeten Abformmassen und über die Methoden, die zuverlässig reproduzierbare und realistische Ergebnisse mit implantatgetragenem Zahnersatz ermöglichen.

A. Grundlagen

Gleichgültig, nach welchem prothetischen Konzept man sich entscheidet, die Kommunikation mit dem Dentallabor funktioniert grundsätzlich immer gleich: Weiterleiten der Abdrucks, Herstellung des Meistermodells und Herstellen des Zahnersatzes.

Meist erfolgt die prothetische Behandlung nach dem Zweiteingriff, d. h. nachdem das Implantat freigelegt und mit einem Einheilpfosten versorgt wurde. Es gibt allerdings auch eine andere Denkschule, wonach die Abformung schon beim Ersteingriff durchgeführt werden sollte.[1-3] In diesem Fall kann der Zahnersatz bereits in der Einheilphase des Implantats hergestellt werden.

B. Prothetische Grundsätze

Zahngetragene festsitzende Kronen müssen möglichst eng am Zahn anliegen und optimal passgenau sein. Alle im prothetischen Arbeitsablauf auftretenden Dimensionsveränderungen (z. B. durch Abformmassen, Abformlöffel, Modellherstellung, Platzhalterlack, Wachs, Einbettmasse, Metalle und kosmetische Materialien) müssen daher ausgeglichen werden.

Die größte Schwierigkeit bei Implantatversorgungen besteht im passiven Sitz der Ersatzkrone auf dem Implantat.[4,5] Suprakonstruktionen sind nicht unbegrenzt elastisch und funktionelle Kräfte können die Osseointegration gefährden.[6] Ungenau auf den Implantaten sitzende Metallgerüste können dazu führen, dass sich Schrauben lockern oder Elemente der Konstruktion brechen. Ähnliche Auswirkungen können auch Parafunktionen haben.[7-9]

Metallgerüste, die passiv auf den Implantaten sitzen, bilden eine wesentliche Voraussetzung für den Behandlungserfolg. Aus klinischer Sicht sind die Fehlerquellen bei der Arbeit am Meistermodell wie auch beim Übertragen der Arbeit in den Mund des Patienten nur schwer in den Griff zu bekommen.[6] Röntgenkontrollen sind in diesem Zusammenhang unentbehrlich. Das Verschrauben des Gerüsts muss für den Patienten schmerzfrei sein und darf kein Spannungsgefühl verursachen.

C. Abformmassen

Implantate werden heute mit Elastomer-Abdruckmassen abgeformt. Elastomere bestehen aus großen Molekülen – so genannte Polymeren –, die über Brücken zu einem dreidimensionalen Gitter verkettet sind. Polymere sind elastisch und geben verformenden Kräften bis zu einem gewissen Grad nach, um danach wieder in ihre Ausgangsform zurückzukehren. Die Brücken zwischen den Polymerketten entscheiden über die Steifheit bzw. Elastizität des Materials.

Auf dem Markt werden vier Arten von Elastomeren angeboten: Polysulfide, kondensationsvernetzende Silikone, additionsvernetzende Silikone (Polyvinylsiloxane) und Polyethermassen. Die aktuelle Klassifikation der *American Dental Association* beruht auf den elastischen Eigenschaften bzw. der Dimensionsstabilität dieser Materialien.

Folgende Punkte sind in diesem Zusammenhang wichtig:

– Abbindedauer: Die von den Herstellern empfohlenen Abbindezeiten sind meist zu kurz bemessen. Die Erfolgsaussichten sind besser, wenn man länger zuwartet.
– Genauigkeit der Darstellung: Die heutigen Abformmassen stellen die intraoralen Verhältnisse sehr exakt dar. Umso wichtiger ist es, dass sie korrekt angewendet werden.
– Irreversible Verformungen: Wenn die ausgehärtete Abformmasse mit einer schnellen Bewegung abgezogen wird, entstehen allenfalls minimale Formverzerrungen.

Die additionsvernetzenden Silikone (Polyvinylsiloxane) haben, verglichen mit den anderen drei genannten Typen, die günstigsten klinischen Eigenschaften:

– sie haben die besten elastischen Eigenschaften
– sie sind am formbeständigsten (0.07 % irreversible Verformung)
– sie sind bemerkenswert dimensionsstabil (0,06 % nach 24 h)

– Der größte Nachteil dieser Materialien ist ihr hydrophobes Verhalten. Alle Spuren von Feuchtigkeit sollten daher vor der Abformung beseitigt werden.
– Wenn die Abformung direkt am Knochen vorgenommen wird (Abformung beim Ersteingriff), ist zu berücksichtigen, dass alle Abformmassen eine gewisse Zytotoxizität aufweisen.[10] Insbesondere auf Polyethermassen sollte man beim Ersteingriff verzichten.

D. Abformtechniken

In der Literatur werden zwei Methoden zur Abformung von Implantaten beschrieben, eine direkte und eine indirekte (Abb. 4-1 bis 4-9).[11,12] Die direkte Methode wird auch als *Pickup*-Technik bezeichnet.

1. Direkte Abformtechnik

Bei dieser Methode werden die mit den Implantaten verschraubten Übertragungskappen zusammen mit dem Abdruck abgezogen. Hierzu ist ein gelochter Löffel erforderlich, der Zugang zu den Schrauben ermöglicht. Brånemark et al.[14] empfahlen, die Übertragungskappen mit einem Seidenfaden und Kunststoff (Duralay) im Mund des Patienten zu verblocken, Carr[13] spricht sich für verdrehungssichere viereckige Übertragungskappen aus.

Der Kunststoff schrumpft beim Abbinden innerhalb von 24 Stunden um 7,9 %, wobei 80 % dieser Kontraktion auf die ersten 20 Minuten entfallen. Man sollte Kunststoff also nur sparsam einsetzen, da sonst ein erhebliches Risiko von Formveränderungen besteht.[14] Assif et al.[15] empfehlen als Lösungsansatz für dieses

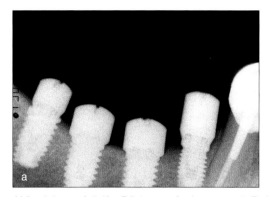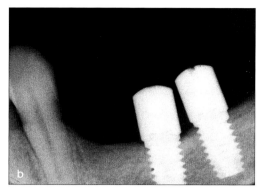

Abb. 4-1a und 4-1b Röntgenaufnahmen nach Befestigen der Einheilpfosten (vier 3i-Implantate rechts, drei links; das mesiale Implantat links ging in der Einheilphase verloren).

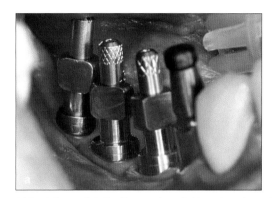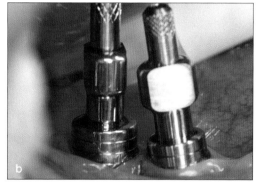

Abb. 4-2a und 4-2b Zustand nach Verschrauben der Übertragungskappen.

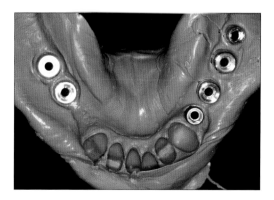

Abb. 4-3 Abformung mit Polyvinylsiloxan.

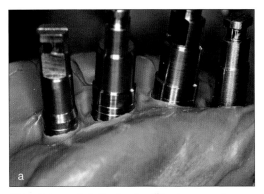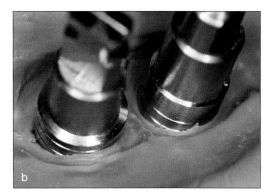

Abb. 4-4a und 4-4b An den Übertragungskappen befestigte Manipulierpfosten.

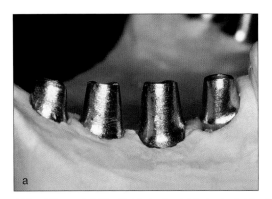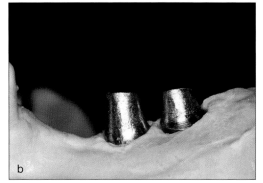

Abb. 4-5a und 4-5b Bukkale Ansicht der individuellen UCLA-Goldsekundärteile links und rechts.

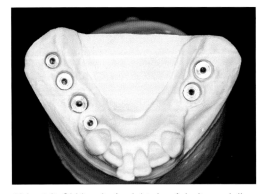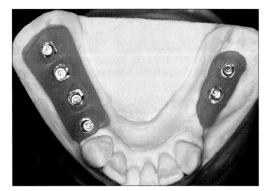

Abb. 4-6 Okklusale Ansicht des Arbeitsmodells.

Abb. 4-7 Okklusale Ansicht der individuellen Sekundärteile mit den jeweiligen Kunststoffschablonen zum Eingliedern in den Mund des Patienten.

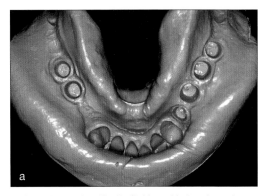
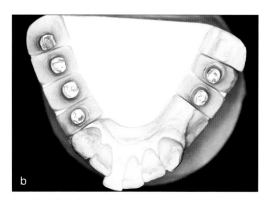

Abb. 4-8a und 4-8b Definitiver Abdruck und entsprechendes Arbeitsmodell.

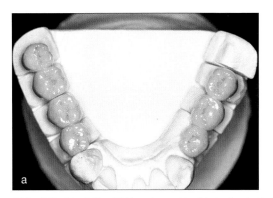
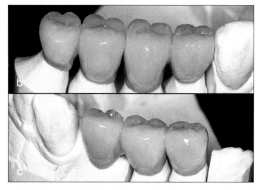

Abb. 4-9a bis 4-9c Okklusale und bukkale Ansicht der festsitzenden Teilprothesen im Keramikverblend-verfahren (Dr. E. Hazan, A. Rohart).

Problem einen mindestens 24 Stunden vor der Abformung gestalteten Kunststoffblock. Andere Autoren wiederum konnten beim Vergleich dreier verschiedener Methoden auf ihre Dimensionsstabilität keine signifikanten Unterschiede feststellen.[16,17]

2. Indirekte Abformtechnik

Bei dieser Methode werden die konischen Übertragungskappen nicht mit dem Abdruck abgezogen, sondern danach in diesen reponiert. Die Abformung kann also auch mit einem konfektionierten Löffel erfolgen.

In der Praxis ist darauf zu achten, dass man die beiden unterschiedlichen Techniken und Übertragungskappen nicht verwechselt. Carr[13] verglich die beiden Abformtechniken auf die Genauigkeit der auf ihnen beruhenden Modelle, wobei das direkte Verfahren besser abschnitt. Bemerkungen:

– Es gibt keine einheitliche Präferenz für ein bestimmtes Abformmaterial
– Die additionsvernetzenden Silikone (Polyvinylsiloxane) haben günstigere klinische Eigenschaften als die drei anderen genannten Typen.

II. Verschraubter und zementierter Zahnersatz

Die Entscheidung für die Art des Zahnersatzes fällt in der prätherapeutischen Bewertungsphase und richtet sich nach dem Knochenvolumen, dem Okklusionsmuster, den prothetischen Anforderungen sowie den ästhetischen Ansprüchen des Patienten.[18–23] Verschraubter implantatgetragener Zahnersatz umfasst eine Schraubverbindung zwischen der Suprakonstruktion und den Sekundärteilen (Zwischenpfosten) sowie eine Schraubverbindung zwischen den Sekundärteilen und den Implantaten. Zementierter implantatgetragener Zahnersatz umfasst eine Zementverbindung zwischen der Suprakonstruktion und den individuellen Sekundärteilen sowie eine Schraubverbindung zwischen den Sekundärteilen und den Implantaten.

A. Grundsätze für implantatgetragenen Zahnersatz

Unabhängig davon, ob der Zahnersatz verschraubt oder zementiert wird, ist sein Gelingen ganz wesentlich vom passiven Sitz der einzelnen Komponenten abhängig. Das Gerüst muss spannungsfrei eingegliedert werden, da Spannungen zu Komplikationen (gelockerten Schrauben, Frakturen) führen und die Osseointegration gefährden können.

Aus biomechanischer Sicht sollten die Funktionskräfte im Idealfall parallel zur Implantatachse einwirken, was bei ausgedehntem Knochenabbau bzw. im oberen Frontzahnbereich nicht immer leicht zu realisieren ist.

Die Kronenränder von implantatgetragenen Versorgungen dürfen sich maximal 2–3 mm tief im Sulkus befinden. Die mit den Implantaten verschraubten Sekundärteile müssen entweder maschinengefertigt oder auf eine maschinengefertigte Metallbasis gegossen sein. Mit Rücksicht auf das Weichgewebe müssen sie gut an den Implantatkragen angepasst und im transmukosalen Bereich perfekt poliert sein.

B. Vor- und Nachteile

1. Verschraubter Zahnersatz (Abb. 4-10 bis 4-22)

b. Vorteile

– Einfaches Abmontieren
– Maschinengeglättete Zwischenpfosten
– Kein Befestigungsmaterial erforderlich

Zwischenpfosten sind bei sehr dickem Weichgewebe vorteilhaft für den Zahntechniker, da die von ihm bearbeitete Fläche dann weiter koronalwärts liegt.

b. Nachteile

Ästhetik:

– Veränderte Anatomie der Okklusion
– Evtl. problematisches Eruptionsprofil
– Okklusal freiliegende Schraubenköpfe

Funktion:

– Veränderte Morphologie der Okklusion
– Schwieriges Korrigieren der Okklusion

Biomechanik:

– Größere Anfälligkeit für Schraubenlockerung (Anzugsmoment von 10 Ncm für die Goldschrauben an der Suprakonstruktion und 20 Ncm für die Titanschrauben an den Zwischenpfosten)
– Größere Anfälligkeit für Schraubenfrakturen
– Größere Anfälligkeit für Keramikfrakturen etwa im Bereich der Prämolaren (d.h. bei Kronen mit kleinerer Okklusionsfläche) oder wenn sich die Schraube nahe der Okklusionsebene befindet

Methode:

– Passiver Sitz schwer kontrollierbar, da Formveränderungen bei der Gerüsteinprobe durch Festziehen der Schraube eine gute Passgenauigkeit vortäuschen können.
– Schwierige Handhabung bei beengten Platzverhältnissen

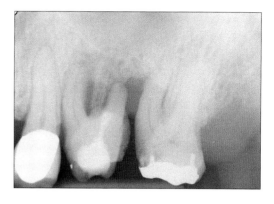

Abb. 4-10 Ausgangssituation mit terminaler Schädigung des ersten Molaren und fortgeschrittener Schädigung des zweiten Molaren oben links. Der erste Molar wird extrahiert, beim zweiten Molaren werden die bukkalen Wurzeln amputiert. Beide Zähne werden danach in einem separaten Eingriff durch 3i-Implantate ersetzt.

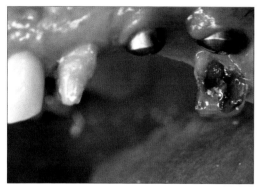

Abb. 4-11 Zustand 6 Wochen nach Freilegen der 3i-Implantate im Bereich des ersten und zweiten Molaren.

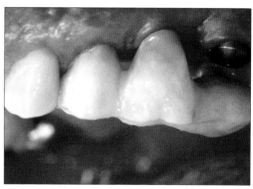

Abb. 4-12 Provisorischer festsitzender Zahnersatz vom zweiten Prämolaren bis zur palatinalen Wurzel des zweiten Molaren.

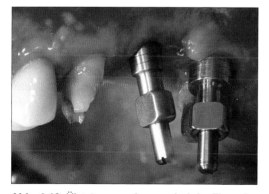

Abb. 4-13 Übertragungskappen bei der Einprobe (Standardkappe am mesialen Implantat, 6-mm-Kappe am durchmesserstarken Implantat im Bereich des zweiten Molaren).

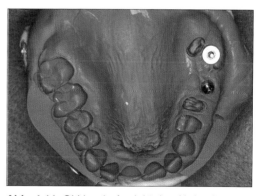

Abb. 4-14 Okklusale Ansicht des Abdrucks.

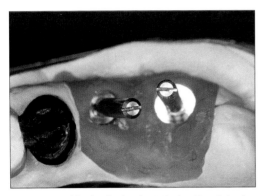

Abb. 4-15 Manipulierimplantate im Bereich des ersten und zweiten Molaren.

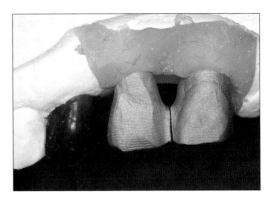

Abb. 4-16 Gerüste für den Bereich des ersten und zweiten Molaren.

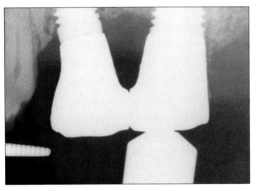

Abb. 4-17 Röntgenkontrolle auf Passgenauigkeit.

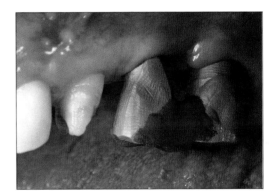

Abb. 4-18 Duralay-Index für die primäre Lötarbeit.

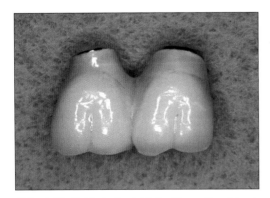

Abb. 4-19 Bukkale Ansicht der Keramikverblendkronen.

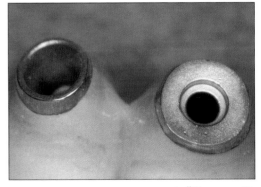

Abb. 4-20 Verblockte Kronen mit Öffnungen für ein UCLA-Goldsekundärteil (distales durchmesserverstärktes Implantat) und ein konisches Sekundärteil (mesiales Standardimplantat).

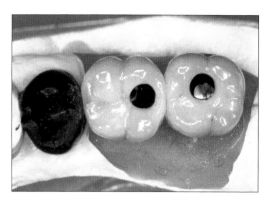

Abb. 4-21 Verblockte Kronen mit Schraubenköpfen an den Okklusionsflächen.

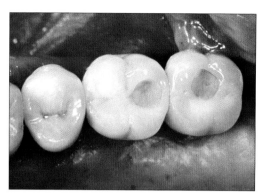

Abb. 4-22 Intraorale Ansicht nach Verschließen der Zugangsöffnungen (Dr. C. Jansen).

– Heikle Durchführung aufgrund der großen Zahl und notwendigen Präzision der Verschraubungen; der passive Sitz kann durch Verlöten im Rahmen des Zweiteingriffs gesichert werden.
– Schwierige Herstellung der Provisorien
– Erhöhter Zeitaufwand am Behandlungsstuhl

Implantatgetragene Einzelkronen sind erst ab einem Anzugsdrehmoment von 32 Ncm ratsam, daher sind auf 20 Ncm festgezogene Sekundärteile in diesen Fällen kontraindiziert.

2. Zementierter Zahnersatz (Abb. 4-23 bis 4-34)

b. Vorteile

Ästhetik:

– Anatomische Okklusionsflächen
– Anatomisches Durchtrittssprofil

Biomechanik und Funktion:

– Passiver Sitz leichter zu realisieren
– Geringe Anfälligkeit für Schraubenlockerung (Anzugsmoment: 32–45 Ncm)
– Geringe Anfälligkeit für Schraubenfraktur
– Einfacheres Korrigieren der Okklusion

Methode:

– Ähnliches Laborverfahren wie bei konventionellem Zahnersatz (gleiche individuelle Sekundärteile wie zum Zementieren des Gerüsts)
– Lingual-palatinale Korrekturen beim Befestigen möglich
– Einfache Herstellung der Provisorien

b. Nachteile

– Schwieriges Herausnehmen
– Subgingivale Zementüberschüsse möglich

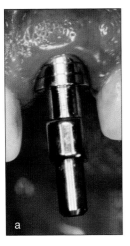 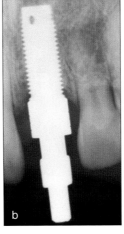 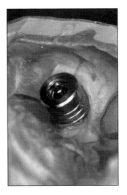

Abb. 4-23a und 4-23b Fotoaufnahme und Röntgenkontrolle einer intraoral mit dem Implantat verschraubten passgenauen Übertragungskappe.

Abb. 4-24 Übertragungskappe im Abdruck.

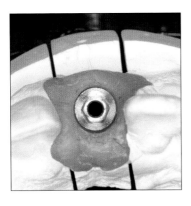 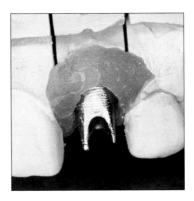

Abb. 4-25 Modell mit Manipulierimplantat und Zahnfleischmaske.

Abb. 4-26 Individuelles Sekundärteil mit Zahnfleischmaske.

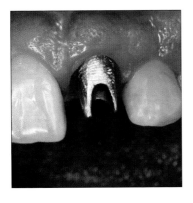 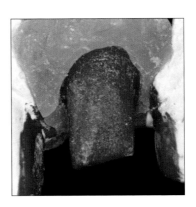

Abb. 4-27 Individuelles Sekundärteil im Mund der Patientin.

Abb. 4-28 Kunststoffmodell des geplanten Metallgerüsts.

Abb. 4-29 Gerüst auf dem individuellen Sekundärteil.

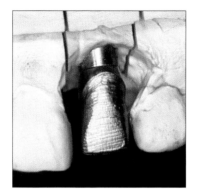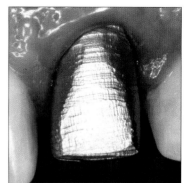

Abb. 4-30 Einprobe des Gerüsts.

Abb. 4-31 Schnittstelle der Keramikverblendkrone.

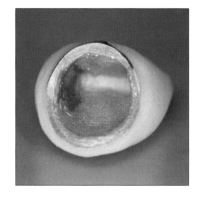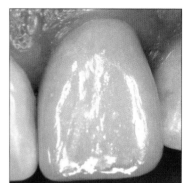

Abb. 4-32 Einprobe der Krone.

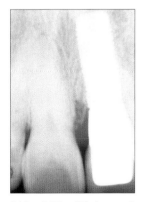

Abb. 4-33 Röntgenaufnahme nach Belastung des Implantats (Zahnersatz: Dr. C. Jansen).

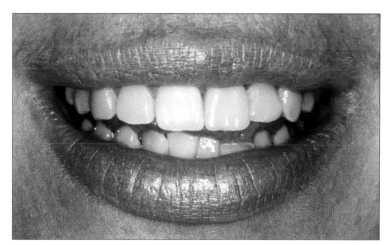

Abb. 4-34 Lächeln der Patientin.

C. Sekundärteile für Implantataufbauten

1. Definitionen

a. Konfektionierte Sekundärteile

Sekundärteile sind maschinell gefertigte „Zwischenposten" aus Titan, an denen die Suprakonstruktion verschraubt wird. Sie sind daher genormt und dürfen nicht verändert werden. In der Regel kommt auf jedes Sekundärteil ein entsprechendes Gegenstück im Labor (Manipulierpfosten).

– Das Sekundärteil wird entweder beim implantologischen Zweiteingriff oder beim Eingliedern des Zahnersatzes (mit bereits abgeheiltem Weichgewebe) befestigt.
– Das Sekundärteil wird mit einem Anzugsmoment von 20 Ncm am Implantat verschraubt und danach nicht mehr abgenommen.

b. Individuelle Sekundärteile

Hier handelt es sich um maschinengefertigte Sekundärteile aus Titan, Edelmetalllegierungen oder Keramik, die bei der intraoralen Einprobe oder im Labor modifiziert werden können.

– Individuelle Sekundärteile aus Titan können maschinell präpariert werden.
– Individuelle Sekundärteile mit maschinengefertigter Basis aus einer Edelmetalllegierung (UCLA) müssen mit einem kompatiblen Metall ausgegossen werden.
– Individuelle Sekundärteile aus Keramik können maschinell präpariert werden.

2. Verschraubter Zahnersatz

Das Angebot an Sekundärteilen ist reichhaltig (Abb. 4-35). Dies sind die gängigsten Typen:

– Konisches Sekundärteil
– UCLA-Goldsekundärteil
– Standardmäßiges Sekundärteil
– Abgewinkeltes Sekundärteil (25 Grad)

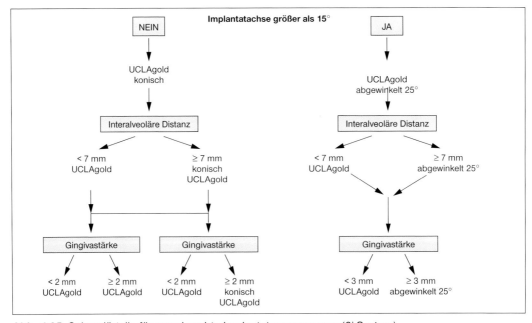

Abb. 4-35 Sekundärteile für verschraubte Implantatversorgungen (3i-System).

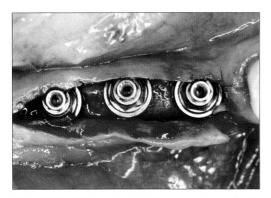

Abb. 4-36 Okklusale Ansicht dreier, beim Zweiteingriff verschraubter konischer Sekundärteile.

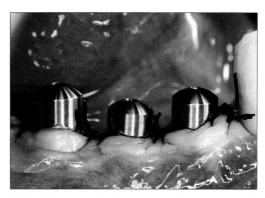

Abb. 4-37 Bukkale Ansicht der Titankappen, die als Abheilkappen für das Weichgewebe und gleichzeitig als Schutzkappen für die Sekundärteile dienen.

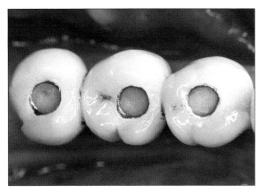

Abb. 4-38 Okklusale Ansicht der drei verblockten Keramikverblendkronen (Dr. P. Raygot).

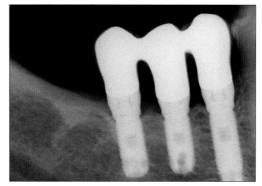

Abb. 4-39 Kontrollröntgen nach 3 Jahren.

Sekundärteile sind bei sehr dickem Weichgewebe ein Vorteil für den Zahntechniker, da die von ihm bearbeitete Fläche dann weiter koronalwärts liegt. Ihre Auswahl erfolgt meist beim Zweiteingriff. Verdrehungssichere Sekundärteile können bei mehrgliedrigen Konstruktionen wahlweise eingesetzt werden; bei Einzelkronen sind sie obligatorisch.

a. Konisches Sekundärteil (Abb. 4-36 bis 4-39)

Für festsitzende verschraubte Restaurationen verwendet man heute meist konische Sekundärteile, da diese die Stabilität der Konstruktion erhöhen und ein besseres Austrittsprofil ermöglichen als die standardmäßigen Sekundärteile. Indikationen:

– Mehrgliedrige Konstruktionen
– Leicht konvergierende oder divergierende Implantatachsen
– Mindestens 7 mm interalveoläre Distanz
– Mindestens 2 mm dickes Weichgewebe

Manche Hersteller bieten ihre konischen Sekundärteile nur bis zu einer gewissen Länge an. Bei dickem Weichgewebe sind daher standardmäßi-

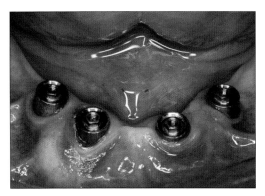

Abb. 4-40 Vollständig zahnloser Patienten mit vier standardmäßigen Sekundärteilen nach 6 Wochen Abheildauer.

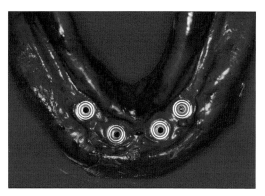

Abb. 4-41 Abdruck mit Pickup-Kappen (direkte Abformtechnik).

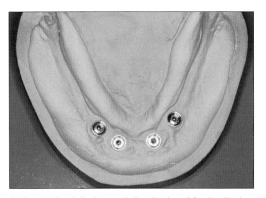

Abb. 4-42 Arbeitsmodell mit den Manipulierimplantaten.

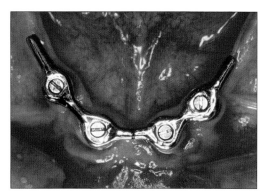

Abb. 4-43 Zustand nach Verschrauben des Stegs mit den Sekundärteilen (Zahnersatz: Dr. J. Moon).

ge Sekundärteile zu bevorzugen, zumal die Kronenränder sonst sehr weit in den Sulkus hineinreichen würden.

b. UCLA-Goldsekundärteil

Diese werden oft als individuelle Sekundärteile für zementierte, gelegentlich aber auch für verschraubte Suprakonstruktionen verwendet. Indikationen:

– Verschraubte Einzelkronen oder verblockte Kronen

– Maximale Neigung der Implantatachsen von 30 Grad
– Mindestens 4,5 mm interalveoläre Distanz
– Ästhetisch heikle Bereiche mit dünnem Weichgewebe

c. Standardmäßiges Sekundärteil
(Abb. 4-40 bis 4-43)

Diese Produkte sind für festsitzende implantatgetragene Prothesen und Deckprothesen angezeigt.

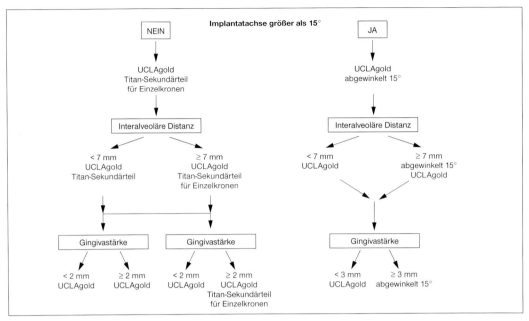

Abb. 4-44 Sekundärteile für zementierte Implantatversorgungen (3i-System).

d. Abgewinkeltes Sekundärteil (25 Grad)

Mit diesem Produkt lassen sich Achsenfehlstellungen korrigieren:

– Okklusale Schraubzugänge
– Leichtere Mundhygiene
– Bessere Ästhetik

Indikationen:

– Mehrgliedrige Konstruktionen
– Korrekturbedürftige Achsenfehlstellungen
– Mindestens 9,5 mm interalveoläre Distanz
– Mindestens 3 mm dickes Weichgewebe

– Für Einzelkronen sind abgewinkelte Sekundärteile nicht zu empfehlen; für Prothesen bieten sie häufig zu wenig Retention.
– Abgewinkelte Sekundärteile sind auch für zementierten Zahnersatz geeignet.

3. Zementierter Zahnersatz

Für zementierten Zahnersatz werden die folgenden Sekundärteile verwendet (Abb. 4-44):

– UCLA-Goldsekundärteil
– Präparierbares Titansekundärteil
– Sekundärteil für Einzelkronen
– Konisches Goldsekundärteil
– Abgewinkeltes Sekundärteil (15 Grad)
– Individuelles Keramiksekundärteil (falls erforderlich)

*a. UCLA-Goldsekundärteil
(Abb. 4-45 bis 4-48)*

Dieses individuelle Sekundärteil lässt bei zementierten Suprakonstruktionen aus ästhetischer wie aus funktioneller Sicht keine Wünsche offen. Es besteht aus einer Goldbasis und einem gussfesten Kunststoffröhrchen, das aufgewachst und danach mit einem kompatiblen Edelmetall ausgegossen wird.

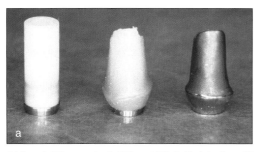 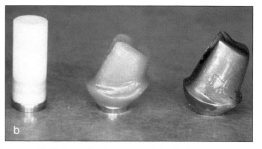

Abb. 4-45a und 4-45b UCLA-Goldsekundärteile ermöglichen bei unterschiedlich geneigten Implantatachsen (unter bzw. über 15 Grad) ein ideales Austrittsprofil.

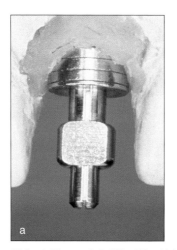 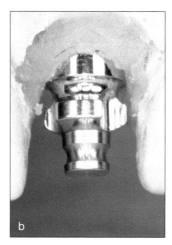

Abb. 4-46a und 4-46b Die Abformung erfolgt mit einer Pickup- oder Verriegelungskappe (3i).

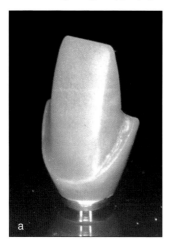 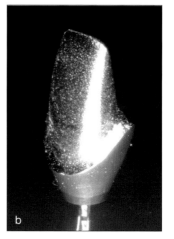

Abb. 4-47a und 4-47b Wachsmodell und individuelles Gold-sekundärteil.

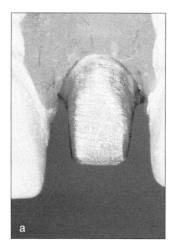 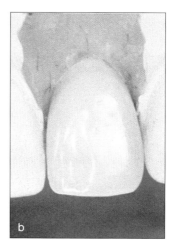

Abb. 4-48a und 4-48b Bukkale Ansicht der Metallkappe und der Metallkeramikkrone.

Indikationen:

– Zementierte Einzelkronen oder verblockte Krone
– Maximale Neigung der Implantatachsen von 30 Grad
– Mindestens 7 mm mm interalveoläre Distanz
– Ästhetisch heikle Bereiche mit dünnem Weichgewebe

– Die Goldbasis gewährleistet die Passgenauigkeit und muss daher unangetastet bleiben.
– Vom UCLA-Sekundärteil (ohne Goldbasis) wird ausdrücklich abgeraten.
– UCLA-Sekundärteile mit gefräster Goldbasis passen perfekt auf die entsprechenden Implantate.

b. *Präparierbares Titansekundärteil (Prep-Tite) (Abb. 4-49 bis 4-52)*

Bei diesem System wird das Titan zum Ausgleich der Implantatachsen mittels Funkenerosion beschliffen und dann mit den Implantaten verschraubt. Es stößt dort an seine Grenzen, wo nicht mehr genug Titan abgetragen werden kann, ohne dass Frakturfestigkeit und Retention ernsthaft darunter leiden. Das Sekundärteil wird mit einer Goldschraube auf 32 Ncm festgezogen.

Indikationen:

– Zementierte Einzelkronen oder mehrgliedrige Versorgungen
– Maximale Neigung der Implantatachsen von 10 Grad
– Mindestens 7 mm interalveoläre Distanz
– Ungleichmäßige Weichgewebekontur (modifizierbares Sekundärteil)

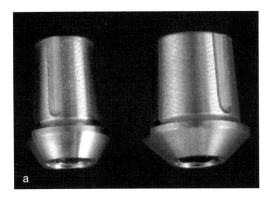
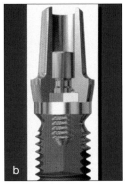

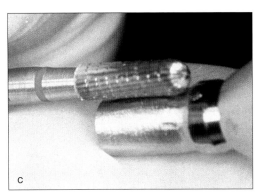
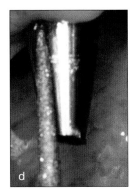

Abb. 4-49a bis 4-49d
Präparierbares Titansekundärteil (Prep-Tite) in zwei Durchmesserstärken (a), Festziehen mit einer Goldschraube auf 32 Ncm (b), Präparieren im Labor (c), Überprüfen der Präparation auf eventuelle intraorale Korrekturen (d).

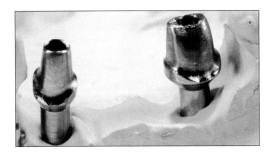

Abb. 4-50 Präparieren der individuellen Titansekundärteile auf den Manipulierimplantaten.

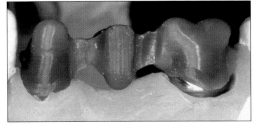
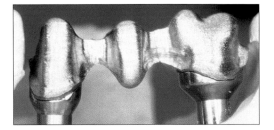

Abb. 4-51 Bukkale Ansicht des auf den individuellen Titansekundärteilen hergestellten Wachsmodells.

Abb. 4-52 Bukkale Ansicht des Metallgerüsts.

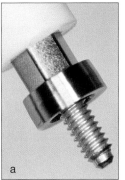
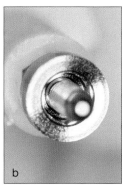

Abb. 4-53a und 4-53b Sekundärteil für Einzelkrone mit Goldschraube.

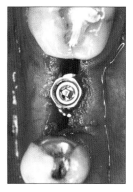

Abb. 4-54 Einsetzen des STA-Sekundärteils beim Zweiteingriff.

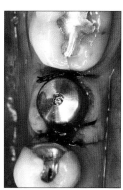

Abb. 4-55 Einsetzen der Einheilkappe aus Titan.

Abb. 4-56 Definitiver Zahnersatz (Dr. E. Cohen).

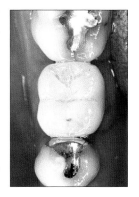
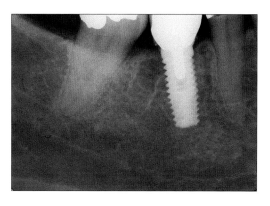

Abb. 4-57 Kontrollröntgen nach 3 Monaten.

c. Sekundärteil für Einzelkronen (Abb. 4-53 bis 4-57)

Dieses Produkt ist nicht modifizierbar und daher nur für ideal positionierte Implantate geeignet. Es kann im Rahmen des Zweiteingriffs befestigt werden und wird mit einem Drehmomentschlüssel auf 32 Ncm festgezogen.

Indikationen:

– Zementierte Einzelkronen
– Maximale Neigung der Implantatachsen von 10 Grad
– Mindestens 7 mm interalveoläre Distanz
– Mindestens 2 mm starkes gleichmäßiges Weichgewebe

Der Sinn der unter b. und c. besprochenen Sekundärteile besteht darin, den Fertigungsprozess im Labor zu vereinfachen. Ein Guss ist bei beiden Systemen überflüssig. Beim präparierbaren Titansekundärteil kann der Zahnarzt frei wählen, aus welchem Metall das Gerüst bestehen soll.

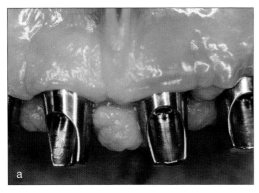 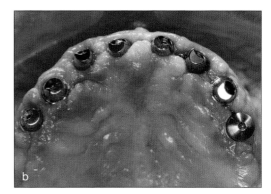

Abb. 4-58a und 4-58b Abgewinkelte (15°) Sekundärteile bei einem zahnlosen Patienten. Man beachte die korrigierten Implantatachsen.

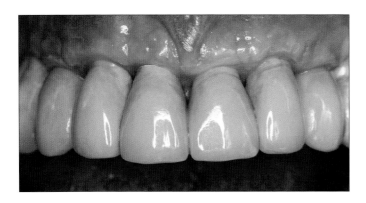

Abb. 4-59 Festsitzende implantatgetragene Teilprothese (Dr. E. Cohen).

d. *Abgewinkeltes Sekundärteil (15 Grad, Gold Post) (Abb. 4-58 und 4-59)*

Mit diesem Produkt lassen sich Achsenfehlstellungen korrigieren.

Indikationen:

– Mehrgliedriger Zahnersatz
– Mindestens 7,4 mm interalveoläre Distanz–
  Mindestens 3 mm dickes Weichgewebe

D. Herstellung des Zahnersatzes

1. *Verschraubte Suprakonstruktionen auf konischen Sekundärteilen*

a. *Abformung*

Für diese Methode gibt es zwei Arten von Übertragungskappen:

– Die (standardmäßigen) Übertragungskappen werden an Implantaten befestigt und dann vor dem Ausgießen in den Abdruck reponiert. Bei stark konvergierenden oder divergierenden Implantatachsen wird die Abformung schwierig oder unmöglich.

– Die Übertragungskappen vom Pickup-Typ bleiben im Abdruck (direkte Abformtechnik). Hierzu ist ein gelochter Löffel erforderlich, der Zugang zu den Schrauben bietet. Die Kappen können mit Zahnseide und einem kalt härtenden Kunststoff verblockt werden. Die Passgenauigkeit der Kappen auf den Implantaten ist unbedingt im Röntgenbild abzuklären.

b. *Ausgießen des Abdrucks*

Im Dentallabor werden nun die Übertragungskappen mit Manipulierpfosten versehen und danach mit Gips ausgegossen. Unerlässlich ist auch eine Weichgewebemaske zur Kontrolle der Passgenauigkeit und Gestaltung des Austrittsprofils.

c. *Trennen vom Abdruck*

• Bei der Pickup-Technik sind die Verschraubungen zu lösen.
• Der Gipsguss ist vorsichtig vom Abdruck zu trennen.

d. *Einartikulieren der Modelle mittels Gesichtsbogenübertragung*

e. *Herstellen des Gerüsts und der Provisorien*

• Das Gerüst wird mit den Goldzylindern im Gussverfahren hergestellt.
• Die Provisorien werden mit Titan- oder Kunststoffstiften hergestellt.

f. *Gerüsteinprobe*

• Es kann vorkommen, dass das Gerüst geschnitten und im Mund des Patienten mit kalt härtendem Kunststoff verblockt werden muss.
• Im Labor wird es dann entsprechend verlötet, um seinen passiven Sitz zu optimieren.

Verifizieren der Passgenauigkeit:
– Verschrauben des Gerüsts an einem und Kontrolle am anderen Ende
– Tastkontrolle mit einer Sonde (durchschnittliche Genauigkeit: 100 µm)
– Röntgenkontrolle periapikal (durchschnittliche Genauigkeit: 200 µm)
– Direkte Sichtkontrolle

g. *Einprobe nach Biskuitbrand*

• Kontrolle des passiven Sitzes und der Passgenauigkeit
• Korrigieren der Okklusion
• Kontrolle auf Funktion, Sprechvermögen und Ästhetik

h. *Eingliedern des definitiven Zahnersatzes*

• Festziehen der Sekundärteile zur Kontrolle auf 20 Ncm
• Festziehen der Goldschrauben auf 10 Ncm
• Abdichten der Schraubenöffnungen (Wattepellet und temporärer Zement)
• Festziehen der Goldschrauben nach 7 und 15 Tagen (10 Ncm)

i. *Verschließen der Zugangsöffnungen für die Schrauben*

Die Zugangsöffnungen werden mit einem Wattepellet gefüllt und mit einem Komposit verschlossen. Transferkappen für Einzelkronen müssen so beschaffen sein, dass sie die Position des verdrehungssicheren Sekundärteils im Sechskant darstellen. Bei mehrgliedrigen Suprakonstruktionen sind solche Sekundärteile und Transferkappen optional. Für verschraubte Suprakonstruktionen sind auch UCLA-Goldsekundärteile geeignet.

2. Zementierte Suprakonstruktionen

a. UCLA-Goldsekundärteile

I. Abformung

Die verwendeten Übertragungskappen (Standardtyp oder Pickup-Typ) müssen dem Durchmesser der Implantate und Einheilpfosten entsprechen. Ihre Passgenauigkeit auf den Implantaten ist unbedingt im Röntgenbild abzuklären.

II. Ausgießen des Abdrucks

Im Dentallabor werden nun die Übertragungskappen mit Manipulierimplantaten versehen und dann mit Gips ausgegossen. Unerlässlich ist auch eine Weichgewebemaske zur Kontrolle der Passgenauigkeit und Gestaltung des Austrittsprofils.

III. Trennen vom Abdruck

- Bei der Pickup-Technik sind die Verschraubungen zu lösen.
- Der Gipsguss ist vorsichtig vom Abdruck zu trennen.

IV. Einartikulieren der Modelle mit Gesichtsbogenübertragung

V. Herstellen der individuellen Sekundärteile

Durch Aufwachsen lässt sich eine natürliche Morphologie gestalten.

VI. Herstellen des Gerüsts und der Provisorien

Das Wachsmodell sollte am lingual-zervikalen Rand mit einer Kerbe versehen werden, in die ggf. ein Kronenabzieher eingeführt werden kann.

VII. Gerüsteinprobe

- Verschrauben der individuellen Sekundärteile
- Kontrolle der Passgenauigkeit im periapikalen Röntgenbild
- Festziehen der Schraube auf 32 Ncm
- Eingliedern des Gerüsts

- Bei genauem Sitz: Bissregistrierung mit Polyvinylsiloxan bzw. Registrierwachs
- Bei ungenauem Sitz: Schneiden und Verblocken des Gerüsts
- Vollständige Abformung der Lagebeziehungen mit Silikon

VIII. Eingliedern der Provisorien

- Festziehen der Sekundärteile auf 32 Ncm
- Verblocken der Elemente im Mund des Patienten
- Befestigen mit temporärem Zement

IX. Einprobe nach Biskuitbrand

- Sicht- (lingualseitig) und Röntgenkontrolle auf Passgenauigkeit
- Korrigieren der Okklusion
- Kontrolle auf Funktion, Sprechvermögen und Ästhetik

X. Eingliedern des definitiven Zahnersatzes

- Befestigen mit temporärem Zement
- Beseitigen von überschüssigem Zement mittels Sonde

b. Präparierbare Titansekundärteile (Prep-Tite)

I. Abformung

Die verwendeten Übertragungskappen (Standardtyp oder Pickup-Typ) müssen dem Durchmesser der Implantate und Einheilpfosten entsprechen. Ihre Passgenauigkeit auf den Implantaten ist unbedingt im Röntgenbild abzuklären.

II. Ausgießen des Abdrucks

Im Dentallabor werden nun die Übertragungskappen mit Manipulierimplantaten versehen und dann mit Gips ausgegossen.

III. Trennen vom Abdruck

- Bei der Pickup-Technik sind die Verschraubungen zu lösen.
- Der Gipsguss ist vorsichtig vom Abdruck zu trennen.

IV. Einartikulieren der Modelle mittels Gesichtsbogenübertragung

V. Vermessen und koronale Anpassung der Manipulierpfosten

• Auswahl des aus klinischer Sicht passenden Sekundärteils
• Zurechtschleifen des Sekundärteils

VI. Herstellen des Gerüsts und der Provisorien

Das Wachsmodell sollte am lingual-zervikalen Rand mit einer Kerbe versehen werden.

VII. Gerüsteinprobe

• Verschrauben der individuellen Sekundärteile
• Kontrolle der Passgenauigkeit im periapikalen Röntgenbild
• Eingliedern des Gerüsts
• Bei genauem Sitz: Bissregistrierung mit einer Polyvinylsiloxanmasse
• Bei ungenauem Sitz: Schneiden und Verblocken des Gerüsts

VIII. Eingliedern der Provisorien

• Festziehen der Sekundärteile auf 32 Ncm
• Verblocken der Elemente im Mund des Patienten
• Befestigen mit temporärem Zement

IX. Einprobe nach Biskuitbrand

• Sicht- (lingualseitig) und Röntgenkontrolle auf Passgenauigkeit
• Korrigieren der Okklusion
• Kontrolle auf Funktion, Sprechvermögen und Ästhetik

X. Eingliedern des definitiven Zahnersatzes

• Befestigen mit temporärem Zement
• Beseitigen von überschüssigem Zement mittels Sonde

c. Sekundärteil für Einzelkronen

Das Sekundärteil kann bereits beim implantologischen Zweiteingriff unter dem Einheilpfosten befestigt werden, allerdings lässt sich die notwendige Länge des Sekundärteils bei Einzelimplantaten genauer beurteilen, wenn das Weichgewebe rund um den Einheilpfosten vollständig verheilt ist.

I. Abformung

Die Abformung erfolgt mit einer speziellen reibungssicheren Übertragungskappe, die mit dem Abdruck abgenommen wird.

II. Ausgießen des Abdrucks

Im Dentallabor werden nun die Übertragungskappen mit Manipulierimplantaten versehen und dann mit Gips ausgegossen.

III. Trennen vom Abdruck

Der Gipsguss ist vorsichtig vom Abdruck zu trennen.

IV. Einartikulieren der Modelle mittels Gesichtsbogenübertragung

V. Herstellen des Gerüsts, Keramikaufbau und Provisorien

Nun wird eine Metallkappe als Basis für den Keramikaufbau hergestellt. Es kann auch eine Leichtmetallkappe aus Aluminium verwendet werden, was aus ästhetischer Sicht vorteilhafter ist. Einige Autoren weisen jedoch auf die Fragilität dieser Konstruktion hin.

VI. Einprobe nach Biskuitbrand

• Kontrolle und Optimieren der Kontaktpunkte, Okklusion und Ästhetik
• Kontrolle und Optimieren des Randschlusses

VII. Eingliedern der Provisorien

• Befestigen mit temporärem Zement
• Kontrollieren der Passgenauigkeit

VIII. Eingliedern des definitiven Zahnersatzes

- Befestigen mit temporärem Zement
- Kontrollieren der Passgenauigkeit

Der Erfolg der prothetischen Behandlung steht und fällt mit der Qualität der Diagnosestellung, der Konstruktion des Zahnersatzes und der Kommunikation zwischen Zahnarztpraxis und Dentallabor.

Literatur

1. Henry PJ, Tan AE, Uzawa S. Fit discrimination of implant-supported fixed partial dentures fabricated from implant level impressions made at stage I surgery. J Prosthet Dent 1997;77:265–270.
2. Hochwald DA. Surgical template impression during stage I surgery for fabrication of a provisional restoration to be placed at stage II surgery. J Prosthet Dent 1991;66:796–798.
3. Prestipino V, Ingber A. Implant fixture position registration at the time of fixture placement surgery. Pract Periodontics Aesthet Dent 1994;6:73–82.
4. Brånemark P-I, Zarb GA, Albrektsson T. Tissue-Integrated Prostheses. Chicago: Quintessence, 1985.
5. Fenton AH, Jamshaid A, Davis D. Osseointegrated fixture mobility [abstract 62]. J Dent Res 1987;66:144.
6. Spector MR, Donovan TE, Nicholls JI. An evaluation of impression techniques for osseointegrated implants. J Prosthet Dent 1990;63:444–447.
7. Adell RM, Lekholm U, Rockler B, Brånemark P-I. A 15-year study of osseointegrated implants in the treatment of the edentulous jaw. Int J Oral Surg 1981;10:387–416.
8. Albrektsson T, Jansson T, Lekholm U. Osseointegrated dental implants. Dent Clin North Am 1986;30:151–174.
9. Worthington P, Bolender CL, Taylor TD. The Swedish system of osseointegrated implants: Problems and complications encountered during a 4 year trial period. Int J Oral Maxillofac Implants 1987;2:77–84.
10. Sydiskis RJ, Gerhardt DE. Cytotoxicity of impression materials. J Prosthet Dent 1993;69:431–435.
11. Guez G, Hary F. Les empreintes en prothèse implantaire. Implant 1998;4:165–169.
12. Jendresen MD, Allen EP, Bayne SC, et al. Annual review of selected dental literature: Report of the American Academy of Restorative Dentistry. J Prosthet Dent 1994;72:68.
13. Carr AB. A comparison of impression techniques for a five-implant mandibular model. Int J Oral Maxillofac Implants 1991;6:445–455.
14. Mojon P, Oberholzer J, Meyer JM, Belser UC. Polymerization shrinkage of index and pattern acrylic resins. J Prosthet Dent 1990;64:684–688.
15. Assif D, Fenton A, Zarb G, Schmitt A. Comparative accuracy of implant impression procedures. Int J Periodontics Restorative Dent 1992;12:113–121.
16. Hsu CC, Millstein PL, Stein RS. A comparative analysis of the accuracy of implant transfer techniques. J Prosthet Dent 1993;69:588–593.
17. Humphries RM, Yaman P, Bloem TJ. The accuracy of implant master casts constructed from transfer impressions. Int J Oral Maxillofac Implants 1990;5:331–336.
18. Agar JR, Cameron SM, Hughbanks JC. Cement removal from restorations luted to titanium abutments with simulated subgingival margins. J Prosthet Dent 1997;78:43–47.
19. Jornéus L, Jemt T, Carlsson L. Loads and designs of screw joints for single crowns supported by osseointegrated implants. Int J Oral Maxillofac Implants 1992;7:353–359.
20. Kenneth SH, Reena CG. Cement-retained versus screw-retained implant restorations: Achieving optimal occlusion and esthetics in implant dentistry. J Prosthet Dent 1997;77:28–35.
21. Misch CE. Screw-retained versus cement-retained implant supported prostheses. Pract Periodontics Aesthet Dent 1995;7:15–18.
22. Misch CE. Principles for cement retained fixed implant prosthodontics. In: Contemporary Implant Dentistry. St Louis: Mosby, 1999:549–573.
23. Singer A, Serfaty V. Cement retained implant supported fixed partial dentures. Int J Oral Maxillofac Implants 1996;11:645–649.

KAPITEL 5

Behandlung von zahnlosen Patienten

M. Davarpanah/E. Cohen/O. Fromentin/H. Martínez/J.-L. Sauvan

Für die Behandlung von zahnlosen Patienten gelten folgende Kriterien:

– Erwartungshaltung des Patienten
– Ursache der Zahnlosigkeit
– Dauer der Zahnlosigkeit
– Psychologisches Profil
– Funktion und Erscheinungsbild der Prothesen

Indikationen für Implantate:

– Instabile herausnehmbare Prothese
– Unangenehme herausnehmbare Prothese
– Psychische Belastung durch herausnehmbare Prothese
– Realistische Erwartungshaltung

Absolute Kontraindikationen:

– Unrealistische Erwartungen an den Zahnersatz
– Psychische Erkrankungen
– Allgemeinerkrankungen
– Alkohol-, Medikamenten- oder Nikotinabhängingkeit

Relative Kontraindikationen:

– Ungenügendes Knochenvolumen
– Schlechte Knochenqualität
– Schlechter Hygienestatus

I. Diagnose

Die implantologische Diagnosestellung bei zahnlosen Patienten beruht auf den folgenden klinischen und radiologischen Untersuchungen:

– Erste Entscheidungsgrundlage für die Art des Zahnersatzes: Panoramaröntgenbild und Studienmodelle am Artikulator in zentrischer Relation mit Ermittlung der Bisshöhe
– Beurteilung der skelettalen Kieferrelationen und der Platzverhältnisse für den Zahnersatz[1]
– Bestätigung der Bisshöhe und des Platzangebots für die Implantatversorgung sowie optische Vorwegnahme des ästhetisch-funktionellen Behandlungsziels mit Hilfe der alten Vollprothese oder einer eigens angefertigten provisorischen Prothese
– CT-Aufnahmen mit einer Röntgenschablone zur Beurteilung des Knochens (Qualität und Volumen) an den vorgesehenen Implantationsstellen
– Definitive Entscheidung über die Anzahl, Art und Position der Implantate sowie über die Konstruktion des Zahnersatzes

II. Möglichkeiten der Behandlung

Welche Alternativen in Frage kommen, ist von den folgenden Faktoren abhängig:

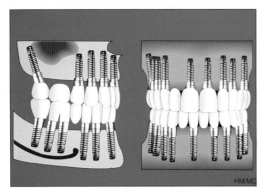

Abb. 5-1 Festsitzende implantatgetragene Brücken bei leichter Knochenresorption.

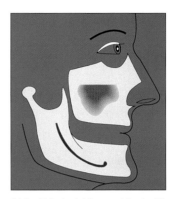

Abb. 5-2 Leicht resorbierte Alveolarfortsätze ohne ernsthafte intermaxilläre Diskrepanz.

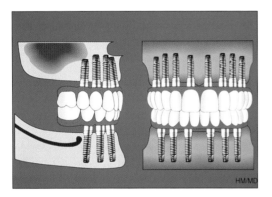

Abb. 5-3 Festsitzende implantatgetragene Prothesen bei leichter bis mittelschwerer Knochenresorption.

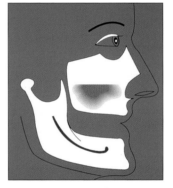

Abb. 5-4 Mittelschwer resorbierte Alveolarfortsätze.

– Ausmaß der Knochenresorption
– Verhältnis zwischen den Kieferbögen
– Ansprüche des Patienten
– Schlussfolgerungen aus der ästhetisch-funktionellen Beurteilung[2]

Grundsätzlich stehen folgende Alternativen zur Verfügung:

- Festsitzende implantatgetragene Brücke (Abb. 5-1 und 5-2)
  – leichte Knochenresorption ohne nennenswerte intermaxilläre Diskrepanz
- Festsitzende implantatgetragene Prothese (Abb. 5-3 und 5-4)

  – leichte Knochenresorption ohne nennenswerte intermaxilläre Diskrepanz
  – mittelschwere Knochenresorption ohne bzw. mit leichter intermaxillärer Diskrepanz
- Implantatgetragene Deckprothese (Abb. 5-5 und 5-6)
  – Knochenresorption mit erheblicher intermaxillärer Diskrepanz bzw. ungenügender Lippenunterstützung
- Kontraindikationen gegen Implantate (Abb. 5-7)
  – ausgedehnte Knochenresorption (unter Umständen rekonstruktibe Maßnahmen erwägen)

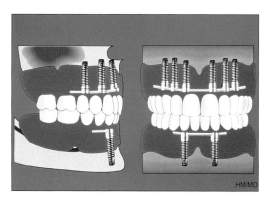

Abb. 5-5 Herausnehmbare implantatgetragene Deckprothese (Implantate stabilisieren die Prothese).

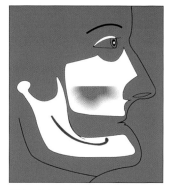

Abb. 5-6 Alveolarfortsätze mit fortgeschrittener Resorption.

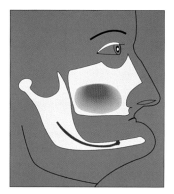

Abb. 5-7 Alveolarfortsätze mit ausgedehnter Resorption.

III. Behandlung

A. Beurteilung der Prothese

Vorhandene Prothesen mit ästhetisch-funktionellen Defiziten sind auf jeden Fall zu erneuern – gleichgültig, welche Lösung dem Zahnarzt ansonsten vorschwebt.

B. Ersteingriff: Einsetzen der Implantate

Um Probleme beim Einsetzen der Implantate (Lage, Austrittsprofil, Ausrichtung) zu vermeiden, kann man eine gut überlegte Prothesennachbildung als Bohrschablone verwenden.

C. Postoperative Phase

Zu Beginn der Einheilphase kann jeder Druck auf das Weichgewebe die Osseointegration gefährden. Daher sollte der Patient in den ersten 10–15 Tagen nach dem Eingriff möglichst keine herausnehmbare Prothese tragen. Danach werden die Nähte entfernt und die Prothese wird an den Implantationsregionen entlastet und mit einem elastischen Material unterfüttert.

D. Zweiteingriff

Beim zweiten Eingriff werden die Verschluss-schrauben gegen transmukosale Einheilpfosten oder die definitiven Sekundärteile ausgetauscht. Die Prothese wird im Bereich der Einheilpfosten ausgehöhlt und mit einem elastischen Material unterfüttert, damit sie stabil bleibt und die Implantate nicht durch Funktionskräfte überlastet werden. Die Innenseite der Prothese ist grundsätzlich nach jeder Veränderung zu unterfüttern.

E. Abformung

Nach einer Ausheilphase von 4–8 Wochen werden die Einheilpfosten entfernt und die Positionen sowie die zervikalen Austrittspunkte der Implantate über eine Abformung genau erfasst. Für gewebegestützte Prothesen muss der Abdruck die maximale tragende Oberfläche und die marginalen Konturen bei Belastung in Funktion darstellen.

Es gibt zwei Arten von Übertragungskappen, die bei der Abformung mit den Implantaten verschraubt werden können:

- Standardkappen werden zusammen mit einem konfektionierten Löffel verwendet und sind für den schwer zugänglichen Seitenzahnbereich besser geeignet als Pickup-Kappen.
- Pickup-Kappen werden zusammen mit einem gelochten Löffel verwendet, der Zugang zu den Schrauben bietet. Wenn man diese nun nach Aushärten der Abformmasse löst, kann man die Pickup-Kappen mit dem Abdruck abziehen, d. h., die Notwendigkeit des Reponierens im Abdruck mit Standardkappen entfällt.

F. Herstellen der Prothese

Die Studienmodelle werden mit frontal (vertikale Dimension) und sagittal (zentrische Okklusion)

eingestellter Okklusion einartikuliert. Das Konzept der Okklusion und Disklusion muss rational sein und der Anzahl und Lage der Implantate sowie dem Prothesentyp entsprechen.

Folgende Okklusionskonzepte sind möglich:

- Nach lingual gekippte Okklusion, die bei exzentrischen Bewegungen zu beiden Seiten balanciert ist
- „Wechselseitig geschützte" Okklusion, deren Parameter (Eckzahnführung und sagittaler Frontzahnstufe) perfekt unter Kontrolle sind
- Gruppengeführte Okklusion und Disklusion

Die anschließenden Arbeitsschritte variieren je nach dem vorgesehenen Prothesentyp. Zwei Bedingungen müssen aber auf jeden Fall erfüllt sein:

- Jede intraorale Einprobe (Modellgerüst, Biskuitbrand, Keramik) muss eine Beurteilung der ästhetischen und Funktionsparameter beinhalten.
- Die Implantatverbindungen sind klinisch und radiologisch auf ihre Passgenauigkeit zu überprüfen. Sie müssen sich leicht zusammenfügen und spannungsfrei verschrauben lassen.

G. Erhaltungsphase

Nach Fertigstellung der definitiven Prothese wird dem Patienten ein auf ihn zugeschnittenes Programm zur Mundhygiene empfohlen.

IV. Skelettale Relationen und Behandlungswahl

Die Beschaffenheit des Gegenkiefers, das Ausmaß der Knochenresorption sowie die skelettalen Kieferrelationen haben einen wesentlichen Einfluss auf Anzahl und Position der Implantate und auf die Konstruktion der Prothese.[2]

Die Bestimmung der Kieferrelationen ist

besonders wichtig, wenn aufgrund der Knochenresorption nur begrenzt viele Implantate möglich sind. Lange Freiendstrecken im Seitenzahnbereich erhöhen das Risiko von Komplikationen und Misserfolgen.

A. Klasse I

Eine Kieferrelation der Klasse I ist ideal. Die Behandlungswahl richtet sich in diesen Fällen nach dem vorhandenen Knochenvolumen.

B. Klasse II

Bei einer Kieferrelation der Klasse II ist der Unterkiefer gegenüber dem Oberkiefer nach distal verschoben. In dieser Situation ist die Lachlinie des Patienten und seine ästhetischen Ansprüche eingehend zu bewerten.

Lingual bzw. bukkal geneigte Implantatachsen im Bereich der unteren bzw. oberen Frontzähne lassen sich in dieser Situation nur sehr schwer realisieren. Die möglichen Konsequenzen – nämlich eine stark veränderte Lippenunterstützung bzw. Gesichtsästhetik – würden wahrscheinlich nicht der Erwartung des Patienten entsprechen. Man muss daher versuchen, die skelettale Diskrepanz mit prothetischen Mitteln auszugleichen.

1. Oberkiefer

- Festsitzende implantatgetragene Vollbrücken verursachen einen frontal offenen Biss.
- Festsitzende implantatgetragene Vollprothesen werden durch die okklusalen Kräfte im Seitenzahnbereich überbelastet. Diese Überbelastung kann über eine größere Zahl von Implantaten im Seitenzahnbereich ausgeglichen werden. Die distale Freiendstrecke darf maximal 10 mm betragen. Die Auswirkungen der Prothese auf die Ästhetik und das Sprechvermögen müssen frühzeitig ausgetestet werden.
- Bei deutlichen skelettalen Diskrepanzen sind implantatgetragene Deckprothesen die beste Wahl.

2. Unterkiefer

- Festsitzende implantatgetragene Vollbrücken verursachen bei deutlichen Diskrepanzen einen frontal offenen Biss. Bei moderaten Diskrepanzen lässt sich der offene Biss eventuell durch eine labiale Achsenneigung der Symphysen-Implantate ausgleichen.
- Festsitzende implantatgetragene Vollprothesen (Implantate zwischen den *Foramina mentales*) müssen eine kürzere Freiendstrecke als bei einer Klasse-I-Relation enthalten, damit die Okklusion im Bereich der Molaren gewährleistet ist. Wenn der offene Biss durch eine mesiale Freiendstrecke ausgeglichen werden soll, müssen zuvor die ästhetischen und funktionellen Auswirkungen dieser Vorgehensweise ausgetestet werden.
- Bei deutlichen Diskrepanzen sind wiederum implantatgetragene Deckprothesen die beste Wahl.

C. Klasse III

Bei einer Klasse-III-Relation ist der Unterkiefer gegenüber dem Oberkiefer mesial verschoben. Die genauen Anforderungen sind durch eine ästhetisch-funktionale Analyse des Einzelfalls zu klären.

1. Oberkiefer

- Bei ausreichendem Knochenvolumen lässt sich die skelettale Diskrepanz durch stärker nach bukkal geneigte Implantatachsen und eine entsprechende Prothesenkonstruktion reduzieren und im Idealfall sogar ganz korrigieren.
- Bei eingeschränktem Knochenvolumen lässt sich die Diskrepanz nur über die Prothesenkonstruktion ausgleichen. Bei deutlichen Diskrepanzen sind implantatgetragene Deckprothesen die beste Wahl.

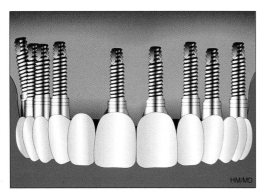

Abb. 5-8 Festsitzende implantatgetragene Brücke im Oberkiefer.

2. Unterkiefer

• Bei ausreichendem Knochenvolumen lässt sich die skelettale Diskrepanz durch stärker nach lingual geneigte Implantatachsen und eine entsprechende Prothesenkonstruktion reduzieren und im Idealfall sogar ganz korrigieren.

• Bei eingeschränktem Knochenvolumen lässt sich die Diskrepanz nur über die Prothesenkonstruktion ausgleichen. Bei deutlichen Diskrepanzen sind wiederum implantatgetragene Deckprothesen die beste Wahl.

Extreme Diskrepanzen bei Klasse II oder III müssen durch einen kieferchirurgischen Eingriff korrigiert werden.

V. Konstruktion des Zahnersatzes

A. Festsitzende implantatgetragene Vollbrücken

Diese Art von Suprakonstruktion kann mit den Sekundärteilen verschraubt oder auf diese zementiert werden (Abb. 5-8). Sie sitzt nicht definitiv fest, sondern kann vom Zahnarzt herausgenommen werden.

Vorteile (wie bei allen festsitzenden Restaurationen):

– Gutes ästhetisches Erscheinungsbild
– Kann vom Zahnarzt herausgenommen werden
– Ausgezeichneter Tragekomfort
– Häusliche Mundhygiene wie bei natürlichen Zähnen

Nachteile:

– Lippenunterstützung nicht immer leicht realisierbar
– Evtl. Abstriche beim Erscheinungsbild und Sprechvermögen
– Kein Ausgleich von intermaxillären Diskrepanzen

1. Chirurgische Aspekte

a. Zahl der Implantate

Wie viele Implantate erforderlich sind, richtet sich nach dem Ausmaß der Knochenresorption. In manchen Fällen wird man alle zahnlosen Regionen versorgen, um die Verankerungsfläche im Knochen zu maximieren (Abb. 5-9 bis 5-16). Weitere wesentliche Faktoren sind der Abstand zwischen den Implantaten sowie die Anforderungen an den Zahnersatz und an das Austrittsprofil.

b. Implantatdurchmesser

Der erforderliche Durchmesser variiert je nach Region und Morphologie des Knochens. Bei guter Kammbreite muss er dem zervikalen Durchmesser des ehemaligen Zahns entsprechen (Tabelle 5-1 und 5-2). Über das Austrittsprofil hat die Implantatstärke auch ästhetische Auswirkungen. Im Seitenzahnbereich wiederum ist die Länge der Implantate oft durch die Kieferhöhle bzw. den Unterkieferkanal begrenzt, so dass stärkere Implantate herangezogen werden, um die Verankerungsfläche zu maximieren.

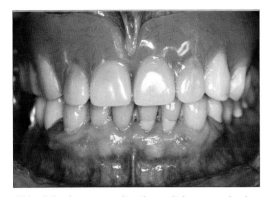

Abb. 5-9 Ausgangssituation mit herausnehmbarer Vollprothese im Oberkiefer. Die Patientin empfand den bukkalen Kunststoffrand der Prothese als unangenehm.

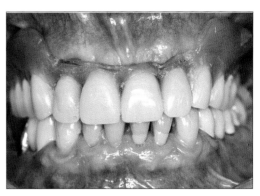

Abb. 5-10 Zustand nach Entfernen des bukkalen Kunststoffrandes.

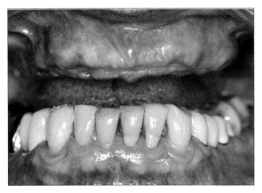

Abb. 5-11 Leicht resorbierter Alveolarfortsatz

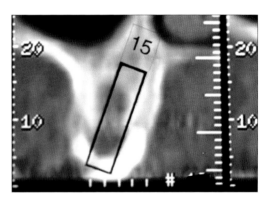

Abb. 5-12 CT-Schrägaufnahme mit sehr gutem Knochenvolumen.

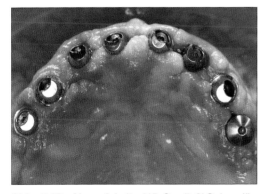

Abb. 5-13 Abgewinkelte (15 Grad) 3i-Sekundärteile 15 Tage nach dem Zweiteingriff.

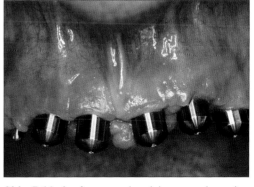

Abb. 5-14 Ausformung der sich regenerierenden Gingiva durch Einheilkappen aus Titan.

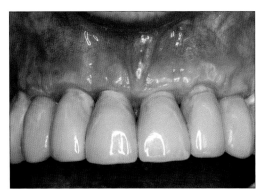

Abb. 5-15a Festsitzende implantatgetragene Vollbrücke nach sechsmonatiger Belastung (Dr. E. Cohen).

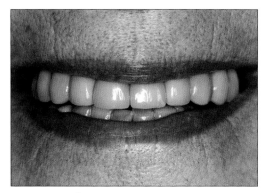

Abb. 5-15b Ästhetisch gelungener Zahnersatz.

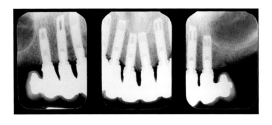

Abb. 5-16 Röntgenaufnahme nach einjähriger Belastung.

c. Einsetzen der Implantate

Die Entscheidung über den Durchmesser und die Länge der Implantate muss also auf einer dreidimensionalen Bewertung des vorhandenen Knochenvolumens beruhen.

- Mesiodistale Ebene: Bei einer ausreichenden Knochenbreite (mindestens 6 mm) richtet sich die Zahl der Implantate nach dem mesiodistalen Platzangebot, wobei für Implantate mit geringem Durchmesser naturgemäß andere Regeln gelten als für Standardimplantate. Der Abstand zwischen den Implantaten muss mindestens 3 mm betragen.
- Bukkolinguale Ebene: Bukkal und lingual müssen die Implantate mindestens von 1 mm Knochen umgeben sein. Insgesamt ist also folgendes Knochenangebot erforderlich:
  - Standardimplantate: ≥ 6 mm
  - Implantate mit großem (5 mm) Durchmesser: ≥ 7 mm
  - Implantate mit kleinem (3,25 mm) Durchmesser: ≥ 5 mm

Das Implantat sollte idealerweise immer im Mittelpunkt der vorgesehenen Krone liegen. Die ideale Achsenausrichtung für den Zahnersatz wird über die einartikulierten Studienmodelle sowie die Wachsmodellation bestimmt. Mit Hilfe der Röntgenaufnahme kann ein Abgleich mit dem CT-Modell stattfinden. Anhand der CT-Schrägschnittbilder lässt sich feststellen, ob die Implantate entlang der idealen Achsenausrichtung für den Zahnersatz positioniert werden können. Der untere Seitenzahnbereich ist häufig durch eine übermäßig starke linguale Konkavität gekennzeichnet. In dieser Situation bieten sich zwei Lösungen an:

- Implantate mit reduziertem Durchmesser (wenn möglich)
- Veränderte Achsenausrichtung der Implantate

Tabelle 5-1 Durchschnittliche Zahngrößen im Oberkiefer und empfohlene Implantatstärken

Zahn	Zervikal-mesiodistal (mm)	Zervikal-bukkolingual (mm)	Empfohlener Durchmesser
Mittlere Schneidezähne	7,0	6,0	normal oder groß
Seitliche Schneidezähne	5,0	5,0	normal oder klein
Eckzähne	5,5	7,0	normal oder groß
Erste Prämolaren	5,0	8,0	normal
Zweite Prämolaren	5,0	8,0	normal
Erste Molaren	8,0	10,0	groß
Zweite Molaren	8,0	9,0	groß

Tabelle 5-2 Durchschnittliche Zahngrößen im Unterkiefer und empfohlene Implantatstärken

Zahn	Zervikal-mesiodistal (mm)	Zervikal-bukkolingual (mm)	Empfohlener Durchmesser
Mittlere Schneidezähne	3,5	5,5	klein
Seitliche Schneidezähne	4,0	5,5	klein
Eckzähne	5,0	6,5	normal
Erste Prämolaren	5,0	7,0	normal
Zweite Prämolaren	5,0	8,0	normal
Erste Molaren	8,5	9,0	groß
Zweite Molaren	8,0	9,0	groß

• Apikokoronale Ebene: Die vorhandene Knochenhöhe sollte durch angemessen lange Implantate optimal genutzt werden. Eine bikortikale Verankerung erhöht die Primärstabilität. Wenn die Verankerungsfläche durch eine geringe Knochenhöhe reduziert ist, müssen mehr Implantate und nach Möglichkeit auch durchmesserverstärkte verwendet werden.

– In Seitenzahnbereichen mit 8–10 mm Knochenhöhe bei geringer Knochenbreite sind kurze Standardimplantate angezeigt.
– Kurze Standardimplantate sind mit erhöhten Misserfolgsraten verbunden.
– Gut versenkte Implantate werden durch die herausnehmbare Prothese in der Einheilphase nicht überbelastet.

2. Prothetische Aspekte

a. Platzangebot für den Zahnersatz

Das Platzangebot ist von der vertikalen Dimension abhängig (Abb. 5-17 bis 5-22). Das Längenverhältnis zwischen Kronen und Implantaten hat entscheidende Auswirkungen auf die Prognose des Zahnersatzes. Je länger das Implantat, umso besser die Prognose. Die Knochenanalyse und das Platzangebot entscheiden über die Auswahl der Implantate und die Brückenkonstruktion.

b. Achsenneigung der Implantate

Die Implantate sollten möglichst so gesetzt werden, dass sie der Achsenausrichtung des Zahnersatzes entsprechen. In manchen Fällen kann man sich mit abgewinkelten Sekundärteilen behelfen. Auf Implantate, die aufgrund einer erheblichen Achsenfehlstellung das

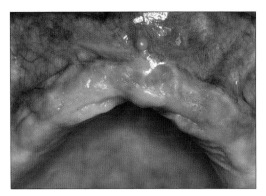

Abb. 5-17 Okklusale Ansicht eines Oberkieferknochens mit fortgeschrittener Alveolarfortsatzresorption (Patientin mit hohen ästhetischen Ansprüchen).

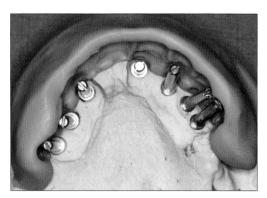

Abb. 5-18 Die Abformung erfolgte direkt auf den Implantatköpfen. Meistermodell mit bukkalem Index.

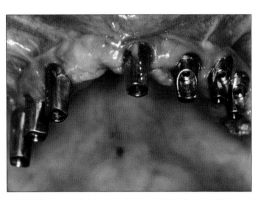

Abb. 5-19 Individuelle Sekundärteile rechts und abgewinkelte (15 Grad bzw. 25 Grad) Sekundärteile links (zur Korrektur der Implantatachsen).

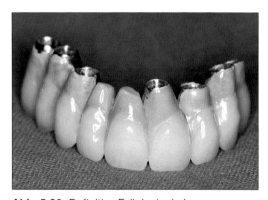

Abb. 5-20 Definitive Brücke im Labor.

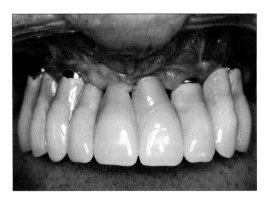

Abb. 5-21 Festsitzende implantatgetragene Vollbrücke im Mund der Patientin. Es handelte sich um einen Grenzfall, bei dem dieser Prothesentyp gerade noch angezeigt war.

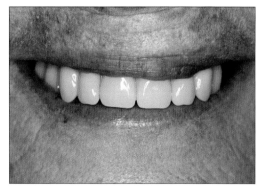

Abb. 5-22 Lachlinie der Patientin (Zahnersatz: Dr. E. Cohen).

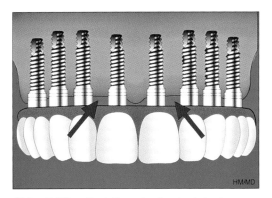

Abb. 5-23 Festsitzende implantatgetragene Prothese im Oberkiefer.

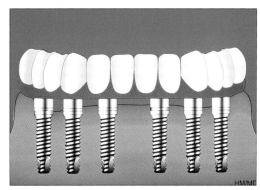

Abb. 5-24 Festsitzende implantatgetragene Prothese im Unterkiefer.

Eingliedern der Brücke erschweren, sollte nach Möglichkeit ganz verzichtet werden.

c. Austrittspunkt der Implantate

Implantate, deren Austrittspunkt in einem Zahnzwischenraum liegt, sind nicht nur unästhetisch, sondern erschweren auch die Mundhygiene. Ob derartige Implantate sinnvoll zu nutzen sind, ist fraglich.

d. Stufenweise Belastung

In Seitenzahnbereichen mit schlechtem oder geringem Knochenangebot sollten die Implantate besser langsam an das definitive Belastungsniveau herangeführt werden. Der Patient sollte hierzu mindestens ein Jahr lang Kunststoffprovisorien tragen, um die Implantate von okklusalen Kräften zu entlasten und so die Osseointegration zu stärken.

e. Verschraubte oder zementierte Brücke

Die Befestigungsmethode ist in vielen Fällen von sekundärer Bedeutung, wenngleich die Entscheidung im Hinblick auf die Position und Achsenausrichtung der Implantate sowie die ästhetischen Anforderungen sehr wohl gerechtfertigt sein muss. Gleichgültig, für welche Methode man sich entscheidet: Wir raten zu

einer Konstruktion, die das Herausnehmen der Brücke erleichtert.

B. Festsitzende implantatgetragene Vollprothesen

Festsitzende implantatgetragene Vollprothesen werden mit den Sekundärteilen verschraubt (Abb. 5-23 und 5-24). Sie sind bei Patienten mit mittelschwerer Knochenresorption angezeigt, für die eine implantatgetragene Brücke nicht geeignet ist.

Vorteile:

– Festsitzender Zahnersatz
– Keine palatinale Abdeckung
– Kann vom Zahnarzt herausgenommen werden
– Annehmbarer Tragekomfort

Mögliche Nachteile:

– Erschwerte Mundhygiene
– Beeinträchtigungen beim Sprechen (obere Zahnreihe)
– Erscheinungsbild bei hoher Lachlinie (Sichtbarkeit der Metallteile)[3]
– Mangelnde Lippenunterstützung

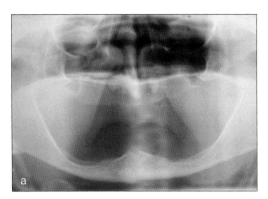
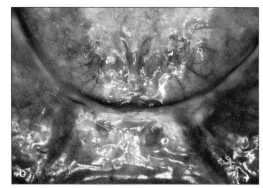

Abb. 5-25a und 5-25b Röntgen- und Fotoaufnahme eines zahnlosen Kiefers mit fortgeschrittener Knochenresorption im Seitenzahnbereich.

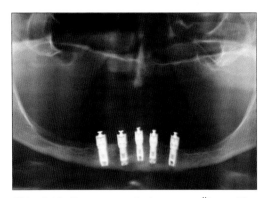

Abb. 5-26 Panoramaaufnahme zum Überprüfen der befestigten Sekundärteile.

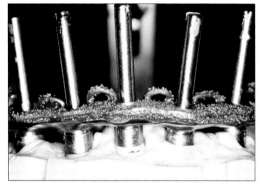

Abb. 5-27 Metallgerüst mit Führungsstiften im Labor.

1. Chirurgische Aspekte

a. Zahl der Implantate

Wie viele Implantate erforderlich sind, richtet sich nach der Zahnbogenform und dem Knochenvolumen. Im Unterkiefer (Abb. 5-25 bis 5-39) lassen sich mit sechs Implantaten mesial der *Foramina mentales* hervorragende Ergebnisse erzielen.[4] Wenn nötig, genügen eventuell auch vier bis fünf Implantate (Abb. 5-31 und 5-32). Im Oberkiefer (Abb. 5-33 bis 5-38) sind mindestens sechs Implantate mit einer Länge von über 10 mm empfehlenswert, ideal sind acht Implantate.[5]

b. Einsetzen der Implantate

Die Entscheidung über die Zahl, den Durchmesser und die Länge der Implantate muss auf einer dreidimensionalen Bewertung des vorhandenen Knochenvolumens beruhen. Für ein Implantat mit Standarddurchmesser ist eine Knochenbreite von mindestens 6 mm erforderlich. Als Kriterium für die Zahl der Implantate wird häufig das mesiodistale Platzangebot mesial der Kieferhöhlen bzw. zwischen den *Foramina mentales* herangezogen (Tabelle 5-3).

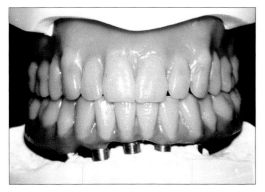

Abb. 5-28 Wachsmodellation am Artikulator.

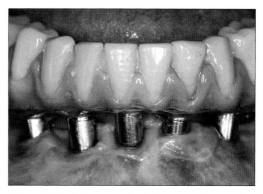

Abb. 5-29 Intraorale Ansicht der festsitzenden Vollprothese (Dr. F. Vidjak).

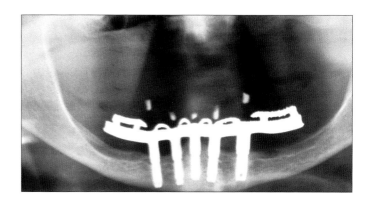

Abb. 5-30 Panoramaaufnahme nach einjähriger Belastung.

c. Knochenanatomie und Implantatachsen

Wenn die Zahnlosigkeit schon lange besteht, ist von einer ausgedehnten vertikalen bzw. horizontalen Knochenresorption auszugehen. Klinisch zeigt sich in diesem Fall eine veränderte Kontur des Alveolarfortsatzes. Oft ist auch eine intermaxilläre Diskrepanz zu beobachten, da der Knochenabbau im Oberkiefer zentripetal, im Unterkiefer aber zentrifugal fortschreitet. Dieses klinische Erscheinungsbild ist am Artikulator zu verifizieren. Leichte intermaxilläre Verschiebungen können über die Position der Implantate ausgeglichen werden, bei starken Verschiebungen kommen zwei Möglichkeiten in Frage:

– Herausnehmbare implantatgetragene Deckprothese
– Operative Rekonstruktion des Knochens

Tabelle 5-3 Mesiodistales Platzangebot und Zahl der Implantate

Mesiodistale Knochenbreite	Zahl der Implantate (Standardimplantate)
29 mm	4
36 mm	5
43 mm	6
50 mm	7
57 mm	8

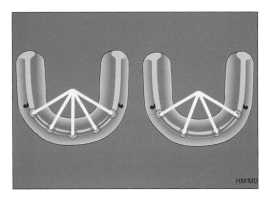

Abb. 5-31 Wie viele Implantate im Unterkiefer erforderlich sind, richtet sich nach dem Platzangebot zwischen den *Foramina mentales.*

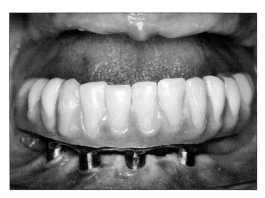

Abb. 5-32 Intraorale Ansicht einer festsitzenden Vollprothese im Unterkiefer auf vier 18 mm langen Implantaten (Dr. F. Vidjak).

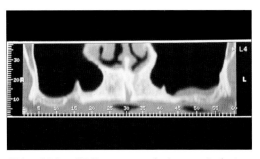

Abb. 5-33 CT-Panoramaaufnahme mit fortgeschrittener Knochenresorption.

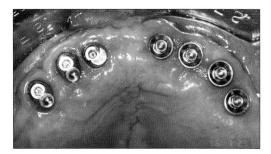

Abb. 5-34 Sieben 3i-Standardimplantate nach dem Zweiteingriff mit vier konventionellen Sekundärteilen links und abgewinkelten Sekundärteilen rechts (mesial 15°, distal 25°).

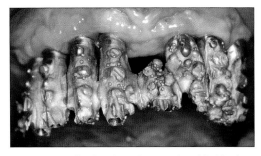

Abb. 5-35a Gerüsteinprobe vor dem Verblocken (Ziel: passiver Sitz des Gerüsts).

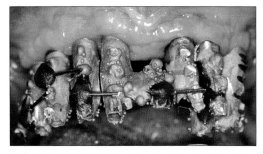

Abb. 5-35b Verblocken des Gerüsts im Mund der Patientin.

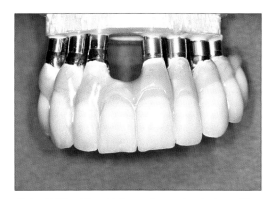

Abb. 5-36 Oberkieferprothese im Labor. Man beachte, wie viel rosafarbener Kunststoff zum Ausgleichen des Knochenabbaus benötigt wird.

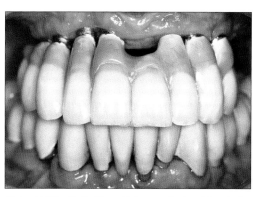

Abb. 5-37 Definitiver Zahnersatz im Mund der Patientin (Dr. P. Raygot).

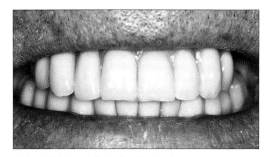

Abb. 5-38 Lachlinie der Patientin.

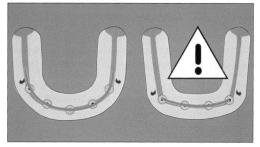

Abb. 5-39 Diese Illustration zeigt links einen Kieferbogen, in dem die Implantate kreisförmig angeordnet werden können, was aus mechanischer Sicht sehr vorteilhaft ist. Der rechte Kieferbogen hingegen hat eine eckige Form, sodass die Implantate linear angeordnet werden müssen, was viel ungünstiger ist.

2. Prothetische Aspekte

a. Zahnbogenform und Konstruktion der Prothese (Abb. 5-39)

- In eiförmigen Kieferbögen lassen sich die Implantate kreisförmig anordnen, was biomechanisch sehr vorteilhaft ist und eventuell auch längere Freiendstrecken zulässt. Deren Länge bemisst sich nach dem Abstand zwischen den an weitesten distal gelegenen Implantaten.

- In rechteckigen Kieferbögen mit mesial austretendem Unterkiefernerv müssen die Implantate linear angeordnet werden. Längere Freiendstrecken sind in diesem Fall kontraindiziert.

b. Platzangebot für den Zahnersatz

Das Platzangebot ist von der vertikalen Dimension abhängig, die bei diesem Prothesentyp mindestens 7 mm betragen muss (Gerüst und mit ausreichender Retention versehene Verblen-

127

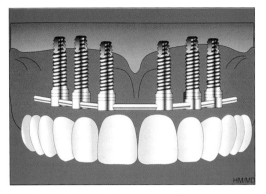

Abb. 5-40 Herausnehmbare implantatgetragene Deckprothese im Oberkiefer.

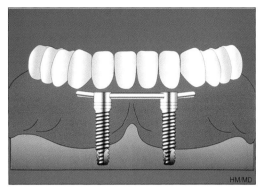

Abb. 5-41 Herausnehmbare implantatgetragene Deckprothese im Unterkiefer.

dung). Das Verankerungsverhältnis zwischen der Prothese und den Implantaten hat entscheidende Auswirkungen auf die Prognose des Zahnersatzes. Die Zahl der Implantate sowie ihr Durchmesser und ihre Länge müssen dem Platzangebot entsprechen.

Bei lange bestehender Zahnlosigkeit nehmen die Kaukräfte nach Belasten der Implantate sehr zu (in zwei Monaten etwa um 85 %) und können so Frakturen am Zahnersatz verursachen.

c. Achsenausrichtung und Ästhetik

Die bukkolinguale Achsenneigung der Implantate ist für die Funktion und das Erscheinungsbild der Prothese von wesentlicher Bedeutung. Implantate, die am bukkalen Austrittspunkt freiliegen, sind unästhetisch. Abgewinkelte Sekundärteile können dieses Manko eventuell beseitigen. Eine obere Zahnreihe mit sichtbarem Prothesenrand und mangelnder Lippenunterstützung bedeutet, dass das Behandlungsziel eindeutig verfehlt wurde.

d. Alternative Prothese

Bei Vorliegen einer intermaxillären Diskrepanz mit mangelnder Lippenunterstützung im Oberkiefer kann eine „Doppelstegprothese" angezeigt sein. Dabei handelt es sich um einen sehr speziellen Prothesentyp, der über ein präzisionsgefrästes Steg-Attachment mit den Implantaten verschraubt wird. Die herausnehmbare Prothese hat einen weiteren Metallsteg als integralen Bestandteil, der über einen Seitenriegel oder ein axiales Geschiebe am ersten Steg befestigt wird.

C. Herausnehmbare implantatgetragene Deckprothesen

Diese Deckprothesen werden vom Knochen abgestützt (Abb. 5-40 und 5-41). Die Stabilität und Retention des Zahnersatzes wird von der Prothese und den Implantaten gemeinsam gesichert, die Verbindung zwischen beiden kann mit mechanischen Komponenten, Magneten oder einem Steg erfolgen.[6,7] Der Patient muss die Prothese herausnehmen und reinigen.

Vorteile:

– Stabile herausnehmbare Prothese
– Einfachere häusliche Mundhygiene
– Gute Ästhetik bei hoher Lachlinien („gummy smile")
– Einfachere Beeinflussung des Lippenprofils
– Einfacherer Ausgleich von intermaxillären Diskrepanzen

1. Chirurgische Aspekte

a. Zahl der Implantate

In der Vergangenheit wurden für Deckprothesen im Frontzahnbereich vier Implantate empfohlen. Mittlerweile legen Längsschnittstudien nahe, dass ähnlich viele Implantate wie für festsitzende Prothesen erforderlich sind – d. h., sechs Implantate mit einer Länge von mindestens 10 mm sollten möglichst nicht unterschritten werden. Für implantatgetragene Deckprothesen im Oberkiefer ist eine Misserfolgsrate von 25 % dokumentiert, wobei die Erfolgsaussichten mit weniger als fünf Implantaten besonders schlecht sind.[3,8–10]

Im Unterkiefer lassen sich mit zwei bis vier mindestens 10 mm langen Symphysen-Implantaten ausgezeichnete Ergebnisse erzielen.[11] Parallele Implantatachsen erleichtern die Herstellung des Zahnersatzes.

b. Änderungen im Behandlungsplan

Beim Planen von herausnehmbaren Vollprothesen muss man bedenken, dass die Implantate gegebenenfalls auch für eine festsitzende Prothese taugen sollten. Ferner muss die Möglichkeit für weitere Implantate in einem zweiten Eingriff gewahrt bleiben. Solche Änderungen im Behandlungsplan können aus psychologischen, funktionellen oder ästhetischen Gründen in manchen Situationen gerechtfertigt sein.

2. Prothetische Aspekte

a. Platzangebot für den Zahnersatz

Das Platzangebot ist von der vertikalen Dimension abhängig. Die Zwischenkonstruktion erfordert aus Gründen der Stabilität eine Mindesthöhe von 7 mm. Bei eingeschränktem Platzangebot ist es besser, die Verbindungsteile direkt mit den Implantaten zu verschrauben.

b. Achsenneigung der Implantate

Parallele Implantatachsen erleichtern die Herstellung des implantatgetragenen Stabilisierungssystems und verhindern eine frühzeitige Abnutzung der diversen Verbindungsteile unter einem Kugelankersystem. In vielen Fällen ist ein Ausgleichssystem für Achsenfehlstellungen erforderlich.

c. Verbindungssysteme

- Steganker (Abb. 5-42 bis 5-46): Dieser wird im Dentallabor hergestellt und mit speziellen Sekundärteilen verschraubt, die wiederum mit den Implantaten verschraubt sind. Die Prothese selbst wird mittels Retentionsclips an diesem Steg befestigt.[12]

  Die Anzahl der Clips (ein Clip, mehrere Clips oder Retentionsschiene) hängt davon ab, wie lang sie sind, wo sie sich befinden und wie der Steg beschaffen ist (Hadder, Dolder oder Ackermann). Es sollte versuchet werden, einen Kompromiss zwischen Retentions-Stabilitäts-Verhältnis und Druckbegrenzung zu finden.[10] Bei eingeschränkten Platzverhältnissen kann auf die Sekundärteile verzichtet und den Steg direkt mit den Implantaten verschraubt werden.

- Magnetanker: Dieses Verbindungssystem zwischen Prothese und Implantaten kommt ohne mechanische Komponente aus. Die auf die Implantate übertragenen Funktionsbelastungen werden reduziert.

  Magnetanker haben viele dokumentierte Nachteile:
  - Korrosion und Verschleiß der Magneten
  - Elastizität nicht beurteilbar
  - Abnutzung der Magneten durch die rutschende Prothese
  - Evtl. Stomatitis oder Gingivahyperplasie durch die rutschende Prothese
  - Schlechtere Retention als bei mechanischen Verbindungen

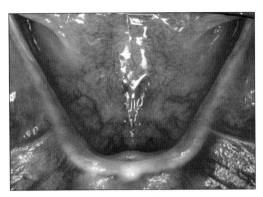 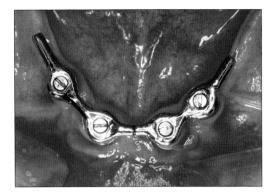

Abb. 5-42 Ausgangssituation mit zahnlosem Unterkiefer.

Abb. 5-43 Zustand nach Verschrauben des Stegs mit vier Implantaten.

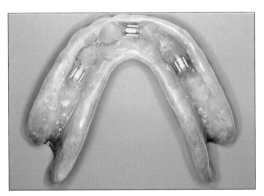

Abb. 5-44 Auflagefläche der Prothese mit drei Retentionsclips zum Steg (Dr. J. Moon).

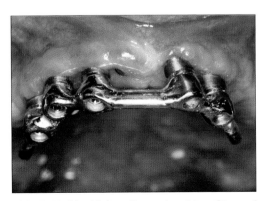 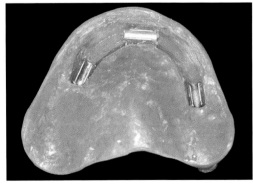

Abb. 5-45 Oberkiefer mit verschraubtem Steg auf fünf Implantaten (Mindestlänge: 13 mm).

Abb. 5-46 Auflagefläche der Prothese mit drei Retentionsclips (Dr. E. Cohen).

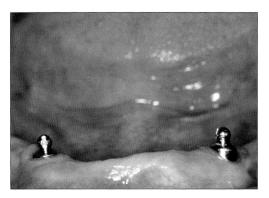

Abb. 5-47 Zwei Kugelanker im Unterkiefer.

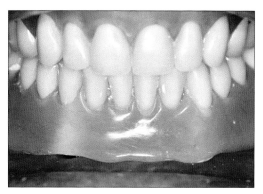

Abb. 5-48 Herausnehmbare Vollprothese im Oberkiefer und implantatgetragene Deckprothese im Unterkiefer (Dr. O. Fromentin).

- Kugelanker (Abb. 5-47 und 5-48): Hierbei handelt es sich um ein Verbindungssystem, bei dem der Bolzenteil normalerweise mit dem Implantat verschraubt ist, während der Hülsenteil das Retentionselement trägt (Metallflügel, elastischer Silikongummiring, Nylon- oder Teflonkappe).[10]
- Mechanische Anker: Dieses System beruht auf Retentionselementen aus Edel- bzw. Nichtedelmetallen oder aus elastischen bzw. viskoelastischen (Nylon, Teflon, Silikongummi) Materialien.

Varianten:

- – Anker mit reduzierter Länge bzw. umgekehrtem Funktionsprinzip (Bolzenteil in die Prothese integriert) erleichtern die Behandlung bei eingeschränkten Platzverhältnissen (vertikale Dimension, interalveolärer Abstand, Makroglossie).
- – Abgewinkelte Anker können eine frühzeitige Abnutzung der Retentionselemente durch divergierende Implantatachsen (Spannung!) verhindern.
- – Druckbegrenzende Anker können starr sein oder den Zahnersatz entlasten.

Je mehr Spiel das Verbindungssystem zulässt (vertikal: 4–10 mm, ggf. auch Rotation), desto weniger werden die Implantate von den Funktionskräften belastet. Die Prothese wird in diesem Fall weitgehend von der Schleimhaut getragen, während die Ankerverbindung die Prothese nur noch seitlich stabilisiert und gegen abziehende Kräfte schützt. Die Erfolgsrate für implantatgetragene Deckprothesen im Unterkiefer ist – im Gegensatz zum Oberkiefer – ausgezeichnet.

Literatur

1. Engelman MJ. Clinical Decision Making and Treatment Planning in Osseointegration. Chicago: Quintessence, 1996.
2. Desjardins RP. Prosthesis design for osseointegrated implants in the edentulous maxilla. Int J Oral Maxillofac Implants 1992;7:311–320.
3. Hemmings KW, Schmitt A, Zarb GA. Complications and maintenance requirements for fixed prostheses and overdentures in the edentulous mandible: A 5-year report. Int J Oral Maxillofac Implants 1994;9:191–196.
4. Quirynen M, Naert I, van Steenberghe D. A study of 589 consecutive implants supporting complete fixed prostheses. Part I: Periodontal aspects. J Prosthet Dent 1992;68:655–663.

5. Jemt T. Fixed implant-supported prostheses in the edentulous maxilla: A five-year follow-up report. Clin Oral Implants Res 1994;5:142–147.

6. Cune MS, De Putter C. A comparative evaluation of some outcome measures of implant systems and suprastructure types in mandibular implant overdenture treatment. Int J Oral Maxillofac Implants 1994; 9:548–555.

7. Quirynen M, Naert I, van Steenberghe D, Teerlinck J, Dekeyser C, Theuniers G. Periodontal aspects of osseointegrated fixtures supporting an overdenture: A 4-year retrospective study. J Clin Periodontol 1991; 18:719–728.

8. Engquist B, Bergendal T, Kallus T, Linden U. A retrospective multicenter evaluation of osseointegrated implants supporting overdentures. Int J Oral Maxillofac Implants 1988;3:129–134.

9. Johns RB, Jemt T, Heath MR. A multicenter study of overdentures supported by Brånemark implants. Int J Oral Maxillofac Implants 1992;7:513–522.

10. Slonim C, Fromentin O, Tarounine M. Les prothèses adjointes supra-implantaires. J Parodontol Implantol Orale 1995;14:295–306.

11. Naert I, Quirynen M, Hooghe M. A comparative prospective study of splinted and unsplinted Brånemark implants in mandibular overdenture therapy. A preliminary report. Int J Prosthodont 1994;7: 486–492.

12. Kramer A, Weber H, Benzing U. Implant and prosthetic treatment of the edentulous maxilla using a bar-supported prosthesis. Int J Oral Maxillofac Implants 1992;7:251–255.

KAPITEL 6

Behandlung von teilbezahnten Patienten

H. Martínez/M. Davarpanah/F. Lamond/G. Audi/J.-F. Tecucianu

Für die Behandlung von teilbezahnten Patienten mit Schaltlücken oder Freiendsituation gelten folgenden Kriterie:

– Prothetischer Wert der verbleibenden Zähne
– Ausmaß der Zahnlosigkeit
– Situation der Zahnlosigkeit
– Alter des Patienten
– Ursache des Zahnverlustes
– Platzangebot für den Zahnersatz
– Ansprüche des Patienten[1]

Implantate sind in folgenden Fällen angezeigt:

– Fehlende oder nicht nutzbare Pfeilerzähne
– Zahnlose Bereiche mit intakten Nachbarzähnen (Abb. 6-1)
– Realistische Erwartungen des Patienten
– Unzufriedenheit mit herausnehmbarer Prothese
– Psychologisches Profil

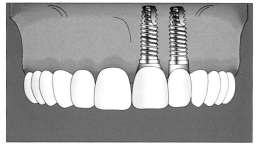

Abb. 6-1 Schaltlücke im Frontzahnbereich mit implantatgetragenem Zahnersatz.

– Provisorischer Zahnersatz
– Erneute Beurteilung des Parodonts
– Ersteingriff (Einsetzen der Implantate)
– Zweiteingriff (Befestigen der Sekundärteile)
– Provisorischer Zahnersatz
– Definitiver Zahnersatz
– Erhaltungsprogramm

I. Behandlungsplanung

Die Behandlungsplanung umfasst folgende Schritte:

– Ggf. akute Behandlung
– Motivation zur Mundhygiene
– Erste Vorbehandlung des Parodonts
– Extraktion nicht erhaltungswürdiger Zähne
– Zahnversorgung (konservative bzw. endodontische Maßnahmen)

II. Teilbezahnung im Frontbereich

A. Chirurgische Aspekte

Viele Patienten stellen an den Frontzahnbereich hohe ästhetische Ansprüche.[2]

1. Beurteilung der Lachlinie

Die Lage und Ausprägung der Oberlippe wird von folgenden Faktoren beeinflusst:

– Kontraktionsstärke der mimischen Muskulatur
– Anatomie der Weichgewebestrukturen und des Knochens

Der untere Oberlippenrand bestimmt den sichtbaren Anteil der oberen Frontzahnreihe. Grundsätzlich kann man zwischen folgenden Lächeltypen unterscheiden:

– Niedrige Lachlinie: Sichtbarkeit der unteren Zahnflächen
– Mittlere Lachlinie: Sichtbarkeit der Interdentalpapillen
– Hohe Lachlinie: Sichtbarkeit der Gingiva (ca. 10 % aller Patienten)

Der sichtbare Anteil der Gingiva beim Lächeln ist ein wesentlicher ästhetischer Faktor. Die Arbeit am Weichgewebe ist oft heikel und zeitaufwendig. Trotzdem ist das ästhetische Resultat nicht immer genau abzusehen. Implantatgetragene Versorgungen im zahnlosen Frontzahnbereich können also durchaus kontraindiziert sein.

2. Anatomische Grenzen

Eine CT-Aufnahme gibt Aufschluss über die Lage und Form des *Canalis incisivus*. Wenn dieser sehr groß ist, können die Implantate nicht angemessen positioniert werden, was zwangsläufig das ästhetische Erscheinungsbild beeinträchtigt.[3] Auch die Mittellinie ist zu berücksichtigen, da ohne mesiodistale Übereinstimmung der oberen und unteren Frontzahnreihe kein harmonisches Lächeln möglich ist.

3. Einsetzen der Implantate

Die Entscheidung über die Zahl, den Durchmesser und die Länge der Implantate muss auf einer dreidimensionalen Bewertung des vorhandenen Knochenvolumens beruhen (Abb. 6-2 bis 6-5).[4]

a. *Mesiodistale Ausdehnung des zahnlosen Bereichs*

Jeder zahnlose Bereich ist von der Mittellinie ausgehend zu messen. Diese mesiodistale Ausdehnung bildet – vorausgesetzt, die Knochenbreite beträgt mindestens 6 mm – die Berechnungsgrundlage für die Zahl der Standardimplantate (Tabelle 6-1).

Wenn die mesiodistalen Standardbreiten unterschritten werden, sollten weniger Implantate veranschlagt werden, da zu enge Abstände die Herstellung des Zahnersatzes und in weiterer Folge auch die Mundhygiene erschweren würden. Enge Abstände zu den angrenzenden natürlichen Zähnen wiederum können zu Papillenverlust und Gingivarezession führen.

Unterschiedliche Implantatdurchmesser ermöglichen eine optimale Einteilung des vorhandenen Platzangebots. Bei längeren mesiodistalen Strecken etwa können, wenn das Knochenangebot dies zulässt, die mittleren Schneidezähne und eventuell auch die Eckzähne mit durchmesserverstärkten Implantaten versorgt werden. Wenn umgekehrt das Platzangebot im Bereich der oberen seitlichen bzw. unteren Schneidezähne bedenklich klein ist, können statt drei Standardimplantaten schmälere Implantate erwogen werden.

b. *Bukkolinguale Ebene*

Bukkal und lingual müssen die Implantate mindestens von 1 mm Knochen umgeben sein. Für Standardimplantate mit einem Durchmesser von 3,75 mm ist demnach eine Knochenbreite von 5,75 mm erforderlich, für die schmäleren 3,25-mm-Implantate sind es mindestens 5,25 mm und für die stärkeren 5-mm-Implantate mindestens 7 mm. Ob der Zahnersatz zementiert oder verschraubt werden soll, ist vom koronalen Ausrtrittspunkt abhängig.

• Bei verschraubten Restaurationen muss die Zugangsöffnung zur Schraube des Sekundärteils lingual bzw. palatinal angelegt werden – idealerweise zwischen der Schneidekante und dem *Cingulum* der vorgesehenen Krone.
• Bei zementierten Restaurationen kann sich die Schraube des Sekundärteils auch in einer bukkalen Position befinden.

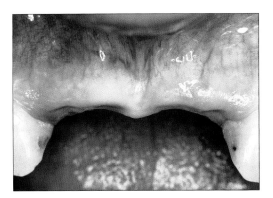

Abb. 6-2 Schaltlücke in der oberen Zahnreihe.

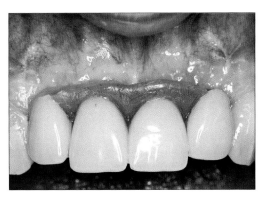

Abb. 6-3 Herausnehmbarer provisorischer Zahnersatz 6 Monate nach Insertion der Implantate.

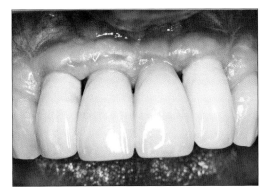

Abb. 6-4 Definitiver Zahnersatz auf drei Implantaten im Bereich der seitlichen Schneidezähne und des rechten mittleren Schneidezahns (Dr. E. Cohen).

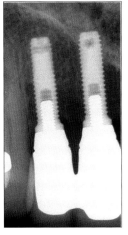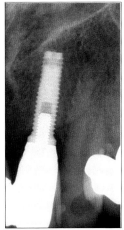

Abb. 6-5 Röntgenkontrollen nach einjähriger Belastung.

– Extrem bukkale Implantatachsen führen zu einem unästhetischen Austrittsprofil und potenziell zu einer Gingivarezession, außerdem bleibt häufig das Metallgerüst sichtbar.
– Extrem linguale Implantatachsen müssen durch bukkal überkonturierte Kronen ausgeglichen werden, was die Mundhygiene erschwert oder gar unmöglich macht.

Tabelle 6-1 Zahl der Implantate relativ zum mesiodistalen Platzangebot

Mesiodistales Platzangebot (mm)	Empfohlene Standardimplantate
7	1
15	2
22	3
29	4
36	5

c. Apikokoronale Ebene

Die Implantatlänge sollte vorzugsweise mindestens 10 mm betragen. Im Symphysenbereich des Unterkiefers sind häufig auch längere Implantate (13 mm und mehr) möglich. Die Implantathälse werden unter die benachbarten Schmelzzementgrenzen versenkt. Allzu tief sollten sie allerdings nicht liegen, da bei geringer Stärke der Kortikalis sonst die Stabilität des Implantats nicht gewährleistet wäre.

4. Kontur des Knochenkamms

Jeder Verlust von Zähnen zieht auf längere Sicht eine mehr oder minder ausgeprägte Resorption des Knochens nach sich. Klinisch macht sich diese – häufig als einseitige – bukkale, alveoläre oder linguale Konturveränderung bemerkbar. Ausgedehnte Knochenschädigungen im Frontzahnbereich können die Voraussetzungen für Implantate insofern verschlechtern, als diese dann nicht mehr in der gewünschten Zahl und an den gewünschten Stellen eingesetzt werden können. In extremen Fällen ist mit einem invertierten Längenverhältnis zwischen Krone und Implantat zu rechnen.

Eine veränderte Kontur des Knochenkamms kann prothetische Behandlungen zum Scheitern bringen oder diverse Komplikationen verursachen:

– Ungünstige Achsenausrichtung der Implantate
– Ästhetisch unvorteilhaftes Erscheinungsbild
– Beeinträchtigungen beim Sprechen
– Ungenügende Lippenunterstützung
– Erschwerte Mundhygiene und Zahnsteinentfernung

5. Knochenkontur und Behandlungswahl

Die durchgeführten Diagnoseverfahren sowie die ästhetischen Ansprüche des Patienten sind wichtige Entscheidungskriterien, die gewählte Behandlung muss aber auf jeden Fall der vorliegenden Knochenkontur entsprechen.

a. Normale bis leicht reduzierte Knochenkontur

Bei intaktem Knochenkamm können Implantate von einer optimalen Länge und Stärke in idealer Achsenausrichtung eingesetzt werden, ohne dass der Knochen überfordert und das Platzangebot für den Zahnersatz eingeschränkt werden.

b. Mittelschwer reduzierte Knochenkontur

Für diese Art von Knochenkontur gelten folgende Kriterien:

– Knochenvolumen
– Zahnloser Bereich im Ober- oder Unterkiefer
– Ansprüche des Patienten
– Verlauf der Lachlinie

Bei ästhetisch anspruchsvollen Patienten mit zahnloser oberer Frontzahnreihe, partieller Knochenresorption und hohem Verlauf der Lachlinie („gummy smile") müssen die Implantatachsen optimiert werden. Da dies zu periimplantären Knochenschäden (Dehiszenzen oder Fenestrationen) führen kann, ist zusätzlich zur Implantation ggf. eine gesteuerte Geweberegeneration mit oder ohne Knochentransplantat erforderlich.

c. Schwer reduzierte Knochenkontur

In diesen Fällen hat sich die Form des Kieferkamms bereits stark verändert, häufig ist auch ein horizontaler Knochenabbau zu erkennen. Der bukkolinguale Knochenabbau reduziert – aufgrund der Krümmung des Kieferbogens – das mesiodistale Platzangebot. Wenn diese Situation im Oberkiefer vorliegt, ist primär an ein augmentatives Knochentransplantat (Anlagespan) zu denken. Die untere Zahnreihe fällt ästhetisch weniger ins Gewicht. Dort kann man sich, selbst wenn der Unterkieferknochen um mehrere Millimeter reduziert ist, durch eine Positionierung des Implantats weiter epikalwärts behelfen.

B. Prothetische Aspekte

1. Vertikales Platzangebot für den Zahnersatz

Zwischen dem Implantathals und den Antagonisten ist ein Abstand vom mindestens 5 mm erforderlich. Das gewählte Sekundärteil muss dem vertikalen Platzangebot entsprechen.
Wenn dieses reduziert ist, sind folgende Möglichkeiten zu erwägen:

– Kronenplastik an den Antagonisten
– Prothetische Vergrößerung des Platzangebotes im Gegenkiefer mit oder ohne vorhergehenden parodontalchirurgischen Eingriff
– Kieferorthopädische Behandlung
– Kieferchirurgische Behandlung (in Grenzfällen)

2. Austrittspunkt der Implantate

Der mesiodistale Austrittspunkt der Implantate bildet einen wesentlichen Faktor für die prothetische Arbeit (Abb. 6-6 bis 6-11). Implantate, deren Austrittspunkt in einem Zahnzwischenraum liegt, sind nicht nur unästhetisch, sondern erschweren auch die Mundhygiene und Zahnsteinentfernung. Im oberen Frontzahnbereich kann das Behandlungsziel ohne eine gewissenhafte ästhetische Beurteilung leicht verfehlt werden. Über eine Bohrschablone lassen sich die Implantate optimal positionieren.

3. Austrittsprofil

Im Frontzahnbereich ist ein optimales Austrittsprofil nur dann möglich, wenn die Anatomie des kontralateralen Zahns genau analysiert wurde. Im Bereich der unteren – und eventuell auch der oberen seitlichen – Schneidezähne beträgt das mesiodistale Platzangebot unter 4,5 mm, so dass mit Standardimplantaten (zervikaler Durchmesser: 4,1 mm) ein gutes ästhetisches Ergebnis häufig nicht möglich ist. Schmalhalsige (3,4 mm) Implantate ermöglichen ein natürliche-

res Austrittsprofil. Im Bereich der oberen mittleren Schneidezähne lässt sich das Austrittsprofil durch einen stärkeren Implantathals optimieren. Die parallele Gestaltung des Implantats und des Zahnersatzes verhilft der Krone zu einem natürlicheren Aussehen.

4. Okklusion

Noch bevor eine Behandlung mit Implantaten erwogen werden kann, muss mit Hilfe der einartikulierten Modelle und Wachsmodellation die Okklusion analysiert werden. Die Kieferrelationen sind bei dieser Analyse sowohl statisch (zentrische Relation, maximale Interkuspidation) als auch dynamisch (Laterotrusion, Protrusion) zu beurteilen. Anzustreben sind gleichzeitige Kontakte am implantatgetragenen Zahnersatz und im Seitenzahnbereich. Die Okklusionskräfte sollten möglichst auf die Längsachse der Implantate einwirken.[5]

5. Verschraubter oder zementierter Zahnersatz

Die Suprakonstruktion muss zementiert werden, wenn die Implantatachsen an der bukkalen Seite oder auf der Höhe der Schneidekanten austreten. Sie kann verschraubt werden, wenn der Schraubenzugang der Sekundärteile an der palatinalen bzw. lingualen Kronenseite liegt. Ungünstige Implantatachsen können mit abgewinkelten Sekundärteilen korrigiert werden.

III. Teilbezahnung im Seitenbereich

Hier muss grundsätzlich zwischen Schaltlücken und Freiendsituation unterschieden werden.
Für die Behandlung von Schaltlücken gelten folgende Kriterien:

– Ansprüche des Patienten
– Zustand der Nachbarzähne
– Eignung der Nachbarzähne als Brückenpfeiler

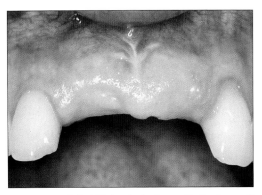

Abb. 6-6 Schaltlücke bei einem Patienten mit Diastemata.

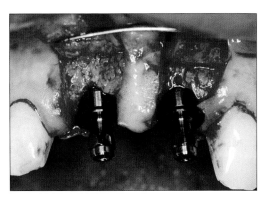

Abb. 6-7 Einsetzen von zwei 3i-Implantaten mit Doppellappentechnik zur Erhaltung der Interdentalpapille (Dr. D. Etienne).

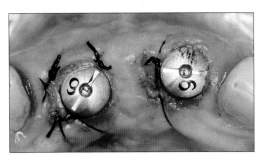

Abb. 6-8 Befestigen der 5 mm starken und 6 mm langen 3i-Einheilpfosten beim Zweiteingriff.

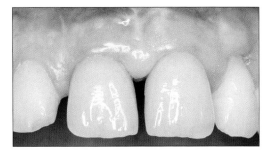

Abb. 6-9 Aufnahme der beiden definitiven Einzelkronen im Bereich der mittleren Schneidezähne (Dr. P.-L. Menger).

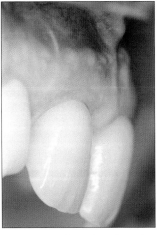

Abb. 6-10 Man beachte das ausgezeichnete Austrittsprofil.

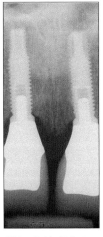

Abb. 6-11 Röntgenkontrolle nach einjähriger Belastung.

Abb. 6-12 Zahnlose Region im linken Unterkiefer *(links).*

Abb. 6-13 Einsetzen dreier konischer 3i-Sekundärteile beim Zweiteingriff *(Mitte).*

Abb. 6-14 Einsetzen der Titankappen zum Abheilen des Weichgewebes und zum Schutz der Sekundärteile *(rechts).*

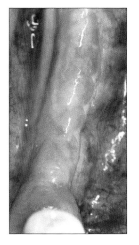
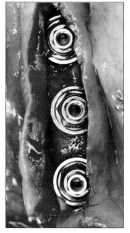
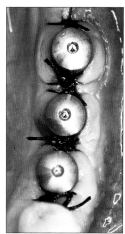

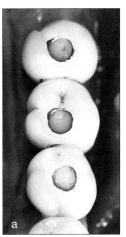
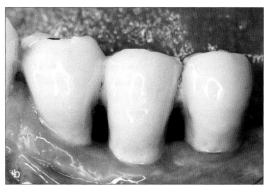
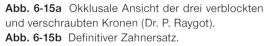
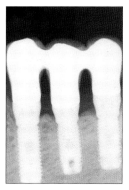

Abb. 6-15a Okklusale Ansicht der drei verblockten und verschraubten Kronen (Dr. P. Raygot).
Abb. 6-15b Definitiver Zahnersatz.

Abb. 6-16 Röntgenaufnahme nach dreijähriger Belastung mit perfekt eingeheilten Implantaten.

– Knochenvolumen
– Platzangebot für den Zahnersatz

Für die Behandlung von Freiendsituationen gelten folgende Kriterien:

– Ansprüche des Patienten
– Knochenvolumen
– Platzangebot für den Zahnersatz[6]

A. Chirurgische Aspekte

1. Einsetzen der Implantate

Die Entscheidung über die Zahl, den Durchmesser und die Länge der Implantate muss auf einer dreidimensionalen Bewertung des vorhandenen Knochenvolumens beruhen.

a. Mesiodistale Ebene

Bei angemessener Knochenbreite wird die Zahl der Standardimplantate nach der mesiodistalen

Tabelle 6-2 Durchschnittliche zervikale Zahngrößen im seitlichen Oberkiefer und empfohlene Implantatstärken

Zahn	Zervikal-mesiodistal (mm)	Zervikal-bukkolingual (mm)	Durchmesser der Implantate
Eckzähne	5,5	7,0	normal oder groß
Erste Prämolaren	5,0	8,0	normal
Zweite Prämolaren	5,0	8,0	normal
Erste Molaren	8,0	10,0	groß
Zweite Prämolaren	8,0	9,0	groß

Tabelle 6-3 Durchschnittliche zervikale Zahngrößen im seitlichen Unterkiefer und empfohlene Implantatstärken

Zahn	Zervikal-mesiodistal (mm)	Zervikal-bukkolingual (mm)	Durchmesser der Implantate
Eckzähne	5,0	6,5	normal
Erste Prämolaren	5,0	7,0	normal
Zweite Prämolaren	5,0	8,0	normal
Erste Molaren	8,5	9,0	groß
Zweite Prämolaren	8,0	9,0	groß

Ausdehnung des zahnlosen Bereichs berechnet, wobei ein Implantat pro Zahn anzustreben ist (Abb. 6-12 bis 6-16; Tabelle 6-1).

Im Seitenzahnbereich können, wenn es das Knochenangebot zulässt, auch Implantate mit großem Durchmesser verwendet werden. Überhaupt lässt sich das Austrittsprofil der Suprakonstruktion durch unterschiedliche Implantatstärken an die ehemaligen Zähne angleichen (Tabelle 6-2 und 6-3). Wenn die Kammbreite für Implantate größeren Durchmessers nicht ausreicht, ist zu überlegen, ob dies durch eine größere Zahl an Standardimplantaten kompensiert werden kann. Manche Zahnärzte empfehlen, sofern das mesiodistale Platzangebot ausreicht, zwei Standardimplantate pro Molar.

b. Bukkolinguale Ebene

Die Implantate müssen auf allen Seiten von mindestens 1 mm Knochen umgeben sein. Standardimplantate erfordern eine Knochenbreite von mindestens 6 mm. Für durchmesserverstärkte Implantate sind 7 mm erforderlich.

Idealerweise sollten die Implantate im Mittelpunkt der vorgesehenen Krone liegen, allerdings verhindert der gegenläufige Knochenabbau im Ober- (zentripetal) bzw. Unterkiefer (zentrifugal) häufig eine optimale Platzierung. Die für die jeweiligen Knochenverhältnisse passende Achsenausrichtung wird mit Hilfe der einartikulierten Studienmodelle und der Wachsmodellation optimiert. Die ermittelte Achse wird mittels Röntgenschablone auf das CT-Modell übertragen. Anhand der CT-Schrägschnittbilder lässt sich feststellen, ob die Implantate entlang der Idealachse für den Zahnersatz positioniert werden können.

Der untere Seitenzahnbereich ist häufig durch eine übermäßig starke linguale Konkavität gekennzeichnet. In dieser Situation bieten sich zwei Lösungen an:

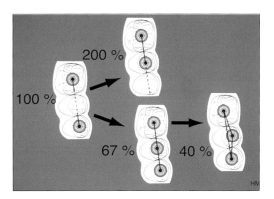

Abb. 6-17 Verteilung der Okklusionskräfte je nach Lage und Zahl der Implantate (nach Rangert et al.[18]).

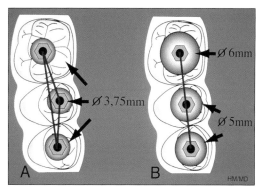

Abb. 6-18 Dreieckig angeordnete Standardimplantate (A) und linear angeordnete stärkere Implantate bei gutem Knochenvolumen (B).

– Kürzere Implantate
– Korrigieren der Implantatachse

c. Apikokoronale Ebene

Bei einer Knochenhöhe von 8–10 mm können man im Seitenzahnbereich auch kurze Standardimplantate in Erwägung gezogen werden, für die allerdings erhöhte Misserfolgsraten dokumentiert sind.

2. Schlechte Ausrichtung der Implantatachsen

Häufig lässt das vorhandene Knochenvolumen eine optimale Ausrichtung der Implantate nicht zu.[7] Leichte Abweichungen lassen sich über die Konstruktion des Zahnersatzes korrigieren. Längere Freiendstrecken erhöhen das Risiko von Frakturen des Implantats oder der Suprakonstruktion. In manchen Fällen kann man sich mit abgewinkelten Sekundärteilen behelfen. Mehrere stark geneigte Implantate sollten zur mechanischen Entlastung verblockt werden.

3. Durchmesser der Implantate

Implantate, die der zervikalen Breite des ehemaligen Zahns entsprechen, ermöglichen ein ästhetisches Erscheinungsbild im Seitenzahnbereich mit angemessenem Austrittsprofil. Das Implantat muss eine etwas geringere zervikalmesiodistale Breite aufweisen als die vorgesehene Krone. Im Bereich der Molaren sind bei entsprechend großem Knochenvolumen (> 7 mm) Implantate mit größerem Durchmesser angezeigt. Dies ist allerdings auch von der Lage im Zahnbogen (anatomische Strukturen) sowie der Knochenqualität, dem Knochentyp und dem vorhandenen Platzangebot für den Zahnersatz abhängig.

B. Prothetische Aspekte

1. Das Dreieckprinzip

Mehrere Standardimplantate im Seitenzahnbereich sollten am besten in der biomechanisch vorteilhaften Form eines Dreiecks angeordnet werden (Abb. 6-17). Das Dreieckprinzip ermöglicht eine axiale Verteilung der Okklusionskräfte, erhöht die Stabilität des Zahnersatzes und entlastet die Implantate.[8,9]

Wenn hingegen bei guter Knochenbreite stärkere Implantate gewählt werden, schafft eine linea-

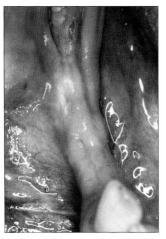

Abb. 6-19 Freiendsituation im rechten Unterkiefer.

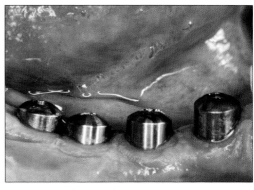

Abb. 6-20 Einheilpfosten nach sechswöchiger Belastung.

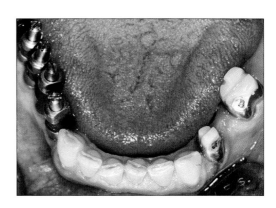

Abb. 6-21 Okklusale Ansicht der fünf direkt mit Duralay an dem Implantatkopf befestigten Übertragungskappen.

re Anordnung gute okklusale und optimale ästhetische Voraussetzungen (Abb. 6-18).

2. Stufenweise Belastung

Implantate im Seitenzahnbereich sollten nach gängiger Meinung langsam an das definitive Belastungsniveau herangeführt werden, da starke Okklusionskräfte bei mangelhafter Knochenstruktur dem Implantat schaden.

Mit Kunststoffprovisorien lässt sich der enossale Kontaktbereich 6–12 Monate lang entlasten. Solche Provisorien müssen unbedingt auf einem Metallgerüst sitzen, da die mangelnde Festigkeit

des Kunststoffs sonst zu schädlichen Belastungen des Implantats führen würde.

3. Okklusion

Die okklusalen Kontakte des Zahnersatzes sind möglichst so anzulegen, dass sie den natürlichen Nachbarzähnen in maximaler Interkuspidation entsprechen.[10] Die Okklusionskräfte müssen möglichst parallel zur Implantatachse einwirken.[11]

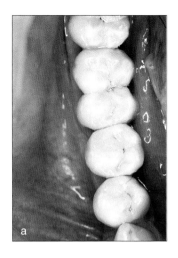

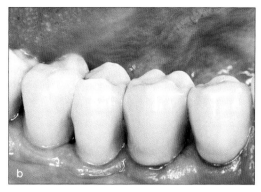

Abb. 6-22a und 6-22b Bukkale und okklusale Ansicht der direkt auf die Implantate zementierten definitiven Kronen (Dr. P. Raygot).

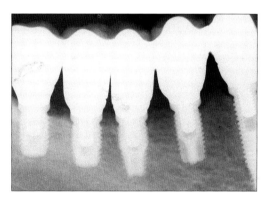

Abb. 6-23 Röntgenkontrolle nach einjähriger Belastung.

4. Verschraubter oder zementierter Zahnersatz

Die Suprakonstruktion muss zementiert werden, wenn sich die Schraubenzugänge der Implantate an der bukkalen Seite befinden. Sie kann verschraubt werden, wenn die Schraubenzugänge im okklusalen Bereich liegen (Abb. 6-19 bis 6-23). Ungünstige Implantatachsen können mit abgewinkelten Sekundärteilen korrigiert werden.

5. Vertikales Platzangebot für den Zahnersatz

Die vertikalen Abstände sind bei der Behandlungsplanung ein wesentliches Kriterium. Wenn die Antagonisten von fehlenden Molaren in den leeren Raum wachsen, reduziert sich das intermaxilläre Platzangebot für den Zahnersatz. Diese vertikalen Abstände müssen also, bevor eine Behandlung mit Implantaten beginnt, optimiert werden. Zwischen dem Implantathals und dem Antagonisten ist ein Abstand vom mindestens 5 mm erforderlich. Das Sekundärteil ist so auszuwählen, dass es dem vertikalen Platzangebot entspricht.

6. Verblocken von Implantaten mit natürlichen Zähnen

Dieses Thema wird nach wie vor sehr kontrovers diskutiert, denn die ankylotische Verankerung von Implantaten steht im Widerspruch zur physiologischen Mobilität des natürlichen Zahns. Theoretisch kann dieses axiale Mobilitätsgefälle zwischen Zahnwurzel und Implantat zu biomechanischen Komplikationen führen, weil die Funktionskräfte das Implantat überproportional belasten und so die Osseointegration gefährden können.[10]

Indikationen:

– Zu wenig gesunde Pfeilerzähne
– Weite zahnlose Bereiche bei reduziertem Knochenvolumen
– Anatomische Einschränkungen

7. Elastizität von Zähnen und Implantaten

Es existieren verschiedene Rechtfertigungsversuche für das Elastizitätsgefälle zwischen natürlichen Zähnen und Implantaten. Folgende Methoden stehen zur Debatte, um dieses Gefälle praktisch auszugleichen:

– Reine Kunststoffkronen zur Reduzierung der Kraftübertragung gegenüber Metallkeramikkronen
– Elastische Komponenten zwischen Implantat und Suprakonstruktion
– Elastische Implantatsysteme (Brånemark-System)
– Elastische Befestigungen

Leider sind die Ergebnisse, die mit diesen Methoden erzielt wurden, unschlüssig bis widersprüchlich, denn naturgemäß ist nicht jeder Zahn gleich mobil. Manche Befürworter dieses Konzepts argumentieren, dass der natürliche Zahn die am Implantat fehlenden parodontalen Rezeptoren ersetzt, wenngleich auch andere Rezeptortypen (Mukoperiost-, Muskel- und Kapselrezeptoren) in diesem Zusammenhang eine wichtige Rolle spielen.

Gute Kurzzeitergebnisse sind für starre prothetische Konstruktionen dokumentiert, in denen Implantate mit natürlichen Zähnen verblockt wurden.[12] Die bislang vorliegenden Publikationen und Beobachtungszeiträume reichen allerdings nicht aus, um diese Frage zu klären. Es ist daher grundsätzlich (d. h. von Einzelfällen abgesehen) besser, auf das Verblocken von Implantaten mit Zähnen zu verzichten.

Literatur

1. Bernard JP, Belser UC, Marchand D, Gebran G. Implants in partially edentulous patients: Surgical and prosthetic considerations. Cah Prothet 1996;96: 85–95.
2. Engelman MJ. Clinical Decision Making and Treatment Planning in Osseointegration. Chicago: Quintessence, 1996.
3. Henry PJ, Tolman DE, Bolender G. The applicability of osseointegrated implants in the treatment of partially edentulous patients: Three-year results of a prospective multicenter study. Quintessence Int 1993;24: 123–129.
4. Lazzara R. Effect of implant position on implant restoration design. J Esthet Dent 1993;5:265–269.
5. Zarb GA, Schmitt A. The longitudinal effectiveness of osseointegrated implants in anterior partially edentulous patients. Int J Prosthodont 1993;6:180–188.
6. Parein AM, Eckert SE, Wollan PC, Keller EE. Implant reconstruction in the posterior mandible: A long-term retrospective study. J Prosthet Dent 1997;78:34–42.
7. Naert I, Quirynen M, van Steenberghe D, Darius P. Six-year prosthodontic study of 509 consecutively inserted implants for the treatment of partial edentulism. J Prosthet Dent 1992;67:236–245.
8. Rangert B, Sullivan RM, Jemt TM. Load factor control for implants in the posterior partially edentulous segment. Int J Oral Maxillofac Implants 1997;12:360–370.
9. Rangert B, Krogh O, Langer B. Bending overload and implant fracture: A retrospective clinical analysis. Int J Oral Maxillofac Implants 1995;10:326–334.
10. Rangert B. Biomechanical considerations for partial prostheses. Nobelpharma News 1992;6:2.
11. Zarb GA, Schmitt A. The longitudinal effectiveness of osseointegrated implants in posterior partially edentulous patients. Int J Prosthodont 1993;6:189–196.
12. van Steenberghe D, Lekholm U, Bolender C. The applicability of osseointegrated oral implants in the rehabilitation of partial edentulism: A prospective multicenter study on 588 fixtures. Int J Oral Maxillofac Implants 1990;5:272–281.

KAPITEL 7

Behandlung bei fehlenden Einzelzähnen

M. Davarpanah/M. Kebir/H. Martínez/J.-P. Bressand/D. Etienne

Fehlende Einzelzähne sind ein heikler und anspruchsvoller Aufgabenbereich. Das Gelingen dieser Behandlungen ist eine Frage der Indikationsstellung und der zahnärztlichen Gewissenhaftigkeit (Abb. 7-1 bis 7-4).[1–6]

Indikationen:

– Nichtanlage des Zahns
– Intakte Nachbarzähne
– Zusammenhang mit Diastemata

I. Chirurgische Aspekte

A. Knochenvolumen und Lage des Implantats

Das Knochenvolumen zum Einsetzen eines Standardimplantats (3,75 bzw. 4 mm) ist dreidimensional zu analysieren.[3,7,8]

1. Mesiodistale Ebene

Der Abstand zu den benachbarten Zahnwurzeln muss mindestens 6 mm betragen und die Implantatachse muss in der Mitte der mesiodistalen Ausdehnung liegen. Ferner ist eine papillenschonende Schnittführung zu wählen. Bei konvergierenden Nachbarwurzeln ist eine kieferorthodische Behandlung angezeigt (Abb. 7-5 bis 7-7).

– Ein Eindringen in das benachbarte Parodontalgewebe ist unbedingt zu vermeiden. Ein Mindestabstand von 1 mm zwischen dem Implantat und den Zähnen gewährleistet, dass die Papillen erhalten werden bzw. sich neu bilden können (Abb. 7-8).
– Das Austrittsprofil der Krone lässt sich durch Auswahl einer passenden Implantatstärke an den ehemaligen Zahn angleichen.

2. Bukkolinguale Ebene

Das Implantat muss auf allen Seiten mindestens von 1 mm Knochen umgeben sein. Für ein Standardimplantat ist daher eine Knochenbreite von mindestens 6 mm erforderlich.

– Ob die Krone zementiert oder verschraubt werden soll, ist vom Austrittspunkt des Implantats abhängig.[9] Für eine verschraubte Krone muss die Zugangsöffnung zur Schraube des Sekundärteils lingual, palatinal oder okklusal liegen. Für eine zementierte Krone kann die Zugangsöffnung auch bukkal liegen.
– Eine extrem bukkal verlaufende Implantatachse verunstaltet das Austrittsprofil der Krone und verursacht später sehr wahrscheinlich eine Gingivarezession (Abb. 7-9).
– Eine extrem nach lingual geneigte Implantatachse muss durch bukkales Überkonturieren der Krone ausgeglichen werden, was Mundhygiene und Zahnsteinentfernung erschwert.

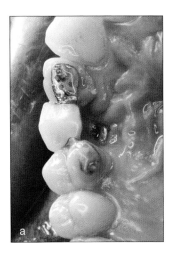

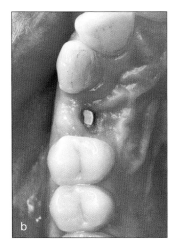

Abb. 7-1a Zustand vor Entfernen des geklebten Zahnersatzes im Bereich des fehlenden Eckzahns. Man beachte die freiliegende Implantatschraube.

Abb. 7-1b Zustand nach Entfernen des geklebten Zahnersatzes.

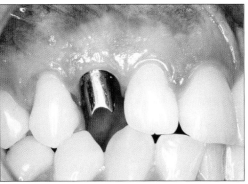

Abb. 7-2 UCLA-Goldsekundärteil nach Entfernen der provisorischen Krone nach 3 Monaten.

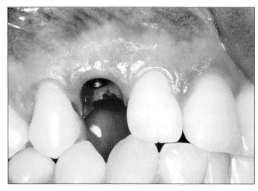

Abb. 7-3 Periimplantäres Gewebe nach Entfernen des UCLA-Goldsekundärteils.

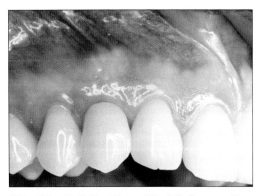

Abb. 7-4a Definitive Krone (Dr. J.-P. Bressand).

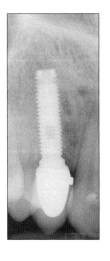

Abb. 7-4b Röntgenkontrolle nach dreimonatiger Belastung.

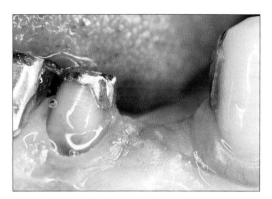

Abb. 7-5a Fehlender erster Prämolar rechts unten.

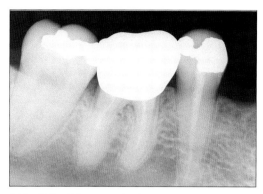

Abb. 7-5b Röntgenaufnahme.

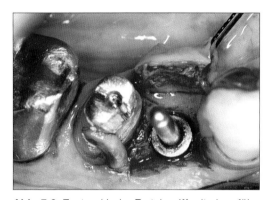

Abb. 7-6 Zustand beim Ersteingriff mit eingeführtem Richtungsanzeiger.

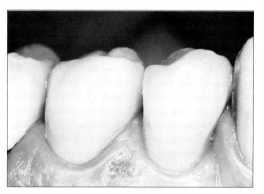

Abb. 7-7 Zustand nach zweijähriger Belastung (Dr. P. Raygot).

3. Apikokoronale Ebene

Die Implantatlänge sollte vorzugsweise mindestens 10 mm betragen. Zum Anlegen eines entsprechenden Implantatbetts im Unterkiefer ist eine Knochenhöhe von 12 mm erforderlich. Der koronale Teil des Implantats wird 2–4 mm unter den Gingivasaum der Nachbarzähne versenkt, sofern diese keine Gingivarezession aufweisen.

– Die Prognose von einzelnen ≥ 10 mm langen Standardimplantaten ist von der Knochenqualität (Typ I/II) des Implantatbetts abhängig.
– Im Unterkiefer ist unbedingt ein Abstand von 2 mm zum Unterkieferkanal einzuhalten.

– Bei geringer Stärke der Kortikalis kann ein extrem tief versenkter Hals die Stabilität des Implantats beeinträchtigen.

B. Anatomische Grenzen

Die Lage und Form des *Canalis incisivus* sowie der Kieferhöhle und des Unterkieferkanals werden durch eine Röntgenanalyse ermittelt. Wenn der Kanal sehr groß ist, lässt sich eine ästhetische Lage des Implantats häufig nicht realisieren.

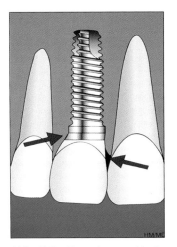 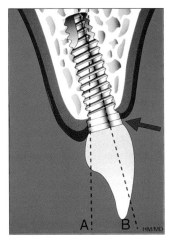

Abb. 7-8 Zu nahe am Nachbarzahn liegende Implantate verhindern die Neubildung der Papille und verursachen ein ästhetisch ungünstiges Erscheinungsbild.

Abb. 7-9 Implantachse im Mittelpunkt des Knochenkamms (A) bzw. extrem bukkale Achsenausrichtung (B). Unästhetischer Austrittspunkt.

C. Durchmesser des Implantats

Implantate, die dem Umfang des zu rekonstruierenden Zahns entsprechen, ermöglichen ein gutes ästhetisches Erscheinungsbild mit angemessenem Austrittsprofil. Das Implantat muss eine etwas geringere zervikal-mesiodistale Breite aufweisen als die vorgesehene Krone. Sofern keine Gingivarezession vorliegt, wird das Implantat an der apikokoronalen Seite 2–4 mm unter die Schmelzzementgrenze der Nachbarzähne versenkt. In dieser Tiefe ist der Zahn naturgemäß schmäler als an der Schmelzzementgrenze.

II. Prothetische Aspekte

A. Platzangebot für die Krone

Zwischen Implantathals und Antagonisten ist ein Abstand von über 5 mm erforderlich. Das gewählte Sekundärteil muss diesem vertikalen Platzangebot entsprechen. Bei lange bestehenden Zahnlücken ist häufig eine Elongation des Antagonisten zu verzeichnen. Das Platzangebot wird sowohl klinisch als auch an den Studienmodellen beurteilt. Das Weichgewebe ist im Oberkiefer durchschnittlich 2 mm und im Unterkiefer 1 mm dick – die genaue Dicke lässt sich in Lokalanästhesie beurteilen. Wenn das vertikale Platzangebot nicht ausreicht, sind folgende Alternativen zu überlegen:

– Kronenplastik an den Antagonisten
– Prothetische Behandlung des Antagonisten (z. B. Eingliederung einer klinisch verkürzten Krone) mit oder ohne vorhergehenden chirurgischem Eingriff
– Kieferorthopädische Intrusion

B. Austrittsprofil

Im Frontzahnbereich lässt sich ein optimales Austrittsprofil nur über eine genaue Analyse der

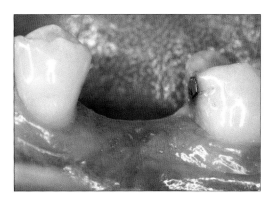

Abb. 7-10 Fehlender Molar.

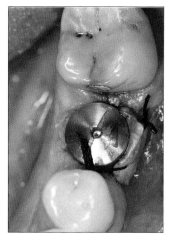

Abb. 7-11 Zustand beim Zweiteingriff mit befestigtem 3i-Sekundärteil (Durchmesser 7,5 mm, Länge 4 mm).

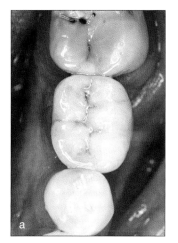

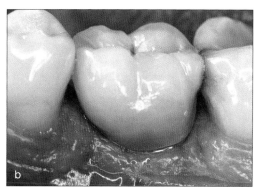

Abb. 7-12a und 7-12b Okklusale und bukkale Ansicht der definitiven Krone nach einjähriger Belastung (Dr. J.-P. Bressand).

kontralateralen Zahnanatomie realisieren. Im Bereich der unteren – und eventuell auch der oberen seitlichen – Schneidezähne beträgt das mesiodistale Platzangebot unter 4,5 mm, so dass ein Standardimplantat (zervikaler Durchmesser 4,1 mm) aus ästhetischer Sicht häufig ungeeignet ist.

Im Bereich der Seitenzähne und der oberen mittleren Schneidezähne lässt sich das Austrittsprofil durch einen stärkeren Implantathals optimieren (Abb. 7-10 bis 7-12). Die parallele Gestaltung des Implantats und des Zahnersatzes verhilft der Krone zu einem natürlicheren Aussehen.

C. Längenverhältnis von Implantat zu Krone

Idealerweise sollte das Implantat doppelt so lang sein wie die Krone. Ein Verhältnis von 1 : 1 kann bei geringer Knochendichte oder starken Okklusionskräften die Prognose des Implantats beeinträchtigen.

D. Okklusion

Bevor ein Implantat erwogen wird, ist die Okklusion zu beurteilen. Manche Zahnärzte betrachten Einzelzahnimplantate (zumal im Bereich der Molaren) bei Patienten mit Überbiss oder Parafunktionen als kontraindiziert. In der Tat können extreme Okklusionskräfte zu Schraubenlockerung, Kronen- oder gar Implantatfrakturen sowie zu exzessiver Knochenresorption führen.[3] Die okklusalen Kontakte von implantatgetragenen Einzelkronen müssen an den Okklusionstyp und die individuellen Kaukräfte angepasst werden. Seitliche Kontakte sind zu vermeiden oder wenigstens zu begrenzen. Die Kontakte werden in zentrischer Relation gleichmäßig auf die implantatgetragene Krone und die natürlichen Zähne verteilt. Die Kaukräfte sollten möglichst auf die Längsachse des Implantats einwirken. Einartikulierte Modelle und eine Wachsmodellation sind zum Ermitteln des Okklusionsmusters immer noch am besten geeignet.

E. Verschraubte oder zementierte Krone

Einzelkronen im Frontzahnbereich können verschraubt werden, wenn der Schraubenzugang der Sekundärteile an der palatinalen bzw. lingualen Kronenseite liegt. Im Seitenzahnbereich ist ein okklusaler Zugang notwendig. Kronen mit bukkal liegendem Schraubenkopf müssen zementiert werden.[3]

Nicht jeder Patient stellt gleich hohe Ansprüche. Das Aussehen einer implantatgetragenen Einzelkrone ist von vielen Faktoren abhängig: Ihre Form, ihre Konturen und ihr Austrittsprofil sind daran ebenso beteiligt wie die Stärke und Beschaffenheit des periimplantären Gewebes. Ein tadelloses Erscheinungsbild ist oft schwer realisierbar.[3]

Literatur

1. Balshi TJ. Candidates and requirements for single tooth implant prostheses. Int J Periodontics Restorative Dent 1994;14:317–331.
2. Boudrias P. The implant-supported single-tooth restoration. Preoperative evaluation and clinical procedure. Dent Clin North Am 1993;37:497–511.
3. Davarpanah M, Kebir M, Tecucianu JF, Etienne D, Martínez H. Implants unitaires: Impératifs chirurgicaux et prothétiques. J Parodontol Implantol Orale 1995;14:423–434.
4. Ekfeldt A, Carlsson GE, Borjesson G. Clinical evaluation of single-tooth restorations supported by osseointegrated implants: A retrospective study. Int J Oral Maxillofac Implants 1994;9:179–183.
5. Lekholm U, Jemt T. Principles for single tooth replacement. In: Albrektsson T, Zarb GA (eds). The Brånemark Osseointegrated Implant. Chicago: Quintessence, 1989:117–126.
6. Saadoun AP, Sullivan DY, Krischek M, Le Gall M. Single tooth implant management for success. Pract Periodontics Aesthet Dent 1994;6:73–82.
7. Lazzara R. Effect of implant position on implant restoration design. J Esthet Dent 1993;5:265–269.
8. Engquist B, Nilson H, Astrand P. Single-tooth replacement by osseointegrated Brånemark implants. Clin Oral Implants Res 1995;6:238–245.
9. Katona TR, Goodacre CJ, Brown DT, Roberts WE. Force-moment systems on single maxillary anterior implants: Effects of incisal guidance, fixture orientation and loss of bone support. Int J Oral Maxillofac Implants 1993;8:512–522.

KAPITEL 8

Implantatbehandlungen im Seitenzahnbereich (Klassifizierung)

H. Martínez/M. Davarpanah/P. Missika

Das Knochenangebot im Seitenzahnbereich kann sowohl resorptionsbedingt als auch anatomisch eingeschränkt sein.

I. Art des Knochenabbaus

A. Knochenabbau im Oberkiefer

Der subantrale Knochenabbau verläuft folgendermaßen:

– Zentripetal nach Extraktionen[1]
– Zentrifugal bei physiologisch pneumatisierter Kieferhöhle[2]

B. Knochenabbau im Unterkiefer

Der Knochenabbau im Unterkiefer verläuft zentrifugal und bewirkt durch Veränderung der Bisslage eine relative Masialisierung des Unterkiefers.[3] Bei koronaler Lage des Unterkieferkanals können Implantate kontraindiziert sein. Wenn bei lange bestehenden Schaltlücken bzw. Freiendsituationen im Seitenzahnbereich bereits eine Elongation der Antagonisten vorliegt, müssen die Platzverhältnisse vor der Implantatbehandlung optimiert werden. Ferner sind die Position und Qualität der vorhandenen natürlichen Zähne zu beurteilen. Eventuelle Extraktionen erfolgen gemäß Behandlungsplan. In der Einheilphase können extraktionsreife Zähne noch als Sekundärteile für Provisorien dienen. Die chirurgisch-prothetischen Möglich-keiten sind vom intermaxillären Platzangebot sowie vom Knochenangebot abhängig.[1] Die Prognose steht und fällt mit dem Längenverhältnis von Implantat zu Krone.

II. Klassifikation und Möglichkeiten der Behandlung

A. Platzangebot und Volumen des Oberkieferknochens (Tabelle 8-1)

1. *Eingeschränktes Knochenvolumen bei reduziertem Platzangebot (Abb. 8-1)*

a. Oberkiefer

Subantrale Implantate erfordern eine Knochenhöhe von 8-10 mm. Eventuell ist ein einzeitiger Sinuslift- und Implantationseingriff zu erwägen.[4]

b. Unterkiefer

Im Unterkiefer muss das Platzangebot im Hinblick auf die Spee-Kurve und den intermaxillären Abstand (> 5 mm) optimiert werden. Je nach Elongation der Antagonisten können folgende Möglichkeiten erwogen werden:

– Bei leichter Elongation: Kronenplastik an den unteren Zähnen.
– Bei starker Elongation: Kronenverlängerung und endodontisch-prothetische Behandlung.

Tabelle 8-1 Prothetisch-chirurgische Behandlung je nach Volumen des Oberkieferknochens und Platzangebot für den Zahnersatz

Platz-angebot	Eingeschränktes Knochenvolumen	Ungenügendes Knochenvolumen
Reduziert	Prothetische Behandlung im Unterkiefer: – Kronenplastik (bei leichter Elongation) – Kronenverlängerung und festsitzender Zahnersatz (bei starker Elongation)	Prothetische Behandlung im Unterkiefer: – Kronenplastik (bei leichter Elongation) – Kronenverlängerung und festsitzender Zahnersatz (bei starker Elongation)
	Chirurgische Behandlung: – Implantate mit Penetration der Kieferhöhle – Implantate mit großem Durchmesser	Chirurgische Behandlung: – Implantate in der Tuberregion – Osteotomie und Transplantat – Sinusbodenelevation mit Knochentransplantat
Angemessen	Prothetische Behandlung im Unterkiefer: – Erhaltung des prothetischen Platzangebots	Prothetische Behandlung im Unterkiefer: – Erhaltung des prothetischen Platzangebots
	Chirurgische Behandlung: – Implantate mit Penetration der Kieferhöhle – Implantate mit großem Durchmesser	Chirurgische Behandlung: – Implantate in der Tuberregion – Osteotomie – Sinusbodenelevation mit Knochentransplantat
Vergrößert	Prothetische Behandlung im Unterkiefer: – Erhaltung des prothetischen Platzangebots (bei normaler Spee-Kurve) – Festsitzender Zahnersatz (bei veränderter Spee-Kurve)	Prothetische Behandlung im Unterkiefer: – Erhaltung des prothetischen Platzangebots (bei normaler Spee-Kurve) – Festsitzender Zahnersatz (bei veränderter Spee-Kurve)
	Chirurgische Behandlung: – Implantate mit Penetration der Kieferhöhle – Implantate mit großem Durchmesser	Chirurgische Behandlung: – Osteotomie – Sinusbodenelevation mit Knochentransplantat – Anlegespan (bei ausgedehntem Knochenabbau und kleiner Kieferhöhle)

2. Ungenügendes Knochenvolumen bei angemessenem Platzangebot (Abb. 8-2)

Diese Situation ist bei pneumatisierten Kieferhöhlen anzutreffen. Für die Behandlung im Oberkiefer gelten folgende Kriterien:

– Lage der natürlichen Zähne
– Größe des zahnlosen Bereichs
– Knochenvolumen mesial und distal der Kieferhöhle

a. Oberkiefer

Folgende Möglichkeiten stehen zur Auswahl:

– Implantat in der Tuberregion sowie ein bis zwei Implantate im Bereich der Prämolaren (bei ausreichendem Knochenvolumen)[5]
– Osteotomie (bei einer subantralen Knochenhöhe von 5–7 mm)[6]
– Sinusbodenelevation und Implantation (bei einer Knochenhöhe von unter 6 mm)[7]

b. Unterkiefer

Das Platzangebot ist aufgrund einer festsitzenden oder herausnehmbaren Teilprothese im Oberkiefer intakt geblieben. Die untere Zahnreihe muss bewertet werden.

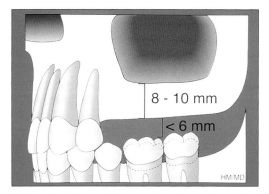

Abb. 8-1 Eingeschränktes Knochenvolumen bei reduziertem Platzangebot.

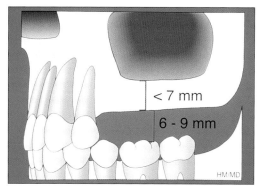

Abb. 8-2 Ungenügendes Knochenvolumen bei angemessenem Platzangebot.

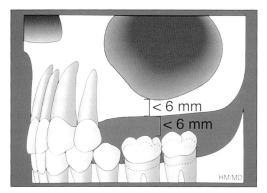

Abb. 8-3 Ungenügendes Knochenvolumen bei reduziertem Platzangebot.

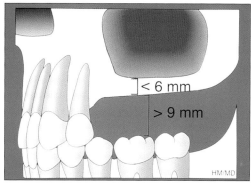

Abb. 8-4 Ungenügendes Knochenvolumen bei vergrößertem Platzangebot.

3. Ungenügendes Knochenvolumen bei reduziertem Platzangebot (Abb. 8-3)

In diesen Fällen ist der intermaxilläre Abstand zu optimieren. Die Behandlungsplanung gestaltet sich komplexer und umfasst beide Kiefer.

a. Oberkiefer

Je nach Knochenvolumen gibt es zwei Möglichkeiten:

– Implantate in der Tuberregion sowie Implantate im Bereich der Prämolaren.[4,8]
– Sinusauffüllung (Subsinus-Transplantat)[8,9]

b. Unterkiefer

Korrigieren der Spee-Kurve:

– In leichten Fällen: Kronenplastik
– In schweren Fällen: Kronenverlängerung und festsitzender Zahnersatz.

4. Ungenügendes Knochenvolumen bei vergrößertem Platzangebot (Abb. 8-4)

In diesen Fällen muss ein relativ großer intermaxillärer Abstand erhalten bleiben, was eine komplexe Behandlungsplanung erfordert.

153

Tabelle 8-2 Prothetisch-chirurgische Behandlung je nach Volumen des Unterkieferknochens und Platzangebot für den Zahnersatz

Platz–angebot	Eingeschränktes Knochenvolumen	Ungenügendes Knochenvolumen
Reduziert	Prothetische Behandlung im Oberkiefer: – Kronenplastik (bei leichter Elongation) – Kronenverlängerung und festsitzender Zahnersatz (bei starker Elongation)	Prothetische Behandlung im Oberkiefer: – Kronenplastik (bei leichter Elongation) – Kronenverlängerung und festsitzender Zahnersatz (bei starker Elongation)
	Chirurgische Behandlung: – Mehrere kurze Standardimplantate – Implantate mit großem Durchmesser	Chirurgische Behandlung: – Kurze Implantate mit großem Durchmesser – Transposition des *N. alveolaris inferior*
Angemessen	Prothetische Behandlung im Oberkiefer: – Erhaltung des prothetischen Platzangebots	Prothetische Behandlung im Oberkiefer: – Erhaltung des prothetischen Platzangebots
	Chirurgische Behandlung: – Mehrere kurze Standardimplantate – Implantate mit großem Durchmesser	Chirurgische Behandlung: – Kurze Implantate mit großem Durchmesser – Über dem Knochen (1–3 mm) freiliegende Implantate mit gesteuerter Knochenregeneration – Transposition des *N. alveolaris inferior*
Vergrößert	Prothetische Behandlung im Oberkiefer: – Erhaltung des prothetischen Platzangebots (bei normaler Spee-Kurve) – Festsitzender Zahnersatz (bei veränderter Spee-Kurve)	Prothetische Behandlung im Oberkiefer: – Erhaltung des prothetischen Platzangebots (bei normaler Spee-Kurve) – Festsitzender Zahnersatz (bei veränderter Spee-Kurve)
	Chirurgische Behandlung: – Mehrere kurze Standardimplantate – Implantate mit großem Durchmesser – Über dem Knochen (1–3 mm) freiliegende Implantate mit gesteuerter Knochenregeneration	Chirurgische Behandlung: – Über dem Knochen (1–3 mm) freiliegende Implantate mit gesteuerter Knochenregeneration – Autologer Knochenspan

a. Oberkiefer

Folgende Verfahren sind möglich:

– Bei stark pneumatisierter Kieferhöhle: Autologer Knochenspan und Sinusbodenelevation mit späterer Implantation[10]
– Bei leicht pneumatisierter Kieferhöhle: Autologer Knochenspan mit sofortiger oder späterer Implantation

b. Unterkiefer

Bei normaler Spee-Kurve sind chirurgische Methoden angezeigt, bei veränderter Spee-Kurve ist ein prothetischer Ansatz zu erwägen.

B. Platzangebot und Volumen des Unterkieferknochens (Tabelle 8-2)

1. *Eingeschränktes Knochenvolumen bei reduziertem Platzangebot (Abb. 8-5)*

a. Unterkiefer

Bei einer Knochenhöhe von 9 mm können die Implantate oberhalb des Unterkiefernervs inseriert werden.[1]

b. Oberkiefer

Im Oberkiefer muss das Platzangebot im

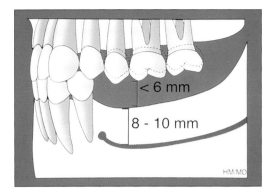

Abb. 8-5 Eingeschränktes Knochenvolumen bei reduziertem Platzangebot.

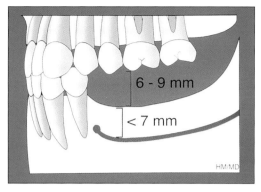

Abb. 8-6 Ungenügendes Knochenvolumen bei angemessenem Platzangebot.

Hinblick auf die Spee-Kurve und den intermaxillären Abstand (> 5 mm) optimiert werden. Die obere Zahnreihe ist folgendermaßen zu behandeln:

– Bei leichter Elongation: Kronenplastik
– Bei starker Elongation: Kronenverlängerung, endodontische Behandlung und festsitzender Zahnersatz.

2. Ungenügendes Knochenvolumen bei angemessenem Platzangebot (Abb. 8-6)

a. Unterkiefer

Je nach Knochenvolumen gibt es drei Möglichkeiten:

– Platzangebot 8–9 mm: kurze starke Implantate bei guter Knochenbreite.[11,12]
– Platzangebot 7 mm: evtl. Augmentation des Knochens mit einer titanverstärkten Membran mit oder ohne Knochentransplantat.
– Platzangebot < 7 mm: evtl. Transposition des *N. alveolaris inferior*, wobei die Risiken dieses Eingriffs sehr genau abzuwägen sind und dem Patienten erklärt werden müssen.

b. Oberkiefer

Das Platzangebot ist aufgrund einer festsitzenden oder herausnehmbaren Teilprothese im Unterkiefer intakt geblieben. Die obere Zahnreihe muss bewertet werden.

3. Ungenügendes Knochenvolumen bei reduziertem Platzangebot (Abb. 8-7)

In diesen Fällen ist der intermaxilläre Abstand zu optimieren. Die Behandlungsplanung gestaltet sich komplexer und umfasst beide Kiefer.

a. Unterkiefer

Je nach Knochenvolumen gibt es drei Möglichkeiten:

– Platzangebot von 6–8 mm: kurze starke Implantate bei guter Knochenbreite.[2,11]
– Platzangebot von 7 mm: evtl. Augmentation des Knochens mit einer titanverstärkten Membran mit oder ohne Knochentransplantat.
– Platzangebot < 7 mm: evtl. Transposition des *N. alveolaris inferior*, wobei die Risiken dieses Eingriffs sehr genau abzuwägen sind und dem Patienten erklärt werden müssen.

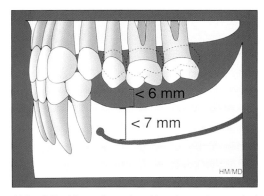

Abb. 8-7 Ungenügendes Knochenvolumen bei reduziertem Platzangebot.

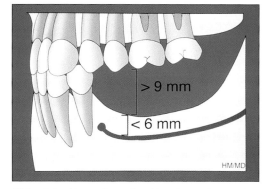

Abb. 8-8 Ungenügendes Knochenvolumen bei vergrößertem Platzangebot.

b. Oberkiefer

Korrigieren der Spee-Kurve:

– In leichten Fällen: Kronenplastik
– In schweren Fällen: Kronenverlängerung und festsitzender Zahnersatz.

4. Ungenügendes Knochenvolumen bei vergrößertem Platzangebot (Abb. 8-8)

a. Unterkiefer

Folgende Verfahren kommen in Frage:

– Autologer Knochenspan mit späterem Einsetzen der Implantate
– Autologer Knochenspan mit sofortigem Einsetzen der Implantate zur Sicherung des Transplantats
– Über dem Knochen (3–4 mm) freiliegende Implantate mit gesteuerter Geweberegeneration zur Vergrößerung der Knochenhöhe (bislang relativ kurze Beobachtungszeiträume)[1]

b. Oberkiefer

Bei normaler Spee-Kurve sind chirurgische Methoden angezeigt, bei veränderter Spee-Kurve ist ein prothetischer Ansatz zu erwägen.

Literatur

1. Martínez H, Davarpanah M, Celletti R, Missika P. Edentement mandibulaire postérieur. Classification et thérapeutique. Actual Odontostomatol 1999;208: 441–453.
2. Martínez H, Zerbib R, Tarragano H, Missika P. Les implants au niveau postérieur du maxillaire: Critères de choix de la technique chirurgicale. Implant 1997;3:5–15.
3. Atwood DA. Bone loss of edentulous alveolar ridges. J Periodontol 1979;50:11–21.
4. Brånemark P-I, Adell R, Albrektsson T, Lekholm U, Lindstrom J, Rockler B. An experimental and clinical study of osseointegrated implants penetrating the nasal cavity and maxillary sinus. J Oral Maxillofac Surg 1984;43:497–505.
5. Bahat O. Osseointegrated implants in the maxillary tuberosity: Report of 45 consecutive patients. Int J Oral Maxillofac Implants 1992;7:459–467.
6. Martínez H, Davarpanah M. Déficit osseux sous-sinusien: Traitement chirurgical. Objectif Paro 1997;160:2–4.
7. Tatum H Jr. Maxillary and sinus implant reconstructions. Dent Clin North Am 1986;30:207–229.
8. Boyne PJ, James RA. Grafting of the maxillary floor with autogenous marrow and bone. J Oral Surg 1980;38:613–616.
9. Tulasne JF, Saade J, Riachi A. Greffe osseuse du sinus maxillaire et implants de Brånemark. Cah Prothet Implantol 1993;(special issue 2):101–116.
10. Keller EE, van Roekel NB, Desjardins RP, et al. Prosthetic surgical reconstruction of the severely resorbed maxilla with iliac bone grafting and tissue-

integrated prostheses. Int J Oral Maxillofac Implants 1987;2:155–165.

11. Davarpanah M, Martínez H, Tecucianu JF, Etienne D, Kebir M. Les implants de large diamètre. Résultats chirurgicaux à 2 ans. Implant 1995;1:289–300.

12. Langer B, Langer L, Herrmann I, Erug M. The wide fixture: A solution for special bone situations and rescue for the compromised implant. Part 1. Int J Oral Maxillofac Implants 1993;8:400–408.

13. Jensen J, Nock D. Inferior alveolar nerve reposition in conjunction with placement of osseointegrated implants: A case report. Oral Surg Oral Med Oral Pathol 1987;63:263–268.

KAPITEL 9

Spezielle Operationstechniken

M. Davarpanah/H. Martínez/R. Celletti/R. Lazzara

Die Versorgung von Schaltlücken und Freiendsituationen gehört zu den wichtigsten zahnärztlichen Aufgabenbereichen. Der rein prothetische Umgang mit resorbierten Knochensegmenten zwingt häufig zu ästhetischen wie auch funktionellen Abstrichen. Dentalimplantate bieten heute mehr Möglichkeiten und bessere Ergebnisse denn je. Zu verdanken ist dies den folgenden speziellen Operationstechniken:

– Einzeitige Implantatversorgung von frischen Extraktionslücken
– Implantate in der Tuberregion und der *Fissura pterygomaxillaris*
– Implantate mit Teilpenetration der Kieferhöhle bzw. Nasengrube
– Sinusbodenelevation (Sinuslift)
– Auflagerungsosteoplastik
– Transposition des Unterkiefernervs

– Gesteuerte Knochenregeneration
– Osteotomien und Spongiosaplastiken

Diese Techniken weichen vom konventionellen chirurgischen Vorgehen ab und erfordern zusätzliche theoretische und handwerkliche Kenntnisse.

I. Einzeitige Implantatversorgung von frischen Extraktionslücken

Lazzara[1] beschrieb im Jahr 1989 ein Verfahren, bei dem extrahierte Zähne unter Verwendung von Knochenersatzmaterialien bzw. Membranen sofort durch Implantate ersetzt werden (Abb. 9-1). Um eine angemessene Primärstabilität zu erreichen, muss das Implantat so lang sein, wie der Knochen dies nur irgendwie zulässt.[2] Neuerdings werden Implantate mit vergrößertem

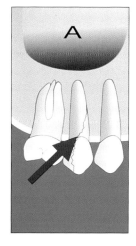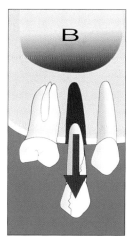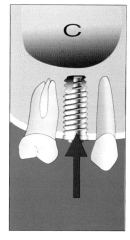

Abb. 9-1a bis 9-1c Einzeitige Implantatversorgung einer frischen Extraktionslücke.

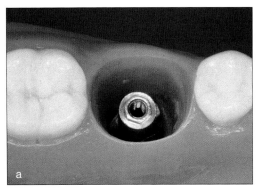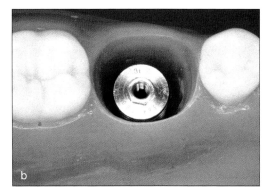

Abb. 9-2 Größenunterschied zwischen Standardimplantat und Extraktionslücke im Bereich eines Molaren (a). Ein Implantat mit vergrößertem Durchmesser füllt die Extraktionslücke besser aus (b).

Durchmesser für dieses einzeitige Verfahren empfohlen, da diese die Extraktionslücke besser ausfüllen[3,4] und eine bessere Primärstabilität erreichen (Abb. 9-2).[5]

A. Grundlagen

1. Indikationen

– Karies- oder frakturbedingte Extraktionen mit infektionsfreier Lücke
– Traumatische Avulsio bei intaktem Knochenkapital
– Extraktionen aufgrund endodontischer Komplikationen
– Wurzelrisse
– Rhizolyse eines Milchzahns mit Nichtanlage des bleibenden Zahns
– Innere oder äußere Wurzelresorption
– Wurzelresorption nach kieferorthopädischer Behandlung

2. Vorteile

– Begrenzung des Knochenabbaus nach der Extraktion
– Kürzere Behandlungsdauer
– Weniger Eingriffe

– Erhaltung der Zahnachse
– Psychologischer Gesichtspunkt

3. Nachteile

– Schwierige Weichgewebedeckung der Implantationsregion
– Gelegentliche Probleme mit der Primärstabilität des Implantats

4. Kontraindikationen

– Schwerer Knochenabbau vor oder nach der Extraktion
– Zu wenig Knochen unter der Wurzelspitze (Primärstabilität nicht möglich)
– Anatomische Einschränkungen (Unterkiefernerv, Kieferhöhle)
– Infizierte Extraktionswunde

5. Methode

Die Lappenbildung muss ein ästhetisches Erscheinungsbild sowie einen optimalen Primärverschluss der Implantaregion ermöglichen. Die Knochenwände dürfen bei der Extraktion nicht beschädigt werden und das Granulationsgewebe in der Alveole ist vollstän-

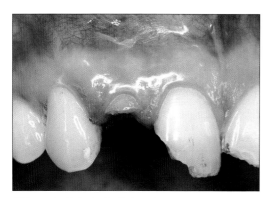

Abb. 9-3 Palatinale Schrägfraktur des seitlichen Schneidezahnes rechts oben.

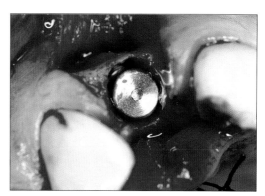

Abb. 9-4 Extraktion und sofortige Versorgung mit einem Standardimplantat.

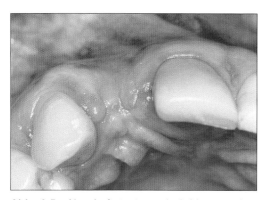

Abb. 9-5 Alveolarfortsatz nach 6 Monaten (vor dem Zweiteingriff) mit bukkalem Gewebeverlust.

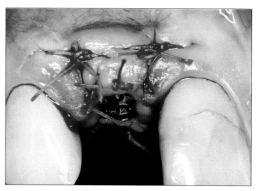

Abb. 9-6 Freigelegtes Implantat mit Einheilkappe und darunter liegendem Bindegewebetransplantat.

dig auszuräumen. Ob die Implantatinsertion sofort oder später erfolgen soll, ist eine Frage der morphologischen Gegebenheiten und des Knochenvolumens. Wenn zu wenige Knochenwände vorhanden sind, ist die einzeitige Methode zu bevorzugen. Die Kontrolle der Primärstabilität ist wie immer obligatorisch. Gelegentlich kommt es vor, dass das Implantat teilweise frei liegt und mit einem Knochentransplantat und/oder einer Membran ergänzt werden muss. Schließlich wird die Implantatinsertion mit dem reponierten Lappen dicht verschlossen (Abb. 9-3 bis 9-10).

Eine exakte Platzierung der Implantate ist im Frontzahnbereich besonders wichtig. Extrem weit bukkal austretende Implantate erscheinen unästhetisch (lange Zähne), während eine extrem linguale Position durch überkonturierte Kronen ausgeglichen werden muss, was Mundhygiene und Zahnsteinentfernung in diesem Bereich erschwert.

Der (herausnehmbare, festsitzende oder geklebte) provisorische Zahnersatz darf in der Einheilphase keinerlei Druck auf die Implantate ausüben. Bewegungen des deckenden Weichgewebes in der Einheilphase, auch wenn sie minimal sind, können das Implantat gefährden.

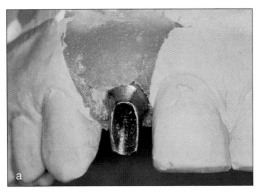 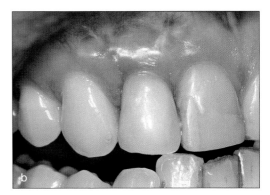

Abb. 9-7 Herstellung des UCLA-Goldsekundärteils im Dentallabor (a). Die provisorisch zementierte Krone auf dem Sekundärteil ermöglicht ein passgenaues Abheilen der Gingiva (b).

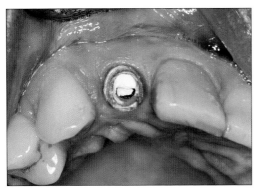 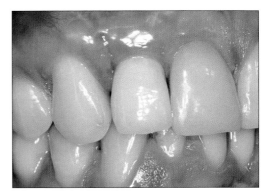

Abb. 9-8 Weichgewebe nach drei Monaten Trage-dauer des Provisoriums.

Abb. 9-9 Definitiver Zahnersatz (Dr. P. Raygot).

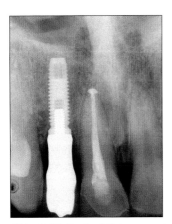

Abb. 9-10 Kontrollröntgen nach einem Jahr.

B. Alternative Behandlung

1. Implantation nach 6–8 Wochen

In folgenden Fällen[6] sollte die Implantation erst 6–8 Wochen nach der Extraktion erfolgen:

– Wenn die in der Extraktionswunde infiziert ist.
– Wenn eine Membran bzw. ein Transplantat die hermetische Deckung eines Implantats vorerst verhindert;[6] nach 6 Wochen ist die Schleimhaut so weit abgeheilt, dass dies möglich ist.

2. Implantation nach 6–8 Monaten

In folgenden Fällen[6] sollte die Implantation erst nach 6–8 Monaten erfolgen:

– Wenn der Knochen im Bereich der Lücke stark geschädigt ist (Zyste oder Tumor)
– Wenn eine Rekonstruktion des Knochens angezeigt ist
– Wenn vor der Implantatinsertion eine Knochentransplantation erforderlich ist

II. Implantate in der Tuberregion und der *Fissura pterygomaxillaris*

A. Hintergrund

Tulasne[7] empfahl 1989 die Nutzung der pterygomaxillären Knochenmasse für Dentalimplantate. Dieses Verfahren ist angezeigt, wenn das subantrale Knochenangebot reduziert ist, das pterygomaxilläre Knochenvolumen aber eine Implantatlänge von mindestens 13 mm zulässt. Durch die intrakortikale Stabilisierung des Implantats lassen sich gute Ergebnisse erzielen.[8]

Die dokumentierten Erfolgsraten mit pterygomaxillären Implantaten sind ausgezeichnet (92–98 %; Tabelle 9-1). Tulasne[9] berichtete 1992 über 46 Patienten mit 66 Tuber-Implantaten (Beobachtungszeitraum: 0–7 Jahre) und errechnete eine Erfolgsrate von 92 %. Die meisten Komplikationen waren, wie der Autor betont, mechanischer Natur. Bahat[10] erzielte unter 45 Patienten mit 72 Tuber-Implantaten eine Erfolgsrate von 93 % (mittlerer Beobachtungszeitraum: 21 Monate). Diese guten Ergebnisse sind der großen Implantatlänge und der okklusalen Entlastung zu verdanken. Khayat und Nader[11] erzielten unter 51 Patienten mit 65 Tuber-Implantaten eine Erfolgsrate von 95 % (Beobachtungszeitraum: 1–4 Jahre). Sie empfehlen nachdrücklich, kurze Implantate stufenweise zu belasten. Venturelli[14] berichtet von einem einzigen Misserfolg bei 42 Tuber-Implantaten und empfiehlt deren bikortikale Verankerung sowie eine Übergangsphase bei Belastung von 6 Monaten. Laut Fernández Valerón und Fernández Velázquez[15], deren gute Ergebnisse auf relativ wenigen ausgewerteten Implantaten beruhen, sollte die Präparation des

Tabelle 9-1 Chirurgische Erfolgsraten mit Tuber-Implantaten

Autor, Jahr	Patienten	Implantate	Beobachtungszeitraum (Monate)	Erfolgsrate (%)
Tulasne, 1992[9]	46	66	0–84	92
Bahat, 1992[10]	45	72	21 (Durchschnitt)	93
Khayat und Nader, 1994[11]	51	65	0–48	95
Graves, 1994[12]	49	64	k. A.	89
Balshi et al., 1995[13]	44	51	1–63	86
Venturelli, 1996[14]	29	42	> 36	98
Fernandez Valeron und Fernandez Velazquez, 1997[15]	19	31	15–36	94

Implantationsstollens mittels Osteotomie erfolgen. Durch diese Maßnahme lässt sich die knöcherne Operationswunde im Bereich des Implantats verdichten.

B. Operationstechnik

Ein mukoperiostaler Schnitt am Kamm der *Fissura pterygomaxillaris* bis hinauf zu den Prämolaren nebst Entlastungsschnitten ermöglicht einen weiträumigen Zugang zum Bereich des Tuber. Der Bohrpunkt befindet sich häufig 5–6 mm vor der Hinterkante des Tuber. Mit schräg hinauf nach mediodorsal gerichteter Bohrachse[9] wird die Kortikalis durchdrungen, um das Implantat bikortikal zu stabilisieren (Abb. 9-11 bis 9-14).

Der Mund der Patienten muss bei diesem – aufgrund der Nähe zur hinteren Gaumenarterie heiklen – Eingriff weit geöffnet sein. Um festsitzende Teilprothesen mit großer Spannweite zu vermeiden, wird nachdrücklich empfohlen, zwei weitere Implantate vor der Kieferhöhle zu platzieren.

III. Implantate mit Teilpenetration der Kieferhöhle bzw. Nasenhöhle

Dieses 1984 von Brånemark et al.[16] angeregte Verfahren ist angezeigt, wenn der Knochen unterhalb der Kieferhöhle und Nasenhöhle 8–10 mm hoch ist (Abb. 9-15). Die Sinusmembran – die sich normalerweise von der Kortikalis trennen lässt, ohne zu reißen oder zu perforieren – wird dabei durch das Implantat leicht angehoben. Dieses wird bis zur vorgesehen bikortikalen Verankerungstiefe versenkt (Abb. 9-16 bis 9-18). Oft zeigt sich im Röntgenbild innerhalb eines Jahres eine Knochenneubildung, allerdings kann nicht ausgeschlossen werden, dass die Sinusmembran perforiert wird oder reißt. Bei vollkommen intakter Kieferhöhle wird das Implantat gut aufge-

nommen, und die Durchtrittsstelle wird von diesem raumfüllend verschlossen. 24 Stunden nach der Implantation kann im Bereich der Nasenhöhle leichtes Nasenbluten auftreten.

IV. Sinusbodenelevation (Sinuslift)

Das Sinuslift-Verfahren wurde 1980 von Boyne und James[17] beschrieben, die sich für den Einsatz von autologen Beckentransplantaten aussprachen. Auch das Schädeldach und Kinn wurden als Entnahmestellen genannt. Andere Autoren wiederum bevorzugen allogene, xenogene, heterologe oder synthetische Knochenersatzmaterialien.[18] Die Implantate können bei diesem Verfahren trotz minimaler Knochenhöhe mit guter Primärstabilität einzeitig inseriert werden.

A. Sinuslift mit sofortiger Implantation

Diese Methode ist bei einer Knochenhöhe von 5–8 mm angezeigt (Abb. 9-19). Das Transplantat kann aus autologem Knochen oder auch xenogenen, allogenen, alloplastischen oder synthetischen Materialien bestehen. Die dokumentierten Kurzzeitdaten zeigen eine gute Erfolgsrate (Tabelle 9-2).

Der erste operative Schritt besteht in einer mukoperiostalen Schnittführung am Alveolarfortsatz bzw. in einer leicht palatinalen Position. Bei großvolumiger Kieferhöhle ist darauf zu achten, dass bei der primären Schnittführung die hinteren Gefäße geschont werden. Nach zwei vertikalen Entlastungsschnitten am Ende des ersten Schnitts wird der Volllappen angehoben und die bukkale Seite des Oberkieferknochens dargestellt. Kent und Block[22,28] beschrieben eine alternative primäre Schnittführung nach Maßgabe der befestigten Gingiva.

Danach nähert man sich mittels bukkaler Osteotomie mit einem Knochenbohrer über einen rechteckigen oder sichelförmigen oberen Scharnierlappen der Kieferhöhle, bis die weiß-

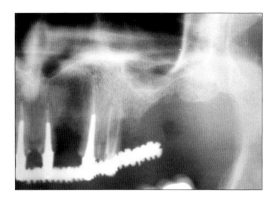

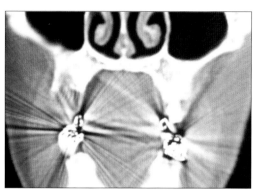

Abb. 9-11 Panoramaaufnahme eines in der Seitenzahnregion unbezahnten Oberkiefers. Im Bereich des ersten Molaren und der Tuberregion sind Implantate vorgesehen.

Abb. 9-12 Das Knochenvolumen im Bereich des ersten Molaren ist ausreichend (CT-Aufnahme).

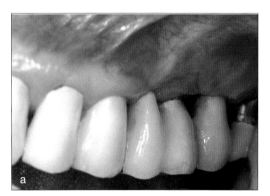

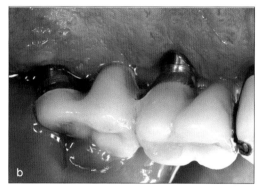

Abb. 9-13a und 9-13b Bukkale und palatinale Ansicht des definitiven Zahnersatzes (Dr. P. Guilbert).

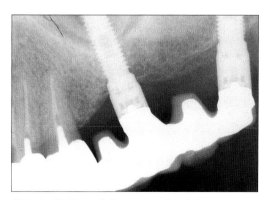

Abb. 9-14 Kontrollröntgen nach 7 Jahren.

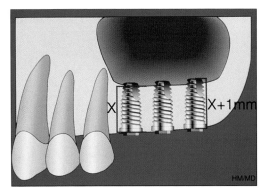

Abb. 9-15 Implantate mit Teilpenetration der Kieferhöhle.

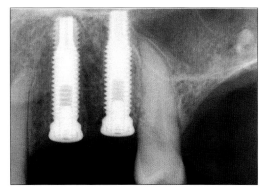

Abb. 9-16 Das distale Implantat durchdringt die subantrale kortikale Platte.

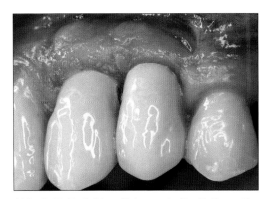

Abb. 9-17 Definitiver Zahnersatz (Dr. P. Raygot).

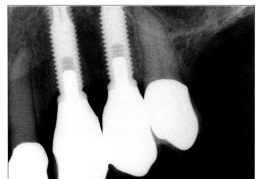

Abb. 9-18 Kontrollröntgen nach einem Jahr.

Tabelle 9-2 Chirurgische Erfolgsraten nach Sinuslift mit sofortiger Implantation

Autor, Jahr	Patienten	Implantate	Beobachtungszeitraum (Monate)	Erfolgsrate (%)
Kent und Block, 1989[22]	11	54	12–48	100
Raghoebar et al., 1993[23]	25	93	6–36	93
Keller et al, 1994[24]	20	66	12–60	92
Zinner und Small, 1996[25]	50	215	7–60	98
Blomqvist et al., 1996[26]	49	171	14–58	83
Daelemans et al., 1997[27]	33	121	3–80	93

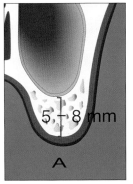 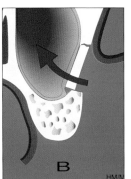 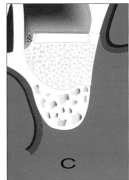 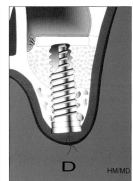

Abb. 9-19a bis 9-19d Sinusinsertion mit sofortiger Implantation: Knochenangebot von 5–8 mm (A), Bilden und Anheben des bukkalen Knochendeckels (B), Bilden des neuen Sinusbodens und Auffüllen mit Knochen (C), Inserieren des Implantats (D).

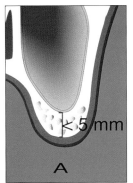 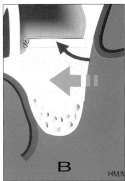 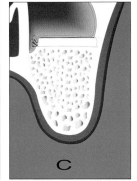 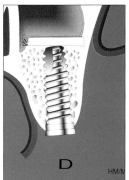

Abb. 9-20a bis 9-20d Sinusinsertion mit sofortiger Implantation: Knochenangebot < 5 mm (A), Bildung eines neuen Sinusbodens und Auffüllen mit Knochen (B), Knochentransplantat nach 6 Monaten (C), Inserieren des Implantats (D).

graue Sinusmembran sichtbar wird. Diese wird mit unterschiedlich gekrümmten Spezialküretten umgeschlagen, was aufgrund ihrer Haftung und Brüchigkeit eine sehr heikle Aufgabe ist. Es ist nicht auszuschließen, dass die Membran reißt. Der Lappen wird nach innen zurückgedrückt, in einer horizontalen Lage fixiert und bildet nun den neuen Sinusboden.

Die Kavität wird vorsichtig mit dem gewählten Material aufgefüllt. Danach wird, sofern der Implantatstollen bereits aufbereitet wurde, das Implantat eingesetzt. Schließlich wird der Volllappen reponiert und dicht vernäht.

B. Sinusinsertion mit späterer Implantation

Bei einer subantral reduzierten Knochenhöhe von < 5 mm ist vor der Implantation eine Sinusbodenelevation angezeigt. Das Implantat selbst wird 6–8 Monate später eingesetzt, wenn der Knochen weitgehend verheilt ist (Abb. 9-20). Die Ergebnisse mit dieser Operationsmethode sind zufrieden stellend (Tabelle 9-3 und Abb. 9-21 bis 9-28).

Die Methode wurde von Boyne und James[17] erstmals beschrieben und seither in mehreren

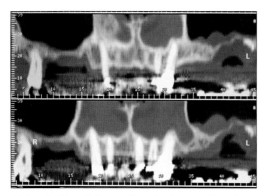

Abb. 9-21 Subantral reduziertes Knochenvolumen von < 3 mm (Panoramaaufnahme).

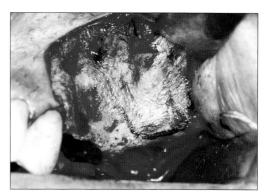

Abb. 9-22 Umgeschlagener Lappen und Form des bukkalen Knochendeckels (Dr. J.-F. Tulasne).

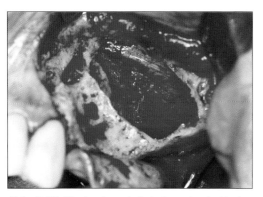

Abb. 9-23 Zustand nach Anheben des bukkalen Knochenlappens.

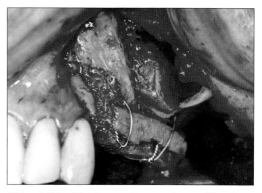

Abb. 9-24 Platzieren der autologen Knochentransplantate (Beckenboden).

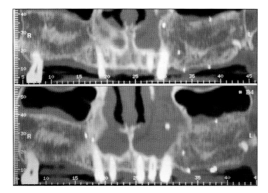

Abb. 9-25: Bei der Kontrolle nach 6 Monaten ist das subantrale Knochenvolumen angemessen (CT-Aufnahme).

Punkten modifiziert. Tulasne et al.[31] bevorzugen das Schädeldach als Entnahmestelle, wie von Tessier[35] seit 1982 in der Gesichtsschädelchirurgie angewendet. Postoperative Komplikationen, so wird betont, treten dabei nicht auf. Bei diesem Verfahren wird ein kortikospongiöser Block perforiert (zur Vaskularisierung des Transplantats) und ein neuer Sinusboden daraus gebildet. Die kortikale Knochenseite ist dabei der Sinusschleimhaut zugewandt. Der Block wird durch die vertiefte Position in der Außenwand des Unterkiefers und die Osteosynthese optimal stabilisiert, so dass in der Kavität ein homogenes Transplantat aus kortikospongiöser Knochen-

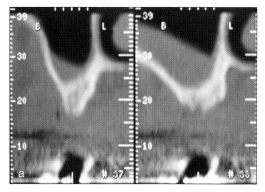
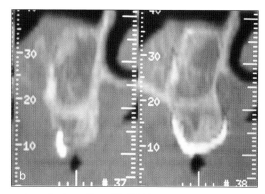

Abb. 9-26a und 9-26b Linker Seitenzahnbereich vor und nach dem Sinuslift (CT-Schrägaufnahmen).

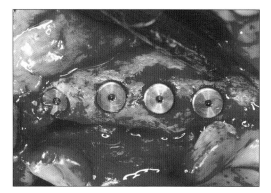
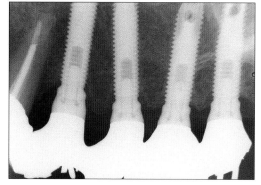

Abb. 9-27 Versorgung des linken Seitenzahnbereichs mit vier Implantaten.

Abb. 9-28 Kontrollröntgen nach dreijähriger Belastung (Dr. R. Cohen und Dr. S.-B. Cohen).

Tabelle 9-3 Chirurgische Erfolgsraten nach Sinusinsertion mit späterer Implantation

Autor, Jahr	Patienten	Implantate	Beobachtungszeitraum (Monate)	Erfolgsrate (%)
Hall und McKenna, 1991[29]	15	70	6–12	91
Tidwell et al., 1992[30]	48	203	12–32	93
Tulasne et al., 1993[31]	45	120	0–36	98
Chiapasco und Ronchi, 1994[32]	43	124	12–24	93
Zerbib et al., 1991[33]	142	465	≥ 6	95
Lundgren et al., 1996[34]	10	30	12–45	100

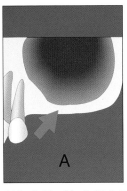 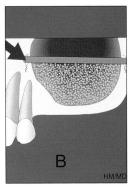 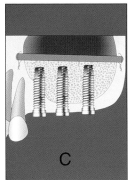 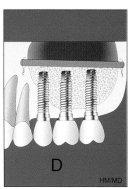

Abb. 9-29a bis 9-29d Transplantationsverfahren nach J.-F. Tulasne: Ungenügendes Knochenvolumen (a), Bilden eines neuen Sinusbodens mit einem kortikospongiösen Block (b), Einsetzen der Implantate in den verheilten Knochen (c), implantatgetragener Zahnersatz (d).

masse entsteht (Abb. 9-29). Die Ergebnisse sind vielversprechend. Tulasne et al.[31] berichteten 1993 über 48 Kieferhöhlen mit transplantierter Knochen, in die insgesamt 120 Implantate insertiert wurden. Insgesamt wurden 83 dieser Implantate nach mindestens sechsmonatiger Belastung evaluiert werden, wobei zwei Misserfolge zu verzeichnen waren. Zerbib et al.[33] berichteten 1991 von 22 Misserfolgen unter 465 evaluierbaren Implantaten, 15 davon bei freiliegendem Implantat und 7 nach mehrwöchiger Belastung. Unter 142 behandelten Patienten musste das Transplantat im Bereich von 2 Implantaten aufgrund einer Sinusitis entfernt werden. Bei 5 Patienten musste die Knochentransplantation nach einer schweren Resorption des ersten Transplantats wiederholt werden. Raghoebar et al.[23] bilden den neuen Sinusboden aus einem dem reponierten bukkalen Lappen zugewandten monokortikalen Beckenknochenblock und füllen den entstandenen Leerraum mit Spongiosa. Wenn das Restvolumen des Kieferknochens eine gute Primärstabilität ermöglicht, werden die Implantate bei dieser Methode sofort inseriert, zumal sie nach Auffassung der Autoren den monokortikalen Block stabilisieren. Dieser hat den Vorteil, dass die Kavität abgegrenzt wird und im Falle einer

Perforation der Sinusmembran keine Knochenpartikel in die Kieferhöhle eindringen können. Laut Raghoebar et al.[23] gingen bei 47 Sinusbodenelevationen über einen Beobachtungszeitraum von 6–36 Monaten 5 von 93 Implantaten in der Einheilphase verloren.

V. Auflagerungsosteoplastik

Bei ungenügendem Knochenvolumen im Bereich von begrenzenden anatomischen Strukturen (Kieferhöhle, Nasengrube, Unterkieferkanal) sind Dentalimplantate normalerweise kontraindiziert. Zum Ausgleich von allzu niedrigen bzw. schmalen Kammstrukturen können Augmentationsosteoplastiken in Erwägung gezogen werden (Abb. 9-30 bis 9-38). Diese Methode ist grundsätzlich für beide Kiefer geeignet.[36,43] Zusätzlich ist abzuklären, ob das vorhandene Platzangebot ausreicht, um ein günstiges Längenverhältnis von Implantat zu Krone sowie ein Optimum an Ästhetik zu sichern.

Breine und Brånemark[44] sprachen sich 1980 dafür aus, Dentalimplantate mit autologen Knochentransplantaten zu unterstützen. Die ersten Versuche mit dieser Methode bei zentripetalem Resorptionsverlauf führten dazu, dass der Alveolarfortsatz sehr rasch sehr dünn wurde.

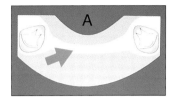 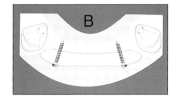 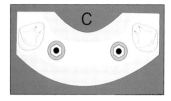

Abb. 9-30a bis 9-30c Appositionstechnik: Dünner Knochenkamm (a), bukkales Appositionstransplantat (b), Einsetzen der Implantate in den verheilten Knochen (c).

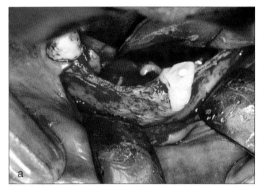 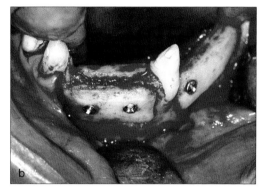

Abb. 9-31a und 9-31b Dünner Unterkieferkamm vor und nach Apposition von drei kortikospongiösen Blöcken aus dem Schädeldach (Dr. J.-F. Tulasne).

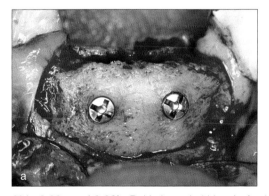 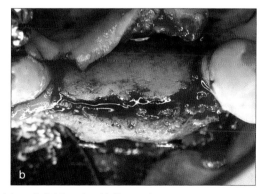

Abb. 9-32a und 9-32b Bukkale und okklusale Ansicht nach 8 Monaten Heilungsdauer.

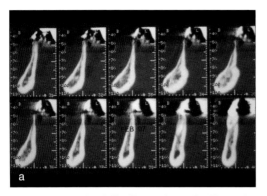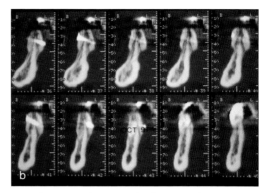

Abb. 9-33a und 9-33b Zustand vor der Transplantation und nach 8 Monaten (CT-Schrägaufnahmen).

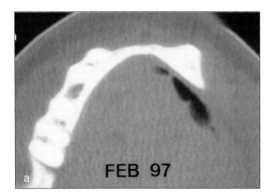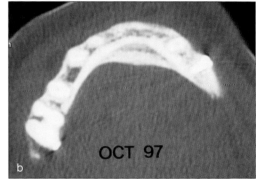

Abb. 9-34a und 9-34b Zustand vor der Transplantation und nach 8 Monaten (CT-Axialaufnahmen).

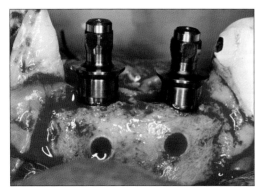

Abb. 9-35 Einsetzen von zwei Symphysen-Implantaten nach Entfernen der osteosynthetischen Verschraubungen.

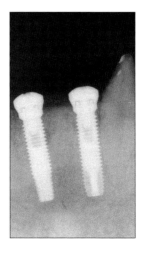

Abb. 9-36 Kontrollröntgen nach 6 Monaten mit befestigten Einheilpfosten.

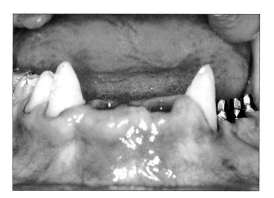

Abb. 9-37 Weichgewebe nach sechswöchiger Einheilphase.

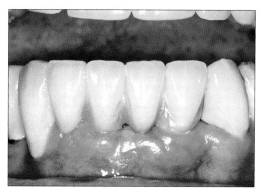

Abb. 9-38 Definitiver Zahnersatz (Dr. G. Audi).

Bei horizontalem Knochenabbau sind bukkale Knochenspäne zu bevorzugen, bei vertikalem Knochenabbau sind krestale Knochenspäne angezeigt. Die Implantate können einzeitig oder nach einer Einheilphase von 6 Monaten inseriert werden. Wenn der Knochen in beiden Richtungen resorbiert ist, können Onlay. und Inlay-Transplantate (bukkal und cristal) miteinander kombiniert werden.

A. Entnahmestellen

Die Knochentransplantate im Rahmen von zahnärztlichen Implantatbehandlungen werden üblicherweise dem Beckenkamm, dem Schädeldach oder dem Kinn entnommen (Abb. 9-39). Jeder dieser Bereiche hat seine Vor- und Nachteile (Tabelle 9-4).

1. Beckenknochen

Diese Entnahmestelle ist besonders gut geeignet, wenn relativ viel Knochenvolumen benötigt wird.

Vorteile:

– Große Ergiebigkeit
– Kortikaler und spongiöser Knochen

Nachteile:

– Zwei Operationsstellen
– Postoperative Schmerzen häufig
– Längerer stationärer Aufenthalt
– Hautnarbe

Nach Eröffnung der Haut am Beckenkamm mit einem 3–5 cm langen Schnitt wird unter dem subkutanen Bereichs das Periost dargestellt, eingeschnitten und umgeschlagen. Mit einem Knochenbohrer wird ein passender kortikaler Block geformt, unter Verwendung von Knochenmeißeln mobilisiert und entnommen. Nach Entnahme der Spongiosa mittels Küretten werden das Periost sowie der subkutane Bereich und die Haut wieder vernäht.

2. Schädeldach

Diese Entnahmestelle ist besonders gut geeignet, wenn relativ viel kortikaler Knochen benötigt wird.

Vorteile:

– Ergiebigkeit
– Postoperative Schmerzen selten
– Unsichtbare Narbe (bei intakter Kopfbehaarung)

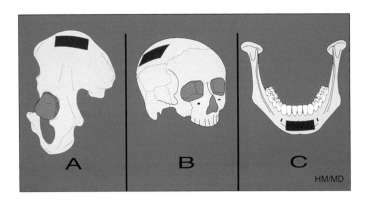

Abb. 9-39 Entnahmestellen für autologe Knochentransplantate: *Spina iliaca anterior superior* (A), Schädeldach (B), Symphyse (C).

Tabelle 9-4 Vor- und Nachteile verschiedener Knochenentnahmestellen (nach Tulasne et al.[45])

Entnahme-stelle	Knochentyp	Ergiebigkeit	Postoperative Schmerzen	Narbe	Stationärer Aufenthalt
Becken	Kortikalis +++ Spongiosa +++	Groß	Schwer	Leicht sichtbar	8 Tage
Schädeldach	Kortikalis +++ Spongiosa ++	Unterschiedlich	Leicht	Unsichtbar	2–3 Tage
Symphyse	Kortikalis ++ Spongiosa +	Gering	Leicht	Unsichtbar	Ambulant bzw. 2 Tage

Die Kreuze bezeichnen die verfügbare Knochenmenge.

Nachteile:

– Zwei Operationsstellen
– Mindestens zwei Tage stationärer Aufenthalt

Nach Eröffnung der Haut am Scheitelbein mit einem 7–9 mm langen Schnitt wird ein Lappen gebildet, das Periost eröffnet und vollständig umgeschlagen. Mit einem Knochenbohrer wird ein passender kortikaler Block geformt, unter Verwendung von Knochenmeißeln mobilisiert und entnommen. Danach werden das Periost, das subkutane Gewebe und die Haut wieder vernäht.

3. Kinn

Der Symphysenbereich ist eine ausgezeichnete Entnahmestelle.

Vorteile gegenüber extraoralen Entnahmestellen[46]:

– Kürzere Operationsdauer
– Leichter Zugang
– Schnellere Heilung
– Keine sichtbaren Narben
– Gute postoperative Verträglichkeit
– Operation in Lokalanästhesie

Nachteile:

– Relativ geringe Ergiebigkeit
– Evtl. Sensibilitätsverlust der unteren Schneide-zähne

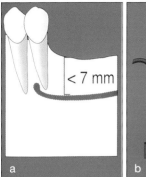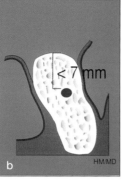

Abb. 9-40a und 9-40b Mangelhaftes Knochen-volumen über dem Unterkieferkanal.

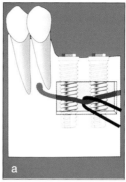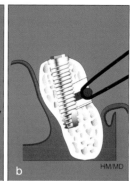

Abb. 9-41a und 9-41b Transposition des Unter-kiefernervs und Implantation.

Nach Infiltrations- und Leitungsanästhesie wird mit einem linearen Schnitt die Schleimhaut zwi-schen den beiden distalen Eckzahnseiten eröff-net, ein Volllappen gebildet und der Symphysen-knochen dargestellt. Danach wird der Knochen mit einem Knochenbohrer reseziert. Die Ober-grenze muss dabei 5 mm unter den Wurzel-spitzen liegen. Die Resektionstiefe richtet sich nach der Breite der Symphyse und dem Sub-stanzbedarf im Zielbereich. Das Transplantat wird mit Osteotomen mobilisiert, entnommen und an den ortsständigen Knochen angepasst. Die Entnahmestelle wird mit einem Knochen-ersatzmaterial oder mit hämostatischem Wachs gefüllt. Schließlich wird der Lappen reponiert und mit einem resorbierbaren Faden vernäht.

B. Einpassen und Fixieren des Transplantats

Der kortikospongiöse Block muss ganz genau an den vorbereiteten ortsständigen Knochen ange-passt werden. Zur besseren Durchblutung des Transplantats wird die Kortikalis mit einem Knochenbohrer perforiert. Danach wird das Transplantat mit Titanschrauben fixiert, eventuell können auch Ligaturen erforderlich sein. Die Konturen des ausgearbeiteten Transplantats sind

sorgfältig zu kontrollieren, um jede Verletzung der Schleimhaut auszuschließen. Die Lücken zwi-schen Transplantat und ortsständigem Knochen weden mit der Spongiosa aufgefüllt. Danach wird der Lappen reponiert. Zum dichten Verschließen des Transplantationsbereichs können periostale Schnitte erforderlich sein. Ein provisorischer Zahnersatz ist in den nächsten zehn Tagen kontraindiziert. Der Kontaktbereich des zukünfti-gen Zahnersatzes wird entlastet, so dass die Transplantationsstelle frei von Druck ist.

VI. Transposition des Unterkiefernervs

Bei ungenügender Knochenhöhe über dem Unterkieferkanal sind Dentalimplantate kontra-indiziert. Die wichtigsten Kriterien für die Be-handlungswahl sind das Knochenvolumen und das prothetische Platzangebot.
Wenn beide Kriterien ungenügend erfüllt sind und Implantate angezeigt erscheinen, muss zuvor der Unterkiefernerv verlegt werden (Abb. 9-40 und 9-41). Dieses Verfahren wurde 1987 von Jensen und Nock[47] erstmals beschrieben und seither durch diverse Modifikationsvorschlä-ge ergänzt.[48,52]

Tabelle 9-5 Sensibilitätsverluste nach Transposition des Unterkiefernervs

Autor, Jahr	Patienten	Regionen	Rückkehr der Sensibilität					Störungen
			1–15 Tage	2–8 Wochen	3–5 Mon.	6–9 Mon.	9 Monate	
Jensen et al., 1994[49]	6	10	—	—	6	—	3	1
Haers und Sailer, 1994[54]	9	17	k. A.			13		
Rosenquist, 1994[53]*	72	100	21 (100)	56 (100)	?	?	68 (72)	4 (72)
Hirsch und Brånemark, 1995[55]	18	24	3	3	k.A.			3
Sethi, 1995[56]	8	14	3	2	3	1	—	5
Kan et al., 1997[57]	15	21	k. A.			11		

*Zahlen in Klammern = Anzahl der kontrollierten Regionen

A. Methode

Der Eingriff erfolgt unter Leitungsanästhesie, ergänzt durch eine bukkale und linguale Infiltrationsanästhesie. Der Verlauf des Unterkieferkanals wird computertomographisch lokalisiert. Die Schnittführung erfolgt am Knochenkamm, wobei die bukkale Darstellung durch Entlastungsschnitte erleichtert wird. Der Austrittsbereich am *Foramen mentale* wird dargestellt und das Gefäßnervenbündel wird vorsichtig manipuliert. Rosenquist[50] empfiehlt, den Nervaustritt des *Nervus mentales* zu reponieren. Das Gefäßnervenbündel kann mit Hilfe einer bukkalen Osteotomie gelöst und mobilisiert werden. Zur genauen Technik finden sich in der Literatur mehrere Vorschläge. Der Nerv wird seitlich verlagert und beim Anlegen des Implantatstollens geschützt. Eine bukkal platzierte autologe Knochenschicht bedeckt erneut die Implantatoberfläche und schirmt den Nerv ab. Zum Schluss wird der bukkale Lappen reponiert und sorgfältig vernäht.

B. Kontraindikationen

Kontraindikationen nach Rosenquist[53]:

– Knochenhöhe < 3 mm

– Starke Kortikalis bei dünnem Gefäßnervenbündel
– Patienten mit hohem Blutungs- und Infektionsrisiko (relative Kontraindikation)
– Schwer zugängliche Operationsstelle (relative Kontraindikation)

Weitere Kontraindikationen nach Valentini et al.:[52]

– Stark kortikalisierter Knochen (schwierige Abschirmung des Gefäßnervenbündels)
– Ungenügende Motivation des Patienten
– Extrem linguale Lage des Unterkieferkanals (relative Kontraindikation)

C. Komplikationen

Der größte Nachteil dieser Methode besteht darin, dass bei einer Verletzung des Nervenstamms ein bleibender Sensibilitätsverlust nicht auszuschließen ist. Anästhesien, Parästhesien und Dysästhesien sind häufige Folgeerscheinungen. Bei unversehrtem Nerv sollten diese Störungen langsam wieder abklingen, der genaue Verlauf lässt sich aber nicht absehen (Tabelle 9-5). Aus diesem Grund ist die Nervtransposition nicht als Routineeingriff aufzufassen. Kan et al.[57,58] berichten über eine 52%ige Veränderung der Sensibilität im labiomentalen

Abb. 9-42a Sehr dünner Knochenkamm.

Abb. 9-42b Gesteuerte Knochenregeneration mit Fixierungsschrauben.

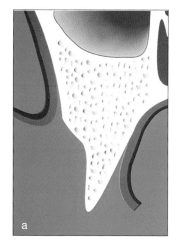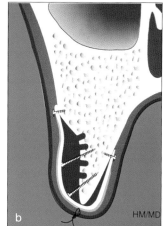

Abb. 9-43a Neu gebildeter Knochen

Abb. 9-43b Einsetzen des Implantats in idealer Achsenausrichtung.

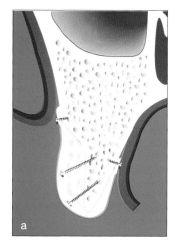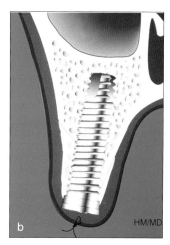

Bereich. Rosenquist[53] kontrollierte 72 Fälle nach 18 Monaten und konstatierte eine Normalisierungsrate von 94 %. Die Sensibilität stellte sich allerdings nur sehr langsam wieder ein: 21 % der Fälle hatten sich nach einer Woche und 77 % nach 6 Monaten vollständig normalisiert.

Bei Patienten mit starker Resorption bzw. geringer Dichte des Knochens erhöht sich das Risiko einer Unterkieferfraktur. Kan et al.[58] beschreiben einen Fall, bei dem der Unterkiefer 3 Monate nach Nervverlegung und Insertion dreier Implantate spontan frakturierte. Eine Transposition des Unterkiefernervs kommt also erst in Frage, wenn die Lage des Kieferkanals und die Knochenbeschaffenheit (Volumen und Dichte) exakt abgeklärt sind.

VII. Gesteuerte Knochenregeneration

Die Methode der gesteuerten Knochenregeneration ist nicht an eine Implantatbehandlung gebunden, kann in diesem Zusammenhang

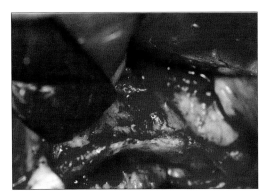

Abb. 9-44 Messerscharfer Alveolarkamm im Oberkiefer.

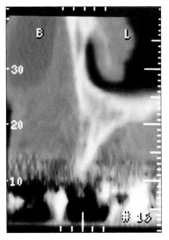

Abb. 9-45 CT-Schrägaufnahme des dünnen Alveolarkamms.

aber sinnvoll sein (Abb. 9-42 und 9-43). Sie beruht auf dem biologischen Prinzip der Knochenneubildung durch selektive Zelldifferenzierung. Den ersten Nachweis lieferten Murray et al.,[59] indem sie im Darmbein eines Hundes einen Knochendefekt herbeiführten und mit einer Kunststoffkammer isolierten, die sich daraufhin mit neu gebildeter Knochensubstanz füllte. Becker und Becker[60] testeten dieses Prinzip erstmals für Unterkieferimplantate im Hundemodell. Hierzu wurden bukkale Dehiszenzen von 4 mm Höhe angelegt und mit einer Membran abgedeckt. Der durchschnittliche Knochenzuwachs betrug 1,37 mm (Kontrollgruppe: 0,25 mm), die Knochenneubildung wurde histologisch verifiziert. Weitere Studien haben gezeigt, dass diese Methode auch beim Menschen wirksam ist.[1,8,60,62]

A. Physikalische Barriere (Membran)

Der konventionelle Membrantyp besteht aus nicht resorbierbarem e-PTFE (Polytetrafluorethylen). Goretex-Membrane (GTAM) sind zweilagig: Die relativ steife und porenarme Innenlage verhindert die Beteiligung von Epithel- und Bindegewebezellen am Heilungsgeschehen, während sich die flexible Außenlage optimal an den Knochendefekt anpasst.[63] Membrane aus anderen Materialien wurden ebenfalls diskutiert, in der Praxis jedoch nicht ausreichend erprobt. Die Membran bildet eine physikalische Barriere zur Stabilisierung des Blutgerinnsels[64], von dem die Zellproliferation und Neubildung des Knochens ausgehen.[65,66]

B. Indikationen

– Periimplantäre Dehiszenzen und Fenestrationen
– Sonstige periimplantäre Knochendefekte
– Implantatversorgung von frischen Extraktionswunden
– Lokale Alveolarvergrößerung

C. Methode

Die Schnittführung muss so gewählt werden, dass die Membran flächendeckend platziert werden kann. Nach Ausräumen des Granulationsgewebes wird zuerst das Implantat einge-

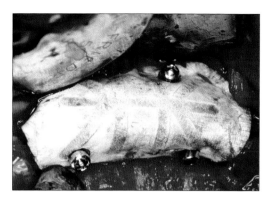

Abb. 9-46 Befestigen einer titanverstärkten Goretex-Membran mit vier Fixierschrauben.

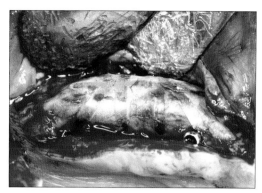

Abb. 9-47 Membran nach zehnmonatiger Heilungsdauer.

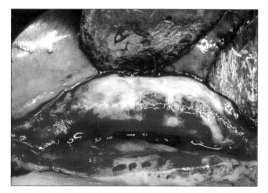

Abb. 9-48 Zustand nach Entfernen der Membran mit bestens gelungener Geweberegeneration.

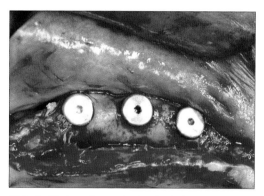

Abb. 9-49 Inserieren der Implantate.

setzt. Danach wird, sofern das Implantat vollkommen stabil ist, die Membran angebracht. Das im Defektbereich entstehende Blutgerinnsel bildet die Voraussetzung für die Knochenregeneration. Welche Membran zur Anwendung kommt, ist von der Größe und Form des Defekts abhängig. Sie muss einen faltenlosen Überstand von mindestens 3 mm aufweisen und vollkommen stabil sein, bevor der Lappen reponiert werden kann. Die periimplantären Defekte werden durch das Blutgerinnsel aufgefüllt und können mit autologen, allogenen bzw. alloplastischen Knochenersatzmaterialien, Distanzschrauben oder einer titanverstärkten Membran stabilisiert

werden. Wenn die Membran mit der Implantatschraube fixiert wird, reduziert sich das Platzangebot relativ zum Implantat. Die Heilphase bis zum Entfernen der Membran muss 7–9 Monate betragen (Abb. 9-44 bis 9-49).
Bei folgenden Komplikationen ist die GTAM-Membran unverzüglich zu entfernen:

– Infektion
– Weichgewebeentzündung
– Lappennekrose
– Lappenperforation
– Schmerzen

Diese Methode kann auch zusammen mit autologem Knochenersatzmaterial verwendet werden – offenbar verhindert die Membran nämlich, dass Teile des Transplantats atrophieren.

Mit titanverstärkten GTAM-Membranen lässt sich ein größeres bleibendes Platzangebot für das Implantat erzielen. Die gesteuerte Knochenregeneration ermöglicht einen Knochenzuwachs von bukkolingual 4 mm und apikokoronal 3 mm. Wenn der Substanzbedarf höher liegt, sind autologe Knochentransplantate die bessere Alternative.

D. Überlegungen

Mellonig und Nevins[67] analysierten 1995 die Ergebnisse von Implantatbehandlungen mit gesteuerter Knochenregeneration[68,70] und teilten sie in drei Indikationsgruppen ein.

1. Implantatversorgung von frischen Extraktionswunden

Für diese Technik mit gesteuerter Geweberegeneration sind sehr gute Ergebnisse dokumentiert, die sich allerdings hauptsächlich auf Fallbeschreibungen beschränken. Zur Behandlung von großen Defekten sind ergänzende Knochenersatzmaterialien ratsam.

2. Periimplantäre Defekte (Dehiszenzen und Fenestrationen)

Membrane zur Behandlung von periimplantären Defekten verstärken die Knochenregeneration. Bei großen Defekten sind ergänzende Knochenersatzmaterialien erforderlich, um ein Einbrechen der Membran zu unterbinden. Die besten Ergebnisse werden mit autologem Knochen erzielt; alloplastische Materialien sind weniger empfehlenswert. Bei frühzeitiger Exposition der Membran sind Komplikationen zu erwarten, die den Behandlungserfolg gefährden können.

3. Lokale Kammvergrößerung

Den vorliegenden Fallbeschreibungen zufolge ermöglicht die gesteuerte Knochenregeneration zuverlässige Knochenzuwächse von horizontal 4 mm und vertikal 3 mm.[71,72] Mechanische Hilfsmittel oder Knochentransplantate führen zu vergleichbaren Ergebnissen. Eine frühzeitige Exposition der Membran kann den Behandlungserfolg gefährden.

VIII. Osteotomien und Knochenfüllungen

A. Sinusbodenelevation

Summers[73,74] präsentierte 1994 ein auf Osteotomien aufbauendes chirurgisches Verfahren, das bei subantralen Knochenstrukturen von 5–6 mm Höhe und geringer Dichte eingesetzt wird. Dabei wird der Sinusboden nach sukzessiver Aufbereitung des Implantatbetts um mehrere Millimeter angehoben. Wichtigstes Ziel ist die Erhaltung und Vergrößerung des Knochenangebots. Osteotome mit zunehmendem Durchmesser bewirken eine laterale und apikale Verdichtung des Knochens im Implantatbereich. Auch autologe und diverse andere Knochenersatzmaterialien wurden vorgeschlagen, um das Knochenvolumen zu vergrößern. Summers[74] berichtete 1994 auf der Grundlage von 46 Patienten mit 143 Implantaten (Beobachtungszeitraum: 0–5 Jahre) eine Erfolgsrate von 92 %, ohne jedoch auf die Auswahl der Implantate und die Erfolgskriterien einzugehen. Horowitz[75] berichtete eine Erfolgsrate von 97 % mit der Osteotomtechnik; allerdings lagen dieser Kurzzeitstudie (mittlerer Beobachtungszeitraum: 5 Monate; 2–15 Monate) lediglich 18 Patienten mit 47 Implantaten (ITI) zugrunde.

B. Modifizierte Osteotomtechnik

Lazzara[76] beschrieb 1998 eine modifizierte

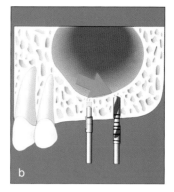

Abb. 9-50a und 9-50b Anlegen der Implantatstollen mit der modifizierten Osteotomtechnik.

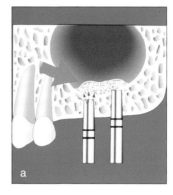
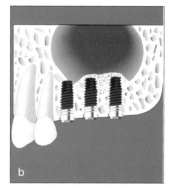

Abb. 9-51a und 9-51b Knochenauffüllung mit Osteotomen (a), Zustand nach Einsetzen der Implantate (b)

Osteotomtechnik, bei der neben Osteotomen auch Bohrer und verschraubte Implantate zum Einsatz kommen (Abb. 9-50 und 9-51). Diese Methode ist angezeigt, wenn das subantrale Knochenangebot mindestens 6 mm hoch und 5 mm breit ist. Zur Klärung der anatomischen Gegebenheiten und des subantralen Knochenvolumens werden Röntgenbilder herangezogen. Weder die Osteotome noch die Bohrer dürfen in die Kieferhöhle eindringen (Abb. 9-52 bis 9-66).

Verfahren:

– Das Implantatbett wird mit einem 2-mm-Bohrer vorgebohrt, wobei ein Sicherheitsabstand von 1 mm zum Sinusboden einzuhalten ist. Eine Bohrschablone sorgt dafür, dass die prothetischen Voraussetzungen erfüllt werden.

– Nun wird mit eingesetztem Richtungsanzeiger eine periapikale Röntgenaufnahme angefertigt, um die Unversehrtheit der subantralen Kortikalis zu verifizieren. Es ist immer zu beachten, dass keines der verwendeten Instrumente in die Kieferhöhle eindringen darf. Nun wird der Stollen mit dem zweiten Bohrer marginal auf von 2 mm auf 3 mm erweitert und schließlich mit dem 3-mm-Bohrer fertig gestellt, so dass er zur Aufnahme eines Standardimplantats bereit ist. Wiederum ist beim Bohren ein Sicherheitsabstand von 1 mm zum Sinusboden einzuhalten.

– Als Nächstes wird ein resorbierbares Knochenersatzmaterial in die Operationsstelle eingebracht, das bei der anschließenden kontrollierten Sinusbodenfraktur mit einem Summers-Osteotom Nr. 3 als Belastungs-

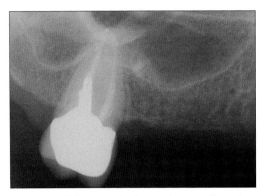

Abb. 9-52 Röntgenaufnahme mit ungenügendem subantralem Knochenvolumen.

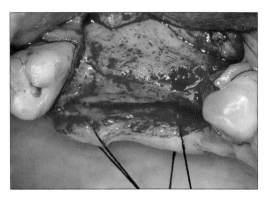

Abb. 9-53 Zustand nach Umschlagen des Weichgewebelappens.

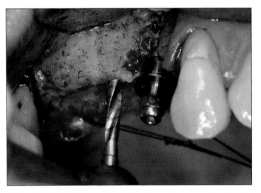

Abb. 9-54 Konventionelle Insertionsmethode im Bereich des ersten Prämolaren und modifizierte Osteotomtechnik mit 2-mm-Bohrer im Bereich des zweiten Prämolaren.

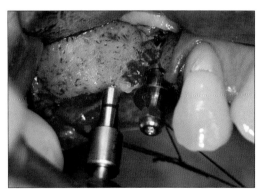

Abb. 9-55 Marginale Erweiterung des Implantatbetts auf 3 mm.

dämpfer dient.

– Nun wird die Unversehrtheit der Sinusmembran kontrolliert. Der Patient bläst hierzu mit geschlossener Nase auf einen Spiegel, dessen Oberfläche nicht kondensieren darf. Bei Vorliegen einer Perforation kommen zwei Alternativen in Frage: Entweder der Eingriff wird abgebrochen und nach einer Heilphase von 4 Wochen fortgesetzt oder es wir ein bukkaler Caldwell-Luc-Zugang (konventionelle Auffüllmethode) gewählt.

– Danach wird der gesamte Implantatstollen sukzessive mit autologem Knochen (evtl. ergänzt durch ein resorbierbares Material) aufgefüllt.

– Die autologe Knochen wird mit einem Osteotom verdichtet, ohne damit in die Kieferhöhle einzudringen. Als autologe Entnahmestelle kommen der Tuber, der aufsteigende Unterkieferast oder das Kinn in Frage.

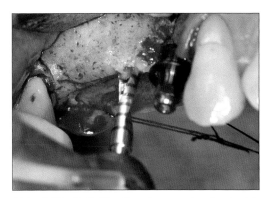

Abb. 9-56 Definitive Erweiterung des Implantatbetts auf 3 mm (Abstand von 1 mm zum Sinusboden einhalten!).

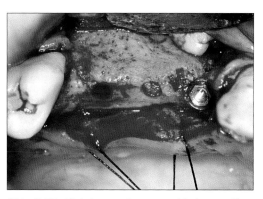

Abb. 9-57 Einbringen eines resorbierbarem Knochenersatzmaterials.

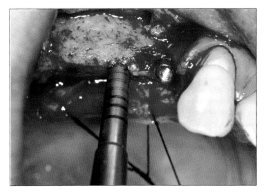

Abb. 9-58 Kontrollierte Sinusbodenfraktur mit einem Summers-Osteotom Nr. 3 (Unversehrtheit der Sinusmembran kontrollieren).

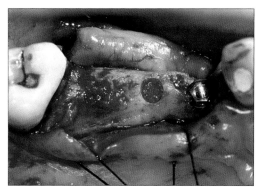

Abb. 9-59 Zustand nach sukzessivem Auffüllen des Implantatbetts mit autologen Knochen.

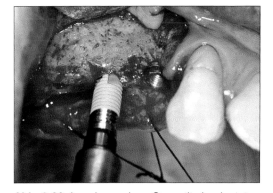

Abb. 9-60 Inserieren eines Osseotite-Implantats.

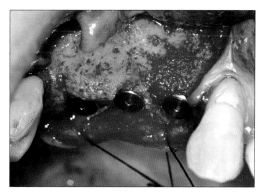

Abb. 9-61 Klinischer Endzustand nach Insertion der beiden distalen Implantate mit der modifizierten Osteotomtechnik.

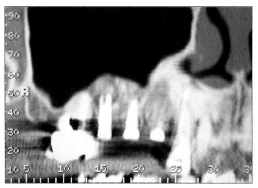

Abb. 9-62 Panoramaschnitt (Kontrollaufnahme) mit Knochenfüllung im apikalen Bereich der Implantate.

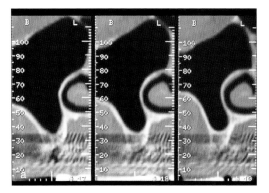 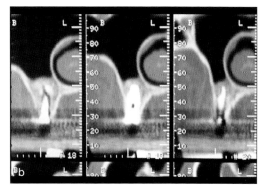

Abb. 9-63a und 9-63b CT-Schrägaufnahmen vor und nach dem Eingriff.

Das vertikale Platzangebot für das Implantat kann mit den einzelnen Osteotomschüben um jeweils 1 mm angehoben werden.

– Ein Senkbohrer kommt nur dann zur Anwendung, wenn die kortikale Knochenschicht eine entsprechende Stärke aufweist oder eine herausnehmbare provisorische Prothese vorgesehen ist.

C. Vorbereiten einer künftigen Implantationsstelle

Bei einem subantralen Knochenvolumen von unter 4 mm wird empfohlen, das Implantat erst 6–7 Monate nach der Transplantation einzusetzen[77]:

– Die Operationsstelle wird mit einer Bohrschablone und einem 2-mm-Bohrer lokalisiert.

– Mit einem Trepan von 5 mm Innendurchmesser wird ein Knochenzylinder isoliert und mit einem Summers-Osteotom Nr. 4 mobili-

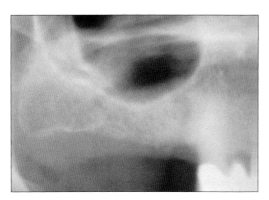

Abb. 9-64 Röntgenaufnahme eines zahnlosen Seitensegments oben rechts. Das subantrale Knochenvolumen beträgt im Bereich des ersten Molaren 5 mm.

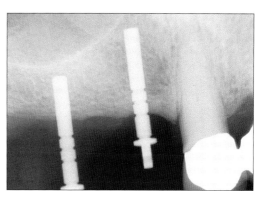

Abb. 9-65 Kontrollröntgen zur Lokalisierung des Sinusbodens.

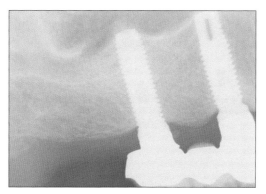

Abb. 9-66 Kontrollröntgen nach einem Jahr mit perfekt eingeheilten Implantaten und vergrößertem subantralem Knochenvolumen.

siert. Dieser Knochenzylinder dient als Belastungsdämpfer zum Anheben der Sinusmembran. Diese ist auf ihre Unversehrtheit zu überprüfen. Wenn eine Perforation festgestellt wird, ist der Eingriff abzubrechen.

– Der Zwischenraum wird sukzessive mit autologem Knochen aufgefüllt, bis das notwendige Knochenvolumen erreicht ist.

– Die Implantation erfolgt im ausgeheilten Knochen nach einer Wartezeit von 6–7 Monaten.

Literatur

1. Lazzara RJ. Immediate implant placement into extraction sites: Surgical and restorative advantages. Int J Periodontics Restorative Dent 1989;9:333–343.
2. Gelb DA. Immediate implant surgery: Three-year retrospective evaluation of 50 consecutive cases. Int J Oral Maxillofac Implants 1993;8:388–399.
3. Davarpanah M, Martínez H, Tecucianu JF, Etienne D, Kebir M. Les implants de large diamètre. Résultats chirurgicaux à 2 ans. Implant 1995;1:289–300.
4. Graves SL, Jansen CE, Siddiqui AA, Beaty KD. Wide diameter implants: Indications, considerations and preliminary results over two-year period. Aust Prosthodont J 1994;8:31–37.

5. Langer B, Langer L, Herrmann I, Erug M. The wide fixture: A solution for special bone situations and rescue for the compromised implant. Part 1. Int J Oral Maxillofac Implants 1993;8:400–408.

6. Bert M, Missika P. Implantologie Chirurgicale et Prothétique. Paris: CdP, 1996.

7. Tulasne JF. Implant treatment of missing posterior dentition. In: Albrektsson T, Zarb GA (eds). The Brånemark Osseointegrated Implant. Chicago: Quintessence, 1989:103–115.

8. Bahat O. Treatment planning and placement of implants in the posterior maxillae: Report of 732 consecutive Nobelpharma implants. Int J Oral Maxillofac Implants 1993;8:151–161.

9. Tulasne JF. Implants ptérygo-maxillaires. Expérience sur 7 ans. Cah Prothet 1992;(special issue 1):39–48.

10. Bahat O. Osseointegrated implants in the maxillary tuberosity: Report of 45 consecutive patients. Int J Oral Maxillofac Implants 1992;7:459–467.

11. Khayat P, Nader N. The use of osseointegrated implants in the maxillary tuberosity. Pract Periodontics Aesthet Dent 1994;6:53–61.

12. Graves SL. L'implant ptérygoïdien. Une solution de restauration à la partie postérieure du maxillaire. Int J Periodontics Restorative Dent 1994;14:513–523.

13. Balshi TJ, Lee HY, Hernandez RE. The use of pterygo-maxillary implants in the partially edentulous patient: A preliminary report. Int J Oral Maxillofac Implants 1995;10:89–98.

14. Venturelli A. A modified surgical protocol for placing implants in the maxillary tuberosity: Clinical results at 36 months after loading with fixed partial dentures. Int J Oral Maxillofac Implants 1996;11:743–749.

15. Fernandez Valeron J, Fernandez Velazquez J. Placement of screw-type implants in the pterygo-maxillary-pyramidal region: Surgical procedure and preliminary results. Int J Oral Maxillofac Implants 1997; 12:814–819.

16. Brånemark P-I, Adell R, Albrektsson T, Lekholm U, Lindstrom J, Rockler B. An experimental and clinical study of osseointegrated implants penetrating the nasal cavity and maxillary sinus. J Oral Maxillofac Surg 1984;43:497–505.

17. Boyne PJ, James RA. Grafting of the maxillary floor with autogenous marrow and bone. J Oral Surg 1980;38:613–616.

18. Valentini P, Abensur D. Elévation du plancher du sinus maxillaire à l'aide d'os lyophilisé déminéralisé et d'os bovin (Bio-Oss) et mise en place d'implants: Étude clinique sur 20 patients. Int J Periodontics Restorative Dent 1997;17:233–241.

19. Small SA, Zinner ID, Panno FV, Shapiro HJ. Augmentation of the maxillary sinus for implants: Report of 27 patients. Int J Oral Maxillofac Implants 1993;8: 523–528.

20. Smiler DG, Johnson PW, Lozada JL. Sinus lift and endosseous implants. Dent Clin North Am 1992; 36:151–186.

21. Tatum H Jr. Maxillary and sinus implant reconstructions. Dent Clin North Am 1986;30:207–229.

22. Kent JN, Block MS. Simultaneous maxillary sinus floor bone grafting and placement of hydroxylapatite-coated implants. J Oral Maxillofac Surg 1989;47: 238–242.

23. Raghoebar GM, Brouwer TJ, Reintsema H, van Oort RP. Augmentation of the maxillary sinus floor with autogenous bone for the placement of endosseous implants: A preliminary report. J Oral Maxillofac Surg 1993;51:1198–1203.

24. Keller EE, Eckert SE, Tolman DE. Mandibular ridge augmentation with simultaneous onlay iliac bone graft and endosseous implants: A preliminary report. J Oral Maxillofac Surg 1994;52:438–447.

25. Zinner ID, Small SA. Sinus lift graft using the maxillary sinuses to support implants. J Am Dent Assoc 1996; 127:51–57.

26. Blomqvist JE, Alberius P, Isaksson S. Retrospective analysis of one-stage maxillary sinus augmentation with endosseous implants. Int J Oral Maxillofac Implants 1996;11:512–521.

27. Daelemans P, Hermans M, Godet F, Malevez C. Augmentation osseuse du sinus maxillaire par greffe autogène avec pose immédiate d'implants: Étude rétrospective sur 5 ans. Int J Periodontics Restorative Dent 1997;17:27–39.

28. Kent JN, Block MS. Augmentation of the maxillary sinus floor with autogenous bone for placement of endosseous implants: A preliminary report. J Oral Maxillofac Surg 1993;51:1203–1205.

29. Hall HD, McKenna SJ. Bone graft of the maxillary sinus floor for Brånemark implants. Oral Maxillofac Surg Clin North Am 1991;3:869–874.

30. Tidwell JK, Blijdorp PA, Stoelinga PJ, Brouns JB, Hinderks F. Composite grafting of the maxillary sinus for placement of endosteal implants: A preliminary report of 48 patients. Int J Oral Maxillofac Surg 1992;21:204–209.

31. Tulasne JF, Saade J, Riachi A. Greffe osseuse du sinus maxillaire et implants de Brånemark. Cah Prothet 1993;(special issue 2):101–116.

32. Chiapasco M, Ronchi P. Sinus life and endosseous implants: Preliminary surgical and prosthetic results. Eur J Prosthodont Restorative Dent 1994;3:15–21.

33. Zerbib R, Ouhayoun JP, Freyss G. Apports osseux et chirurgie implantaire. J Parodontol 1991;10:177–188.

34. Lundgren S, Moy P, Johansson C, Nilsson H. Augmentation of the maxillary sinus floor with particulate mandible: A histologic and histomorphometric study. Int J Oral Maxillofac Implants 1996;11: 760–766.

35. Tessier P. Autogenous bone graft taken from the calvarium for facial and cranial applications. Clin Plast Surg 1982;9:531–537.

36. Isaksson S, Alberius P. Maxillary alveolar ridge augmentation with onlay bone grafts and immediate endosseous implants. J Craniomaxillofac Surg 1992; 20:2–7.

37. Jensen J, Krantz Simonsen E, Sindet-Pedersen S. Reconstruction of the severely resorbed maxilla with bone grafting and osseointegrated implants: A preliminary report. J Oral Maxillofac Surg 1990;48: 27–32.

38. Keller EE, van Roekel NB, Desjardins RP, et al. Prosthetic surgical reconstruction of the severely resorbed maxilla with iliac bone grafting and tissue-integrated prostheses. Int J Oral Maxillofac Implants 1987;2:155–165.

39. Keller EE. Reconstruction of the severely atrophic edentulous mandible with endosseous implants: A 10-year longitudinal study. J Oral Maxillofac Surg 1995;53:305–320.

40. Lindstrom J, Brånemark P-I, Albrektsson T. Mandibular reconstruction using the preformed autologous bone graft. J Plast Reconstr Surg 1981; 15:29–36.

41. Lindstrom J, Symington JM. Osseointegrated dental implants in conjunction with bone grafts. Int J Oral Maxillofac Implants 1988;3:31–39.

42. Misch CM, Misch CE, Resnik RR, Ismail YH. Reconstruction of maxillary alveolar defects with mandibular symphysis grafts for dental implants. Int J Oral Maxillofac Implants 1992;7:360–366.

43. Wesseling KH, Neukamm FW, Scheller H, et al. Clinical aspects of osseointegrated implants in the extremely resorbed edentulous lower and upper jaw. Z Zahnarztl Implantol 1992;7:51–55.

44. Breine U, Brånemark P-I. Reconstruction of alveolar jaw bone. An experimental and clinical study of immediate and preformed autologous bone grafts in combination with osseointegrated implants. Scand J Plast Reconstr Surg 1980;14:23–48.

45. Tulasne JF, Amzalag G, Sansemat JJ. Implants dentaires et greffes osseuses. Cah Prothet 1990;71: 81–102.

46. Antoun H, Misch C, Diestsh F, Feghali M. Augmentation de crête par greffe osseuse prélevée à la symphyse mentonnière. J Parodontol Implant Orale 1995;14:285–294.

47. Jensen O, Nock D. Inferior alveolar nerve repositioning in conjunction with placement of osseointegrated implants: A case report. Oral Surg Oral Med Oral Pathol 1987;63:263–268.

48. Friberg B, Ivanoff CJ, Lekholm U. Inferior alveolar nerve transposition in combination with Brånemark implant treatment. Int J Periodontics Restorative Dent 1992;12:441–449.

49. Jensen J, Reiche-Fischel O, Sindet-Pedersen S. Nerve transposition and implant placement in the atrophic posterior mandibular alveolar ridge. J Oral Maxillofac Surg 1994;52:662–668.

50. Rosenquist B. Fixture placement posterior to the mental foramen with transpositioning of the inferior alveolar nerve. Int J Oral Maxillofac Implants 1991;7:45–50.

51. Smiler DG. Repositioning the inferior alveolar nerve for placement of endosseous implants: Technical note. Int J Oral Maxillofac Implants 1993;8:145–150.

52. Valentini P, Abensur D, Missika P. La latéralisation du nerf alvéolaire en implantologie: Techniques chirurgicales et résultats préliminaires. J Parodontol 1994; 13:335–341.

53. Rosenquist B. Implant placement in combination with nerve transpositioning: Experience with the first hundred cases. Int J Oral Maxillofac Implants 1994; 9:522–531.

54. Haers PE, Sailer HF. Neurosensory function after lateralisation of the inferior alveolar nerve and simultaneous insertion of implants. Oral Maxillofac Surg Clin North Am 1994;7:707–716.

55. Hirsch JM, Brånemark P-I. Fixture stability and nerve function after transposition and lateralization of the inferior alveolar nerve and fixture installation. Br J Oral Maxillofac Surg 1995;33:276–281.

56. Sethi A. Repositionnement du nerf dentaire mandibulaire en dentisterie implantaire: Rapport préliminaire. Int J Periodontics Restorative Dent 1995;15:475–481.

57. Kan JY, Lozada JL, Goodacre CJ, et al. Endosseous implant placement in conjunction with inferior alveolar nerve transposition: An evaluation of neurosensory disturbance. Int J Oral Maxillofac Implants 1997; 12:463–471.

58. Kan JY, Lozada JL, Boyne PJ, et al. Mandibular fracture after endosseous implant placement in conjunction with inferior alveolar nerve transposition: A patient treatment report. Int J Oral Maxillofac Implants 1997;12:655–659.

59. Murray G, Holden R, Roachlau W. Experimental and clinical study of new growth of bone in a cavity. Am J Surg 1957;93:385–387.

60. Becker W, Becker BE. Guided tissue regeneration for implants placed into extraction sockets and for implant dehiscences: Surgical techniques and case reports. Int J Periodontics Restorative Dent 1990;10:377–391.

61. Dahlin C, Lekholm U, Lindhe A. Gain osseux induit par la presence d'une membrane. Etude clinique de 10 fixtures en titane après mise en charge fonctionnelle de un à trois ans. Int J Periodontics Restorative Dent 1991;11:273–281.

62. Nyman S, Lang N, Buser D, Brägger U. Bone regeneration adjacent to titanium implants using guided tis-

sue regeneration: A report of two cases. Int J Oral Maxillofac Implants 1990;5:9–14.

63. Davarpanah M, Tecucianu JF, Slama M, Celletti R. Régénération osseuse en implantologie: Utilisation des membranes Gore-Tex GTAM. J Parodontol 1991;10:169–176.

64. Buser D, Brägger U, Lang NP, Nyman S. Regeneration and enlargement of jaw bone using guided tissue regeneration. Clin Oral Implants Res 1990;1: 22–32.

65. Jovanovic SA, Spiekermann H, Richter JE. Bone regeneration around titanium implants in dehisced defect sites: A clinical study. Int J Oral Maxillofac Implants 1992;7:233–245.

66. Jovanovic SA, Schenk RK, Orsini M, Kenney EB. Supracrestal bone formation around dental implants: An experimental dog study. Int J Oral Maxillofac Implants 1995;10:23–31.

67. Mellonig JT, Nevins M, Régénération guidée de défauts osseux associés à des implants. Evaluation du résultat fondé sur la preuve. Int J Periodontics Restorative Dent 1995;15:169–185.

68. Mellonig JT, Triplet J. Guided tissue regeneration and endosseous dental implants. Int J Periodontics Restorative Dent 1993;13:109–119.

69. Simion M, Baldoni M, Zaffe D. Jaw bone enlargement using immediate implant placement associated with a split-crest technique and guided tissue regeneration. Int J Periodontics Restorative Dent 1992;12:463–473.

70. Simion M, Trisi P, Piattelli A. Vertical ridge augmentation using a membrane technique associated with osseointegrated implants. Int J Periodontics Restorative Dent 1994;14:497–511.

71. Simion M, Jovanovic SA, Trisi P, Scarano A, Piattelli A. Vertical ridge augmentation around dental implants using a membrane technique and autogenous bone or allografts in humans. Int J Periodontics Restorative Dent 1998;18:9–23.

72. Tinti C, Parma-Benfenati S, Polizzi G. Vertical ridge augmentation: What is the limit? Int J Periodontics Restorative Dent 1996;16:221–229.

73. Summers RB. A new concept in maxillary implant surgery: The osteotome technique. Compend Contin Educ Dent 1994;15:152–162.

74. Summers RB. The osteotome technique: Part 3—Less invasive methods of elevation of the sinus floor. Compend Contin Educ Dent 1994;15:698–710.

75. Horowitz I. Use of xenograft bone with aspirated bone marrow for treatment of cystic defects of the jaws. Head Neck 1989;11:516–523.

76. Lazzara RJ. Technique d'ostéotome modifiée. Personal communication, Congrès de la Société Française de Parodontologie, Marseille, 1998.

77. Summers RB. The osteotome technique: Part 4—Future site development. Compend Contin Educ Dent 1995;16:1090–1099.

KAPITEL 10

Ungedeckte Implantate

P. Bouchard/H. Martínez/M. Davarpanah/G. Alcoforado

Brånemark et al.[1] schrieben im Jahr 1969, dass bei direktem Kontakt zwischen Dentalimplantaten und Alveolarknochen eine Osseointegration stattfindet. Nach Auffassung von Adell et al. kann der Behandlungserfolg nur mit vollständig gedeckten Implantaten gesichert werden.[2] Diese werden dadurch nicht vorzeitig belastet, es können keine Epithelzellen an ihrer Oberfläche apikalwärts wandern und es entstehen keine Infektionen. Das Standardprotokoll umfasst also zwei chirurgische Eingriffe. Schroeder et al.[3] beschrieben die direkte Verbindung zwischen Knochengewebe und Implantatoberfläche als „funktionelle Ankylose", die sich auch realisieren lasse, ohne das Implantat vollständig zu decken. Tatsächlich liegen mittlerweile zahlreiche Studien vor, die sehr gute Erfolgsraten für einzeitige Implantationstechniken vorweisen (Tabelle 10-1).

I. Ungedeckte Implantate

A. Rückblick

Schröeder et al.[3] entwickelten in Zusammenarbeit mit dem Straumann-Institut in den siebziger Jahren ein einzeitiges enossales Implantat (Abb. 10-1 bis 10-5), dessen erfolgreiche Osseointegration durch histologische und klinische Studien an Tier und Mensch bestätigt werden konnte. Danach wurden in den siebziger und achtziger Jahren mit unterschiedlichem Erfolg diverse Implantatsysteme eingeführt[10], bis der ITI-Konzern 1985 ein neues System präsentierte, das einheitlichere Ergebnisse lieferte.

ITI verfolgte damit folgende Ziele:

– Bündelung der bisherigen ITI-Produktpalette
– Vereinfachung der Eingriffe
– Erweiterung der Indikationen

Tabelle 10-1 Mittel- und langfristige Ergebnisse mit dem ITI-System

Autor, Jahr	Beobachtungszeitraum (Jahre)	Implantate	Ausmaß der Zahnlosigkeit	Erfolgsrate (%)
Buser et al., 1992[4]	5	126	teilweise, Einzelzahnlücke	95
Wedgwood et al., 1992[5]	3	461	vollständig	96
Bernard et al, 1995[6]	3	100	teilweise	99
Wismeyer et al., 1995[7]	6,5	218	vollständig	97
Versteegh et al., 1995[8]	7	135	vollständig	64
Buser et al., 1997[9]	8	2.359	teilweise, Einzelzahnlücke, vollständig	91

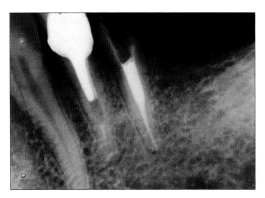

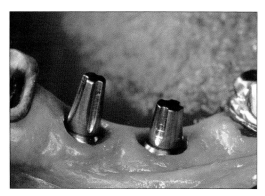

Abb. 10-1 Präoperative Röntgenaufnahme eines 50-jährigen Patienten. Im Bereich des ersten und zweiten Molaren links unten sind zwei ITI-Implantate vorgesehen.

Abb. 10-2 Zustand 4 Monate nach der Implantation mit zwei massiven Sekundärteilen (5,5 bzw. 4 mm).

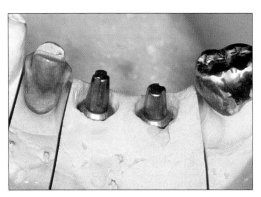

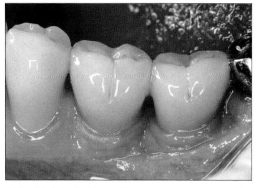

Abb. 10-3 Herstellung der beiden separaten Kronen (F. Auger).

Abb. 10-4 Definitiver Zahnersatz nach einem Jahr Tragezeit mit perfekter Integration der Gingiva im zervikalen Bereich.

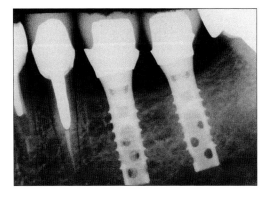

Abb. 10-5 Kontrollröntgen nach einem Jahr.

Das System umfasste drei Implantattypen:

- Vollschraubenimplantate
- Hohlschraubenimplantate
- Hohlzylinderimplantate

B. Grundlagen

Trotz der fortschreitenden Entwicklungen und Konzepte sind vier wesentliche Konzepte seit über 20 Jahren unverändert geblieben:

- Konzept des ungedeckten Implantats
- Konzept des einzeitigen Eingriffs
- Konzept des reinen Titanimplantats (Typ 4)
- Konzept der plasmabeschichteten Titanflächen (TPS = Titan-Plasma-Spray)

C. Primärteile

Der koronale Abschnitt des ungedeckten Implantats (Höhe: 3 mm) umfasst eine koronale Vertiefung (1,8 mm) und ein Innengewinde zur Aufnahme der Krone. Der glatt polierte transmukosale Abschnitt begrenzt bakterielle Plaqueablagerungen und passt sich gut an die Schleimhaut an. Die raue Oberfläche des plasmabeschichteten Implantatkörpers wiederum vergrößert die Verankerungsfläche im Knochen. Die heutigen Systeme werden je nach Anwendungsbereich in verschiedenen Stärken (3,3–4,8 mm) angeboten.

D. Sekundärteile

Das Sekundärteil ist leicht konisch (6°), wird über einen 8-gradigen Morse-Konus bei einem Anzugsmoment von 35 Ncm mit dem Primärteil verschraubt und eignet sich für zementierte Suprakonstruktionen.

E. Histologie der periimplantären Gewebestrukturen

Die ungedeckte Einheilung dieser ITI-Implantate ist mehrfach nachgewiesen.

1. Epithel

Das periimplantäre Epithel ist nicht keratinisiert, wird apikalwärts dünner, bleibt aber in engem Kontakt mit der glatten Implantatoberfläche.[11] An ihrer am weitesten apikal gelegenen Stelle sind die Epithelzellen durch eine periimplantäre Bindegewebeschicht vom Knochenkamm getrennt.[12–14]

2. Bindegewebe

Zwischen Epithel und Knochenkamm befindet sich eine trennende Bindegewebeschicht.[15] Raue Implantatflächen sind bei keratinisierter Schleimhaut von direkt anliegenden senkrechten Bindegewebefasern umgeben.[11] Ohne keratinisiertes Gewebe bzw. bei glatter Fläche sind die Fasern anders angeordnet: In diesem Fall verläuft ein dichtes Faserbündel parallel zur Implantatfläche und bildet eine in den Knochenkamm hineinreichende funktionelle Barriere.[13]

3. Knochengewebe

Auch ungedeckte Implantate gehen erwiesenermaßen eine direkte Verbindung mit dem Knochen ein.[3,14] Die Daten von Buser et al.[4,13,16] zeigen, dass dieser Kontakt leichter zustande kommt, wenn das Implantat eine raue Oberfläche hat.

F. Vor- und Nachteile von ungedeckten Implantaten

1. Vorteile

- Einfacherer Operationsfahrplan
- Bessere Primärstabilität als gedeckte Implantate durch die zervikale Vertiefung[17]

- Einfacherer prothetischer Aufbau durch massive Sekundärteile
- Weitere Vorteile durch Entfallen des Zweiteingriffs:
  - Geringere Belastung des Patienten
  - Geringere Kosten
  - Keine Gefahr einer periimplantären Knochenresorption nach Zweiteingriff

2. Nachteile

a. Ästhetisches Risiko

Obwohl zwei verschieden lange Implantathälse (1,8 mm und 2,8 mm) und vier verschiedene Abheilkappen (2 mm, 3 mm, 4 mm und 5 mm) zur Verfügung stehen, ist insbesondere bei dünner oder substanzreduzierter Gingiva das Risiko einer periimplantären Geweberezession mit potenzieller Exposition des Implantathalses schwer abzusehen. Wenn dieser Fall aber eintritt und das Weichgewebe später behandelt werden muss, geht der größte Vorteil des ungedeckten Konzepts, nämlich dass es ohne Zweiteingriff auskommt, verloren. Außerdem kann die provisorische Versorgung der belasteten Sekundärteile in der Übergangszeit erschwert werden.

b. Bakterielles Risiko

Aufgrund des transmukosalen Profils der Einheilkappen während der Osseointegration kann das Konzept bei mangelhafter Mundhygiene kontraindiziert sein.

c. Mechanisches Risiko

Die herausnehmbare provisorische Prothese darf auf keinen Fall die Einheilkappen belasten.

d. Operatives Risiko

Im Zusammenhang mit einer gesteuerten Knochenregeneration erscheinen diese Implantate kaum sinnvoll, da in diesem Fall ohnehin ein Zweiteingriff zum Entfernen der Membran erfolgen muss.

3. Bemerkungen

Ungedeckte Implantate eignen sich am besten für Patienten mit zahnlosem Seitenzahn und guter Mundhygiene, oder aber für Patienten mit moderaten ästhetischen Ansprüchen. Bei komplexen Eingriffen mit Knochentransplantation oder gesteuerter Knochenregeneration ist gut zu überlegen, ob ungedeckte Implantate wirklich sinnvoll sind. Die einzeitige Technik ist ein einfaches Verfahren für einfache Fälle und kann somit als Ausgangsszenarium bei der Behandlungsplanung angesehen werden. In komplexeren Fällen sind die chirurgischen wie auch prothetischen Möglichkeiten der zweizeitigen Technik aus heutiger Sicht größer.

II. Einzeitige gedeckte Implantate

Aufgrund der guten Ergebnisse mit ungedeckten Implantaten wurden Fragen nach dem Sinn des zweizeitigen gedeckten Konzepts laut. In einer von Buser et al.[9] durchgeführten multizentrischen Studie waren bei 2359 ungedeckten Implantaten nur 13 primäre Misserfolge zu verzeichnen. Bedingt durch die unterschiedliche Konstruktion und Oberflächenbeschaffenheit können diese Ergebnisse zwar nicht auf gedeckte Implantate übertragen werden, immerhin liegen aber mehrere Studien vor, in denen mit einzeitigen gedeckten Implantaten (Brånemark-System) gute Kurzzeitergebnisse erzielt wurden[10] (Tabelle 10-2).

A. Operationstechnik

Die Eingriffe entsprechen weitgehend dem bereits von Brånemark et al.[1] empfohlenen Verfahren. Allerdings werden die Einheilpfosten, die normalerweise erst beim Zweiteingriff befestigt werden, schon beim Ersteingriff vor dem Vernähen befestigt.

B. Erste Ergebnisse

Die vorliegenden Kurzzeitergebnisse aus multizentrischen Studien sind zufrieden stellend und entsprechen weitgehend den Erfolgsraten beim zweizeitigen Verfahren (vgl. Tabelle 10-1). Weitere Untersuchungen an größeren Patientenkollektiven stehen noch aus.

C. Vor- und Nachteile

Einzeitige gedeckte Implantate haben dieselben Vor- und Nachteile wie ungedeckte Implantate. Allerdings ist zu bedenken, dass keine Daten für Patienten mit geringer Knochendichte vorliegen und die bisherigen Beobachtungszeiträume generell noch zu kurz sind.

III. Neue Konzepte

Im Jahr 1988 präsentierte 3i ein ungedecktes Implantat namens TG Osseotite. Dieses System (Abb. 10-6 bis 10-13) vereint die Vorteile eines ungedeckten Implantats mit jenen des Osseotite-Systems (Hybridkonzept) (Abb. 10-14 bis 10-19).

A. Primärteile

Je nach Weichgewebeniveau stehen zwei Implantattypen (1,8 mm und 2,8 mm) mit versenktem Implantathals (ungedeckter Teil) und einer 5 mm starken Plattform zur Verfügung. Ein 8-gradiger Morsekonus im Halsinneren dient zum Verschrauben des Sekundärteils. Der koronale Abschnitt hat eine bis zur dritten Gewindedrehung reichende glatte Oberfläche, die bakterielle Plaqueanlagerungen begrenzt und sich besonders gut an die Schleimhaut anpasst. Der Implantatkörper beginnt bei der dritten Gewindedrehung und hat eine säuregeätzte raue Oberfläche zur Vergrößerung der Verankerungsfläche im Knochen.

Tabelle 10-2 Kurzzeitergebnisse mit einzeitigen gedeckten Implantaten

Autor, Jahr	Anzahl Implantate	Miss-erfolge	% Miss-erfolge
Ericsson et al, 1994[18]	32	2	6,3
Henry und Rosenberg, 1994[19]	24	0	0,0
Bernard et al, 1995[20]	10	0	0,0
Becker et al, 1997[21]	135	6	4,4
Collaert und De Bruyn, 1998[22]	211	6	2,8

B. Sekundärteile

Es stehen zwei Sekundärteile zur Verfügung: ein gerades und ein sechskantiges. Ersteres ist ein individuelles Sekundärteil für zementierte Suprakonstruktionen, das auf dem 8°-Morsekonus (durch Friktion gegen Rotation gesichert) im Primärteil auf 32 Ncm festgezogen wird und eine optimale Lage des Implantates gewährleistet. Das sechskantige Sekundärteil besteht aus einem angussfähigen Goldzylinder (UCLA-Prinzip) zur individuellen Optimierung der Achsenausrichtung von verschraubten Suprakonstruktionen.

C. Klinische Eigenschaften

- Die verschiedenen Oberflächen entlang des Implantates schonen das Weichgewebe am Implantathals (glatter Abschnitt) und fördern die Osseointegration (geätzter Abschnitt).
- Die Einheilung in der Spongiosa wird optimiert.
- Durch die kürzere Einheildauer kann das Implantat frühzeitig belastet werden.

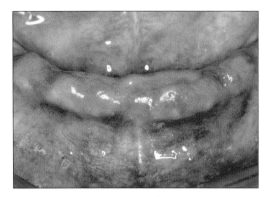

Abb. 10-6 Präoperativer Zustand des Unterkiefers einer zahnlosen 70-jährigen Patientin (Behandlung in Zusammenarbeit mit Dr. P. Viargues).

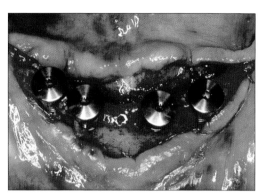

Abb. 10-7 Vier TG-Osseotite-Implantate im Unterkiefer.

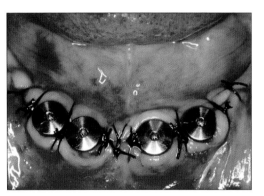

Abb. 10-8 Zustand nach dem Vernähen.

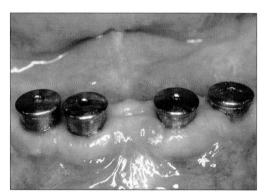

Abb. 10-9 Zustand nach 5 Monaten.

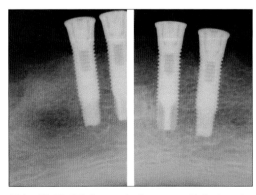

Abb. 10-10 Röntgenaufnahmen vor Belasten der Implantate.

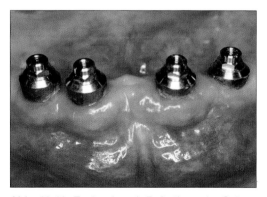

Abb. 10-11 Zustand nach Befestigen der Sekundärteile.

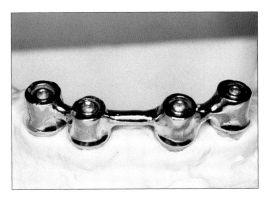

Abb. 10-12 Herstellung des Stegs für die vier Implantate.

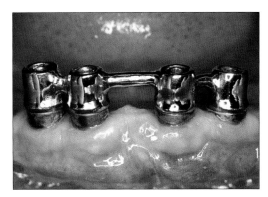

Abb. 10-13 Zustand nach Befestigen des Stegs.

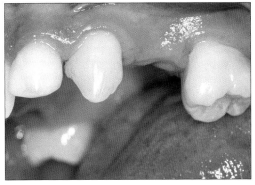

Abb. 10-14 Nicht angelegter Prämolar bei einem 20-jährigen Patienten (Behandlung in Zusammenarbeit mit Dr. G. Kuhn).

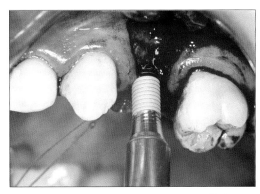

Abb. 10-15 Direktes Inserieren eines TG-Osseotite-Implantats.

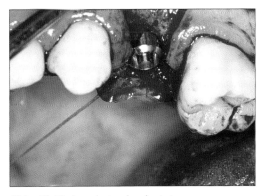

Abb. 10-16 Inseriertes Implantat.

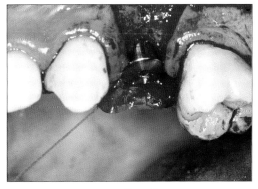

Abb. 10-17 Befestigte Einheilkappe.

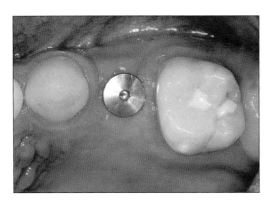

Abb. 10-18 Zustand nach 4 Monaten.

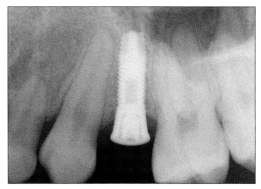

Abb. 10-19 Kontrollröntgen nach 4 Monaten.

D. Überlegungen

1. Instrumentarium

Die ergonomischen Voraussetzungen für den Eingriff sind ausgezeichnet, da für die ungedeckten TG-Osseotite-Implantate die gleichen chirurgischen Materialien verwendet werden wie für gedeckte Implantate. Das prothetische Instrumentarium ist ebenfalls anwendungsfreundlich.

2. Implantate

Die Implantate sind im Gegensatz zum ITI-System selbstschneidend, haben einen ähnlich kurzen Gewindeabstand wie ungedeckte Implantate und bieten dank des speziellen Spiral-ICE-Gewindes sofortigen Halt im Knochen. Eine Stabilisierungskammer im 8-gradigen Morse-konus erhöht die Seitenstabilität des Sekundärteils um 29 %.

Die Rauheit der Implantatfläche ist gegenüber plasmabeschichteten oder säuregeätzten Oberflächen durch eine etwa drei Gewindedrehungen umfassende glatte Halsgrenze reduziert. Das Implantat ist somit weniger anfällig für Plaqueablagerungen, die wesentlich am Entstehen von Periimplantitis beteiligt sind.[23] Bei Vorliegen einer Periimplantatitis wird angeregt, die Implantatoberfläche mit einem Luftpoliergerät zu dekontaminieren.[24]

Veränderungen an plasmabeschichteten Titanflächen scheinen mehr ins Gewicht zu fallen als an glatten Flächen. Die Beobachtungszeiträume für die TG-Osseotite-Implantate sind kürzer als für die ITI-Implantate, die nach wie vor die Standardvariante unter den einzeitigen Implantaten darstellen.

Literatur

1. Brånemark P-I, Zarb GA, Albrektsson T. Tissue-Integrated Prostheses: Osseointegration in Clinical Dentistry. Chicago: Quintessence, 1985.

2. Adell R, Lekholm U, Rockler B, Brånemark P-I. A 15 year study of osseointegrated implants in the treatment of edentulous jaw. Int J Oral Surg 1981;10: 387–416.

3. Schröeder A, Pohler O, Sutter F. Gewebsreaktion auf ein Titan-Hohlzylinderimplantat mit Titan-Spritzschichtoberfläche. Schweiz Monatsschr Zahnheilkd 1976;86:713–727.

4. Buser D, Sutter F, Weber HP, Belser U, Schröeder A. The ITI dental system: Basics, indications, clinical procedures and results. Clin Dent 1992;52:1–23.

5. Wedgwood D, Jennings K, Critchlow H, et al. Experience with ITI osseointegration implants at five centers in the UK. Br J Oral Maxillofac Surg 1992;30:377–381.

6. Bernard JP, Belser UC, Szmukler S, Martinet JP, Attieh A, Saad PJ. Intérêt de l'utilisation d'implants ITI de faible longueur dans les secteurs postérieurs: Résultats d'une étude clinique de 3 ans. Med Buccale Chir Buccale 1995;1:11–18.

7. Wismeyer D, van Waas MA, Vermeeren J. Overdentures supported by ITI implants: A 6.5 year evaluation of patient satisfaction and prosthetic after care. Int J Oral Maxillofac Implants 1995;10:744–749.

8. Versteegh P, van Beek GJ, Slagter J, Ottervanger JP. Clinical evaluation of mandibular overdentures supported by multiple bar fabrication: A follow-up study of two implant systems. Int J Oral Maxillofac Implants 1995;10:595–603.

9. Buser D, Mericske-Stern R, Bernard JP, et al. Long-term evaluation of non-submerged ITI implants. Part 1: 8-year life table analysis of a prospective multi-center study with 2,359 implants. Clin Oral Implants Res 1997;8:161–172.

10. Buser D, Belser U, Lang NP. The original one-stage dental implant system and its clinical application. Periodontol 2000 1998;17:106–118.

11. Schröeder A, Vander Zypen E, Stich H, Sutter F. The reaction of bone, connective tissue and epithelium to endosteal implants with sprayed titanium surfaces. J Maxillofac Surg 1981;9:15–25.

12. Buser D, Schenk RK, Steinemann S, Fiorellini JP, Fox CH, Stich H. Influence of surface characteristics on bone integration of titanium implants. A histomorphometric study in miniature pigs. J Biomed Mater Res 1991;25:889–902.

13. Buser D, Weber HP, Donath K, Fiorellini JP, Paquette DW, Williams RC. Soft tissue reactions to non-submerged unloaded titanium implants in beagle dogs. J Periodontol 1992;63:225–235.

14. Listgarten MA, Buser D, Steinemann SG, Donath K, Lang NP, Weber HP. Light and transmission electron microscopy of the intact interfaces between non-submerged titanium-coated epoxy resin implants and bone or gingiva. J Dent Res 1992;71:364–371.

15. Bernard JP, Rousseau P, Buser D, Belser UC. Tissus mous péri-implantaires et techniques non enfouies. J Parodontol Implantol Orale 1994;13:7–14.

16. Buser D, Weber HP, Lang NP. Tissue integration of non-submerged implants: 1-year results of a prospective study with 100 ITI hollow-cylinder and hollow-screw implants. Clin Oral Implants Res 1990;1:33–40.

17. Ouhayoun JP, Itic J, Goffeaux JC, Bouchard P. Comparaison de deux systèmes implantaires enfouis et non enfouis. J Parodontol 1994;13:17–30.

18. Ericsson I, Randow K, Glantz PO, Lindhe J, Nilner K. Clinical and radiographical features of submerged and non-submerged titanium implants. Clin Oral Implants Res 1994;5:185–189.

19. Henry P, Rosenberg J. Single-stage surgery for rehabilitation of the edentulous mandible. Preliminary results. Pract Periodontics Aesthet Dent 1994;6:1–8.

20. Bernard JP, Belser UC, Martinet JP, Borgis SA. Osseointegration of Brånemark fixtures using a single-step operating technique. A preliminary prospective one-year study in the edentulous mandible. Clin Oral Implants Res 1995;6:122–129.

21. Becker W, Becker BE, Israelson H, et al. One-step surgical placement of Brånemark implants: A prospective multicenter clinical study. Int J Oral Maxillofac Implants 1997;12:454–462.

22. Collaert B, De Bruyn H. Comparison of Brånemark fixture integration and short-term survival using one-stage or two-stage surgery in completely and partially edentulous mandibles. Clin Oral Implants Res 1998;9:131–135.

23. Kébir M, Bouchard P. Diagnostic des lésions péri-implantaires postprothétiques. Considérations biologiques et biomécaniques. Cah Prothet 1996;94: 55–62.

24. Malet J, Bouchard P. Diagnostic clinique et traitements des lesions péri-implantaires postprothétiques. Rev Odontoestomatol 1996;25:449–458.

25. Chairay JP, Boulekbache H, Jean A, Soyer A, Bouchard P. Scanning electron microscopic evaluation of the effects of an air-abrasive system on dental implants: A comparative study between machined and plasma-sprayed titanium surfaces. J Periodontol 1997;68:1215–1222.

KAPITEL 11

Implantate bei Kindern und Jugendlichen

M. Davarpanah/H. Martínez/M. Kebir

Dentalimplantate für jugendliche Patienten können bei nicht angelegten Zähnen, nach Verlust von bleibenden Zähnen oder bei angeborenen Defekten in Erwägung gezogen werden. Sehr oft ist diese Option jedoch aufgrund der skelettalen Veränderungen in der Wachstumsphase sowie der ankylotischen Verankerung von Implantaten (die in dieser Hinsicht ankylotischen Zähnen gleichen) kontraindiziert. Immerhin liegen einige Publikationen über diesbezügliche Fälle vor. Die wenigen Indikationen zur Implantatbehandlung von Jugendlichen setzten ein Verständnis des maxillofazialen Wachstums voraus.

I. Skelettales Wachstum

Der Oberkiefer wächst konstant bis weit in das zweite Lebensjahrzehnt hinein.[1,2] Speziell die ersten Lebensjahre sind von einem sehr aktiven Wachstum geprägt. Delaire et al.[3] zufolge erreicht das Gesicht bis zum Alter von 5 Jahren rund 80 % seiner definitiven Größe. In der vorpubertären Phase kommt der Prozess dann beinahe zum Stillstand[4], bis dann im Alter von knapp 17 Jahren ein neuer Wachstumsschub einsetzt. Während die pubertäre Wachstumsspitze unabhängig vom Geschlecht gleich lang dauert, erreichen Frauen ihre volle Körpergröße 18–24 Monate früher als Männer. Aufgrund der insgesamt schnelleren und länger dauernden pubertären Wachstumsphase entwickeln Männer stärkere Kieferbögen. Bei Frauen ist das

Wachstum mit knapp 15 Jahren beinahe abgeschlossen, bei Männern häufig erst mit 19 oder noch später. Dentalimplantate sind daher in der Altersgruppe ab 15 Jahren eher für junge Frauen als für junge Männer geeignet.

Zur Prognose von Dentalimplantaten im wachsenden Knochen liegen kaum Erkenntnisse vor. Studien an Tier und Mensch haben gezeigt, dass sich Implantate im Verhältnis zum Knochenkamm und den Nachbarzähnen nicht bewegen. Sie verhalten sich vielmehr wie ankylotische Milchzähne (Abb. 11-1). Implantate bei noch wachsenden Jugendlichen werden durch den laufenden Knochenumbau zunehmend eingelagert, so dass etwa Symphysen-Implantate bedingt durch die maxillofazialen Resorptions- und Appositionsprozesse lingualwärts abwandern könnten.

A. Oberkiefer

Folgende Faktoren beeinflussen die Entwicklung des Mittelgesichts (Abb. 11-2):

– Das Wachstum im Bereich der Suturen
– Das vom Periost ausgehende modellierende Wachstum (Apposition und Resorption)

Das Wachstum verläuft gleichzeitig in alle Richtungen.

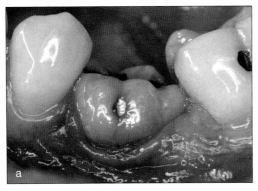
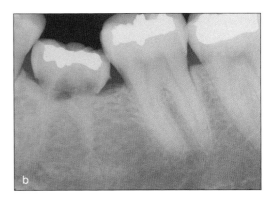

Abb. 11-1a und 11-1b Foto und Röntgenaufnahme eines ankylotischen Milchzahns in infraokklusaler Lage zwischen den normal durchgetretenen Nachbarzähnen.

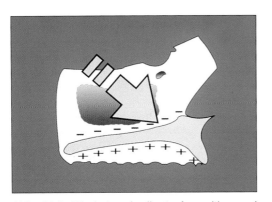
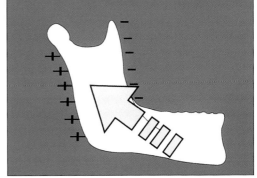

Abb. 11-2 Wachstumsbedingte Apposition und Resorption des oberen Knochenkamms. Der Oberkiefer wächst nach vorne unten.

Abb. 11-3 Wachstumsbedingte Verlagerung des Unterkiefers. Das Längenwachstum wird weitestgehend über die Resorption und Apposition des Unterkieferastes gesteuert.

1. Wachstum nach vorne unten

Das Wachstum des Oberkiefers wird durch die perimaxillären Suturen ermöglicht und durch die Nasenscheidewand zwischen dem vierten Lebensjahr und dem Abschluss der Wachstumsphase bis zu 3 cm nach vorne unten dirigiert. Björk und Skieller[5] zufolge verläuft dieses Wachstum nicht linear, sondern bogenförmig. Im Kindesalter verläuft es eher sagittal und im zweiten Lebensjahrzehnt eher vertikal, wobei der anteroposteriore Verlauf auch vom transversalen Verlauf beeinflusst wird.

2. Transversales Wachstum

Die Ausdehnung des Oberkiefers in die Breite geht von den sagittalen und maxillomalaren Suturen aus. Das transversale Wachstum des Alveolarbogens und seiner maxillären Basis vollzieht sich im Bereich der transversalen palatinalen Suturen und beträgt zwischen dem vierten Lebensjahr und dem Ende der Wachstumsphase rund 3 cm.

3. Vertikales Wachstum

Für das vertikale Wachstum des Oberkiefers sind passive Suturenverlagerungen sowie das modellierende Wachstum des Alveolarkamms verantwortlich.

B. Unterkiefer

Folgende Faktoren beeinflussen das Wachstum des Unterkiefers (Abb. 11-3):

– Das Wachstum der kondylären Faserknorpel
– Das vom Periost ausgehende modellierende
  Wachstum (Apposition und Resorption)

Das Wachstum des Unterkiefers ist dreidimensional (Länge, Breite, Höhe) zu beurteilen.

1. Länge

Das Längenwachstum erfolgt hauptsächlich über die Resorption der Vorderkante und Apposition der Hinterkante des aufsteigenden Unterkieferastes. Der *Corpus mandibulae* wird mit zunehmender Resorption des *Ramus ascendens* sukzessive länger.

2. Breite

Das Breitenwachstum ist aufgrund der posterior divergierenden Form des Unterkieferbogens vom Längenwachstum abhängig. Das modellierende Wachstum ist ebenfalls daran beteiligt.

3. Höhe

Die vertikale Dimension wird hauptsächlich von der Aktivität des Kondylenknorpels bestimmt.

II. Publizierte Studien

Björk und Skieller[5] untersuchten in den fünfziger Jahren anhand von strategischen Implantaten im Oberkiefer (*Processus zygomaticus*, anterio-

rer Oberkiefer, *Spina nasalis anterior*) das Wachstum des menschlichen Gesichts, wobei zur dreidimensionalen Beurteilung des Knochenwachstums jährliche Röntgenkontrollen über einen Altersbereich von 4–21 Jahren durchgeführt wurden. Auch Experimente an 12 Wochen alten Schweinen[6,7] lieferten Erkenntnisse zum Wachstum des Oberkiefers im Bereich von Implantaten und Zähnen. Implantate folgen nicht der Bewegung der Zahnkeime durch den Kiefer und können sogar deren Durchbruch stören. In den dorsalen Kieferabschnitten (Implantat in Prämolarenregion) kann der Zahndurchbruch in Implantatnähe Knochendefekte verursahen.

Außerdem haben Implantate eine lingualere Position als natürliche Zähne. Im Frontzahnbereich spielt ihre Immobilität keine so große Rolle, allerdings verlieren Symphysen-Implantate bei wachstumsbedingten Veränderungen des Unterkieferwinkels ihre ursprüngliche Achsenausrichtung. Die vorliegenden Fallbeschreibungen von Kindern und Jugendlichen[7], die mit Implantaten behandelt wurden, beschränken sich auf relativ kurze Beobachtungszeiträume, die keine längerfristigen Aussagen zulassen. Außerdem lässt sich schon aufgrund der individuellen Unterschiede sehr schwer sagen, wie sich das Wachstum im Einzelfall auswirken wird. Westwood und Duncan[8] präsentierten drei Fallbeschreibungen zu jugendlichen Implantatpatienten, wobei zwei Implantate im Seitenzahnbereich eines 15-jährigen Jungen in der Wachstumsphase sukzessive apikalwärts absanken. Normale vertikale Knochenverhältnisse an den Nachbarzähnen erklären die Entstehung von periimplantären Osteolysezonen.

Brugnolo et al.[19] berichten von jugendlichen Patienten im Alter von 11,5–13 Jahren, die im Oberkiefer mit Einzelzahnimplantaten behandelt und 2,5–4,5 Jahre lang beobachtet wurden. Alle drei implantatgetragenen Kronen sanken sukzessive in eine infraokklusale Position ab (Abb. 11-4). Bei einem dieser Jugendlichen betrug das vertikale Wachstum bis zu 3 mm (Abb. 11-5 bis

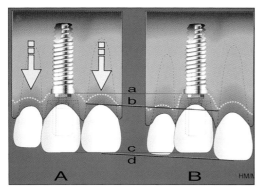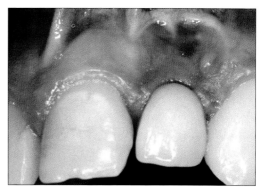

Abb. 11-4 Implantate, die in der Wachstums-phase inseriert werden, verhalten sich wie ankylo-tische Zähne. Weichgewebe, Knochen und klini-sche Kronen werden durch das physiologische vertikale Wachstum der Nachbarzähne verlagert.

Abb. 11-5 Implantatgetragene Krone im Bereich des linken seitlichen Schneidezahns eines 13,5-jährigen Patienten. Das Implantat war im Alter von 11,5 Jahren inseriert worden. Bukkal ist ein redizivierender Gingivaabszess zu erkennen (Dr. G. Cordioli).

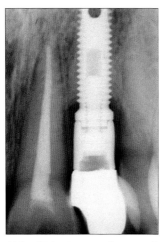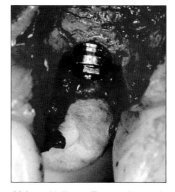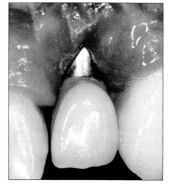

Abb. 11-6 Ausgeprägter peri-implantärer Knochendefekt.

Abb. 11-7 Zustand nach Aufklappung und Ausräumen des periimplantären Granula-tionsgewebes. Man beachte die apikale Position des Implantats gegenüber der Schmelzzement-grenze der Nachbarzähne.

Abb. 11-8 Zustand nach 4 Monaten mit erheblicher Gin-givarezession.

11-9).
In einer Verlaufsstudie von Thilander et al.[10] blieben alle 27 Brånemark-Implantate bei insgesamt 15 Jugendlichen erhalten. Eine Infraokklusion der implantatgetragenen Kronen ist allerdings unvermeidlich, solange das Wachstum nicht abgeschlossen ist. Das vertikale Wachstum im Bereich der Schneidezähne beträgt 0–1,6 mm und im Bereich der Eckzähne sowie Prämolaren 0–0,6 mm. Engstände zwischen Implantaten und Zahnwurzeln verursachen einen Knochenabbau am natürlichen Zahn.

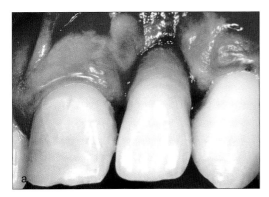

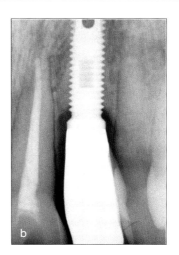

Abb. 11-9a und 11-9b Foto und Röntgenaufnahme der neuen implantatgetragenen Krone im Bereich des seitlichen Schneidezahns. Man beachte im Röntgenbild die Höhe der Zahnkrone und den persistierenden Knochendefekt.

Tschernitschek et al.[11] analysierten den Verlauf von 49 Implantaten (34 davon im Frontzahnbereich) bei 25 Kindern und Jugendlichen. Ihrer Auffassung nach sollte die Implantatbehandlung zur Zeit des maximalen Wachstumsschubs im Alter von 15–16 (Frauen) bzw. 17–18 (Männer) Jahren beginnen.

III. Bemerkungen

Die Prognose von Implantate bei Kindern und Jugendlichen lässt sich auf der Grundlage der Wachstumsstudien und Fallbeschreibungen in der Literatur je nach Alter und betroffenem Kieferbereich einigermaßen gut abschätzen.

Knochenumbildung durch Apposition und Resorption kann bei einem Implantat das in den kindlichen anterioren Oberkiefer eingebracht wurde, den Eindruck einer Implantatwanderung vemitteln (Abb. 11-10). Ein Implantat, das im Alter von 4 Jahren eingesetzt wird, bleibt ankylotich in der Alveole verankert, so dass es sich mit dem Wachstum der koronale Anteil des Im-

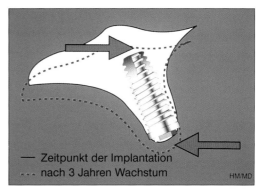

— Zeitpunkt der Implantation
--- nach 3 Jahren Wachstum

HM/MD

Abb. 11-10 Wachstum des Knochenkamms (nach vorne unten) im Bereich eines Frontzahnimplantats. Die Geweberänderungen bewirken eine scheinbare Wanderung des Implantates.

plantates aus der Zahndurchbruchsebene bewegt. So kann dieses Therapiekonzept unabsehbare ästhetische und funktionelle Konsequenzen nach sich ziehen kann.

Im Seitenzahnbereich spielen die wachstumsbedingten Knochenveränderungen ebenfalls eine

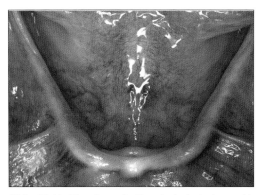

Abb. 11-11 Ektodermale Dysplasie bei einem 14-jährigen Patienten mit zahnlosem Unterkiefer.

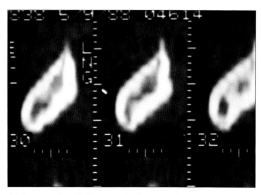

Abb. 11-12 Schrägaufnahmen des Unterkiefers mit zur Implantatinsertion ausreichendem Knochenvolumen im Symphysenbereich

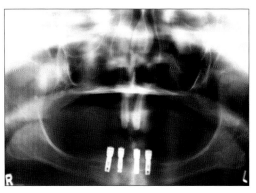

Abb. 11-13 Röntgenkontrolle nach dem Zweiteingriff.

große Rolle. Bei Kindern können Seitenzahnimplantate die Entwicklung der Nachbarstrukturen stören. Die Aussichten, dass ein Implantat, das in der Kindheit gesetzt wurde, nach der Pubertät genutzt werden kann, sind gering. In der Pubertät selbst sind die Risiken zwar deutlich geringer, die Gewebeentwicklung bleibt aber unberechenbar. Das vertikale Knochenwachstum ist bei den oberen Schneidezähnen gegenüber den Eckzähnen und Prämolaren stärker ausgeprägt. Fest verblockte Implantate sind für Kinder generell ungeeignet. Ins-

besondere bogenübergreifende Konstruktionen dieser Art können schwere transversale Wachstumsstörungen verursachen. Im Unterkiefer stellen sich die anatomischen wie auch wachstumsdynamischen Verhältnisse anders dar. Implantate sind dort weniger riskant, da nach dem vollständigen Verwachsen der Symphysennaht in den ersten Lebensmonaten keine Suturen mehr vorhanden sind. Das Risiko einer Wachstumsstörung entfällt somit. Trotzdem können Unterkieferimplantate bei Kindern allenfalls eine Übergangslösung darstellen, da auch hier die Position und Achsenausrichtung durch die Knochenumbildung verändert werden.

Im Symphysenbereich ist die Prognose zwar besser als im Seitenzahnbereich, die Suprakonstruktion muss aber auf jeden Fall an das jeweilige Wachstumsstadium angepasst werden.

IV. Ektodermaldysplasie

Die ektodermale Dysplasie ist eine erbliche Entwicklungsstörung, die sich in verschiedenen Syndromen manifestieren kann, wobei jeweils mindestens zwei Gewebetypen des Ektoderms beteiligt sind: Zähne (Oligodontie bzw. Anodontie), Haar (Trichodysplasie), Nägel (Onycho-

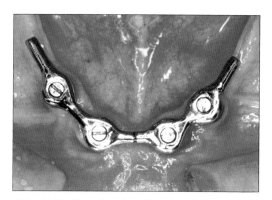

Abb. 11-14 Verschraubter Steg im Unterkiefer auf 4 Implantaten.

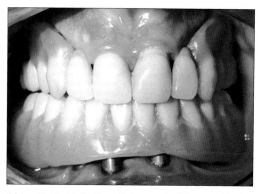

Abb. 11-15 Definitiver Zahnersatz. Die psychische Reaktion des Patienten war sehr positiv.

dysplasie) sowie Schweiß- und Talgdrüsen (Dyshidrose bzw. Asteatose). Bei Kindern führt dieses Krankheitsbild häufig zu funktionellen, ästhetischen und psychischen Problemen.

Um diesen Kindern bei der Bewältigung ihrer Alltagsprobleme zu helfen, ist ein multidisziplinärer Ansatz erforderlich. Aus zahnärztlich-prothetischer Sicht kommen verschiedene herausnehmbare oder festsitzende Lösungen in Frage, in extremen Fällen (Anodontie) müssen Implantate in Erwägung gezogen werden. Es ist zu betonen, dass die prothetischen Konstruktionen bei den Kindern regelmäßig kontrolliert und angepasst werden müssen. Keinesfalls darf zugelassen werden, dass etwa ein bogenübergreifender festsitzender Zahnersatz das Wachstum des Oberkiefers beeinflusst. Über herausnehmbare bzw. festsitzende implantatgetragene Restaurationen bei jungen Patienten mit ektodermaler Dysplasie liegen mehrere Fallberichte vor. Einige dieser Implantate sanken im weiteren Verlauf apikalwärts ab. Die psychischen Reaktionen der jungen Patienten waren durchweg sehr positiv (Abb. 11-11 bis 11-15).

V. Empfehlungen

- Um Implantate bei jungen Patienten in Erwägung ziehen zu können, muss der Zahnarzt mit den Gesetzen des Kieferwachstums vertraut sein.
- Bei Kindern besteht ein erhebliches Risiko von wachstumsbedingten Kieferveränderungen, funktionellen und ästhetischen Beeinträchtigungen.
- Die Langzeitprognose von Implantaten ist bei Kindern äußerst ungewiss.
- Implantate sollten erst nach Abschluss der Wachstumsphase eingesetzt werden.
- Bei jungen Frauen kommen Implantate nach dem 15. und bei jungen Männern nach dem 18. Lebensjahr in Frage.

Aus empirischer Sicht ist das Wachstum abgeschlossen, wenn der Jugendliche 18 Monate lang die gleiche Schuhgröße beibehält.

Literatur

1. Cronin RJ, Oesterle LJ, Ranly DM. Mandibular implants and the growing patient. Int J Oral Maxillofac Implants 1994;9:55–62.

2. Cronin RJ, Oesterle LJ. Implant use in growing patients. Dent Clin North Am 1998;42:1–33.

3. Delaire J, Le Diascorn H, Lenne Y. La croissance de la face. Rev Odontoestomatol 1972;19:363–391.

4. Minsk L, Polson AM. Dental implant outcomes in postmenopausal women undergoing hormone replacement. Compend Contin Educ Dent 1998;19:859–864.

5. Björk A, Skieller V. Growth of the maxilla in three dimensions as revealed radiographically by the implant method. Br J Orthod 1977;4:53–64.

6. Odman J, Grondahl K, Lekholm U, Thilander B. The effect of osseointegrated implants on the dento-alveolar development. A biometric and radiographic study in young pigs. Eur J Orthod 1991;13:279–286.

7. Thilander B, Odman J, Grondahl K, Lekholm U. Aspects of osseointegrated implants inserted in growing jaws. A biometric and radiographic study in young pigs. Eur J Orthod 1992;14:99–109.

8. Westwood RM, Duncan JM. Implants in adolescents: A literature review and case reports. Int J Oral Maxillofac Implants 1996;11:750–755.

9. Brugnolo E, Mazzocco C, Cordioli G, Majzoub Z. Résultats cliniques et radiographiques après la pose d'implants unitaires chez de jeunes patients. Cas cliniques. Int J Periodontics Restorative Dent 1996;16:421–433.

10. Thilander B, Odman J, Grondahl K, Friberg B. Osseointegrated implants in adolescents. An alternative in replacing missing teeth? Eur J Orthod 1994;16:84–95.

11. Tschernitschek H, Scheller H, Neukam W. Implantatversorgung bei Kindern und Jugendlichen. Implantologie 1996;4:311–318.

KAPITEL 12

Beschaffenheit der Implantatoberfläche

R. Lazzara/S. Porter/K. Beaty/M. Davarpanah/H. Martínez

Implantate aus reinem Titan mit glatter Oberfläche sind die Dentalimplantate auf dem Markt mit der längsten Anwendung (Abb. 12-1). Die ausgezeichneten Erfolgsraten, die mit ihnen erzielt werden, sind allerdings vom Knochenangebot (Qualität und Quantität) abhängig. In Knochenstrukturen vom Typ IV sowie in Knochentransplantaten (Darmbein) sind Misserfolge wesentlich häufiger.[1] Die Osseointegration lässt sich in diesen Fällen durch eine raue Implantatoberfläche verbessern.[2]

I. Bearbeitung der Implantatoberfläche

Seit Anfang der achtziger Jahre werden die Oberflächen bestimmter Implantate im so genannten „Titan-Plasma-Spray"-Verfahren (TPS) oder mit Hydroxylapatit (HA) beschichtet. Auch andere Methoden der Oberflächenbearbeitung wie Abstrahlen oder Säureätzen

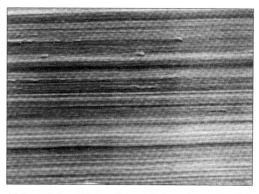

Abb. 12-1 Glatte Oberfläche eines Dentalimplantats aus Reintitan (Originalvergrößerung ×2000).

(HCl-H_2SO_4, HF-NO_3) werden eingesetzt. Alle diese Methoden haben den Zweck, die Osseointegration zu verbessern und die Oberfläche des Implantats zu vergrößern (Tabelle 12-1).

Tabelle 12-1 Eigenschaften der verschiedenen Oberflächentypen[5]

Merkmale	glatt	TPS	HA	abgestrahlt (TiO)	geätzt (HF-NO_3)	geätzt (HCl-H_2SO_4)
Kontaminierende Stoffe	nein	ja	ja	nein	nein	nein
Sprühpartikel	nein	ja	ja	ja	nein	nein
Additive Partikel	nein	ja	ja	nein	nein	nein
Abzugsmoment (torque)	niedrig	mittel hoch	hoch	mittel	niedrig mittel	hoch
Knochenkontakt	niedrig	mittel	hoch	mittel	niedrig mittel	hoch

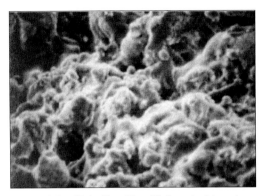

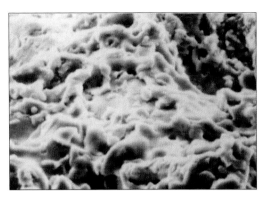

Abb. 12-2 Globuläre Oberflächenstruktur eines HA-beschichteten Implantats (Originalvergrößerung ×2000).

Abb. 12-3 Globuläre Oberflächenstruktur eines TPS-Implantats (Originalvergrößerung ×2000).

A. Additive Bearbeitung

Bei der TPS- und der HA-Methode wird die Implantatoberfläche auf additivem Weg verändert, um die biophysikalischen Eigenschaften der Kontaktfläche zu optimieren. Nicht alle in den letzten 20 Jahren vorgestellten Methoden ergeben eine reine, gleichmäßige und biologisch stabile Oberfläche. Im Gegenteil: die Langzeitstabilität und die Korrosionsbeständigkeit dieser Oberflächen werden angezweifelt: HA-beschichtete Implantate sind demnach erosionsgefährdet[3] und TPS-Implantate weisen eine ungleichmäßige globuläre Struktur auf.

Freiliegende Anteile dieser Oberflächen begünstigen ferner die Anlagerung von bakterieller Plaque (Abb. 12-2 und 12-3) und mikroskopische Fabrikationsschäden können zum Entstehen einer Periimplantitis beitragen. Mikroretentionen an der Implantatoberfläche wiederum können dazu führen, dass sich Partikel von der Beschichtung lösen und das umliegende Gewebe verunreinigen.[6]

B. Subtraktive Bearbeitung

Durch Säureätzen oder Abstrahlen wird die Oberfläche auf subtraktivem Weg verändert, d.h., das Titan wird durch abgetragene Oberflächenpartikel aufgeraut (Abb. 12-4 und 12-5). Die Oberfläche wird so vergrößert, ohne das Reintitan durch Mikropartikel zu verunreinigen – jedenfalls sind eine Verunreinigung der Oberfläche oder ein Eindringen von Mikropartikel in das umliegende Gewebe sehr unwahrscheinlich. Bei abgestrahlten Oberflächen sind schädliche Pulverrückstände zwar nicht auszuschließen, das Risiko ist aber minimal. Allerdings kann Abstrahlen die Gewindegängigkeit des Implantats beeinträchtigen. Geätzte Flächen hingegen sind mechanisch unbelastet, das Kontaminationsrisiko tendiert daher gegen null.

Die gemeinsame Anwendung von HCl und H_2SO_4 scheint von den bislang erforschten Ätzmethoden am zuverlässigsten eine gleichmäßige raue Oberfläche zu sichern (Abb. 12-6). Implantate, die mit dieser Methode behandelt wurden, weisen eine Porengröße von 0,3–1,5 μm Breite und 1–2 μm Tiefe auf. Diese Struktur entspricht genau dem Verhalten der Knochenmatrix, die beim Einheilen bis zu einer Porentiefe von 1–2 μm vordringt.

Eine histochemische Studie an Kaninchen hat gezeigt, dass Riesenzellen im enossalen Kontaktbereich von TPS-Oberflächen entzündliche Reaktionen am Implantat hervorrufen. Im Kontaktbereich von subtraktiv behandelten

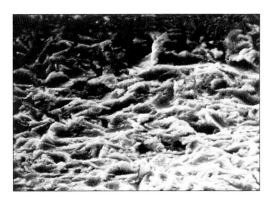

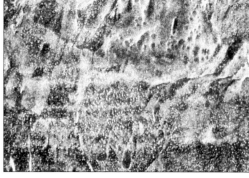

Abb. 12-4 Kraterförmige Oberflächenstruktur eines abgestrahlten Implantats (Originalvergrößerung ×2000).

Abb. 12-5 Stiftförmige Oberflächenstruktur eines mit HF-NO$_3$ säuregeätzten Implantats (Originalvergrößerung ×2000).

Oberflächen sind solche Reaktionen nicht zu beobachten.[6]

II. Publikationen zur Oberflächenbeschaffenheit

Das Verhalten der Knochenzellen wird von den physikalischen Merkmalen und der Topographie der Implantatoberfläche beeinflusst.[7] Predecki et al.[8] zufolge ist die Kinetik der Knochenheilung von der mechanischen Fixierung der Zellen am Implantat abhängig, dessen Porenstruktur idealerweise senkrecht verlaufen sollte. Carlsson et al.[9] berichten, dass Implantate mit einer rauen Oberfläche 6 Wochen nach der Implantation ein höheres Abzugsmoment aufweisen als Implantate mit glatter Oberfläche.

Buser et al.[2] analysierten die verschiedenen Oberflächentypen auf die tatsächliche Größe ihrer enossalen Kontaktfläche, wobei die abgestrahlten und säuregeätzten (HCl-H$_2$SO$_4$) Implantate besser abschnitten als die HA-beschichteten und die TPS-Implantate. Davies und Dziedzic[10] konnten zeigen, dass säuregeätzte (HCl-H$_2$SO$_4$) Implantate eine signifikant größere Einheilfläche aufweisen als glatte Implantate desselben Typs und erklären diesen Befund durch die unterschiedliche Topographie der

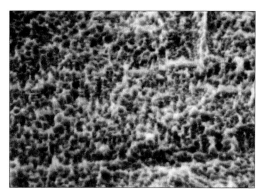

Abb. 12-6 Gleichmäßig raue Oberfläche eines mit HCl-H$_2$SO$_4$ säuregeätzten Osseotite-Implantats (Originalvergrößerung ×2000).

Titanoberfläche (Abb. 12-7 und 12-8). In einer Studie von Cardioli et al.[11] an Kaninchen betrug die enossale Kontaktfläche bei säuregeätzten Implantaten (Osseotite, 3i; HCl-H$_2$SO$_4$) 72,42 %, bei TPS-Implantaten 56,80 %, bei abgestrahlten Implantaten 54,80 % und bei glatten Implantaten 48,60 %. Lazzara et al.[12] kamen bei einem histomorphometrischen Vergleich zwischen glatten und säuregeätzten (HCl-H$_2$SO$_4$) Implantaten im Oberkieferseitenzahnbereich zu ähnlichen Ergebnissen. Die enossale Kontaktfläche der glatten Implantate betrug hier 72,32 %.

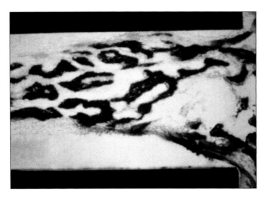

Abb. 12-7 Histologischer Schnitt mit glatter Titankammer und implantatnahen Leerbereichen (Originalvergrößerung ×2000).

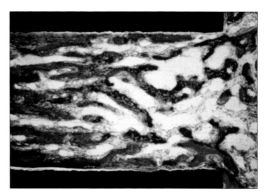

Abb. 12-8 Histologischer Schnitt mit säuregeätzter Titankammer (Osseotite) und intensivem Knochenkontakt (Originalvergrößerung ×2000).

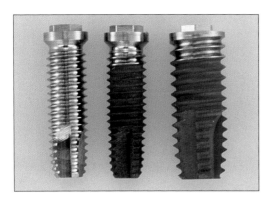

Abb. 12-9 Hybridimplantate mit säuregeätzter Oberfläche (bis 3 mm unter den Implantathals) im Vergleich zu einem glatten Implantat.

III. Das Osseotite-Konzept

Raue Implantatflächen stärken zwar die Zelladhäsion[13], erhöhen aber gleichzeitig auch das Risiko einer Schleimhautentzündung bzw. Periimplantitis. Demgegenüber zeigen die Langzeitergebnisse mit glatten Titanimplantaten keinerlei Beeinträchtigungen der periimplantären Schleimhaut.

Um diesen Widerspruch auszuräumen, wurde ein neues Hybridimplantat eingeführt, das sowohl für das Weichgewebe als auch für die Einheilung im Knochen optimale Voraussetzungen schafft. Die Oberfläche dieses Implantats ist im koronalen Abschnitt bis zur dritten Gewindedrehung (3,0 mm) glatt, im enossalen Abschnitt ist sie dagegen rau (HCl-H_2SO_4). Dieser Aufbau schont das Weichgewebe am Implantathals und stärkt zugleich die Osseointegration (Abb. 12-9).

A. Vorteile des Hybridkonzepts

– Größere enossale Kontaktfläche
– Höheres Abzugsmoment
– Keine Verunreinigung der Oberfläche
– Keine Beschichtung der Oberfläche
– Keine Partikelfreisetzung oder Erosion
– Optimale Einheilung (geätzter Abschnitt)
– Weichgewebeneutrales Verhalten (glatter Abschnitt)

B. Optimieren der Einheilung

Nachdem das neu inserierte Implantat zunächst von einem periimplantären Spalt umgeben ist, entscheidet die Art der Knochenheilung im enossalen Kontaktbereich über das Gelingen der anschließenden Osseointegration.[14] Der

Spalt schließt sich dabei durch Distanzosteogenese oder durch Kontaktosteogenese. Bei der Distanzosteogenese bildet sich vom Knochen ausgehend ein Fibringeflecht (d. h. eine bindegewebige Matrix) am Implantat. Bei der Kontaktosteogenese erfolgt die Knochenbildung über das anliegende Fibringeflecht direkt am Implantat. Migrierende Osteozyten auf der titangebundenen Fibrinmatrix bewirken, dass der Knochen am Implantat anwächst. Die Fibrinmatrix entsteht aus dem primär geronnenen Blut, dessen Retention von der Benetzbarkeit der Implantatoberfläche abhängt. Säureätzen mit HCl-H_2SO_4 verleiht dem Reintitan eine benetzungsfördernde Mikrotopographie, so dass sich das Blut beim Einsetzen des Implantats ausgezeichnet verteilen kann.

- Glatte Titanflächen bieten keine guten Haftbedingungen für das Fibringeflecht, so dass am Implantat leicht Kavitäten entstehen und die enossale Kontaktfläche reduzieren können.
- Geätzte Flächen mit ihrer mikroskopischen Faltenstruktur hingegen fördern die Retention des Fibringeflechts. Die Mineralisierung der Knochenmatrix vergrößert im weiteren Verlauf die Kontaktfläche.
- Die histologischen Studien von Dziedzic et al.[15] zeigen, dass geätzte Implantate besser im Knochen verankert werden als glatte Implantate. Der Extraktionswiderstand der geätzten Osseotite-Implantate ist gegenüber glatten Implantaten um das Vier- bis Fünffache erhöht.

C. Anmerkung

Bei schlechter Knochenqualität (Typ IV) können Implantate nur dann gelingen, wenn eine stabile Adhäsion des Fibringeflechts gewährleistet ist. Knochenstrukturen des Typs IV sind schlecht mineralisiert und durch Kavitäten substanzreduziert. In solchen Situationen ist das periimplantäre Fibringeflecht unentbehrlich. Bei Kontraktion des Geflechts wird die Kontaktfläche zwischen Fibrin und Implantat tendenziell reduziert. Das Implantat muss daher bei schlechter Knochenqualität unbedingt über eine behandelte Oberfläche verfügen.

Der Einsatz eines Gewindeschneiders beim Anlegen des Implantatstollens entfällt, da sich selbstschneidende Implantate besser an den Knochen anpassen.

D. Klinische Ergebnisse

Die klinischen Kurzzeitergebnisse mit säuregeätzten Implantaten (HCl-H_2SO_4) sind sehr ermutigend.[16,17] Nach ersten Daten einer multizentrischen Studie zu 2236 Implantaten betrug die Erfolgsrate nach 12-monatiger Belastung 98,6 %.[16]

Literatur

1. Jaffin R, Berman C. The excessive loss of Brånemark fixtures in type IV bone: A 5-year analysis. J Periodontol 1991;62:2–4.

2. Buser D, Schenk RK, Steinemann S, Fiorellini JP, Fox CH, Stich H. Influence of surface characteristics on bone integration of titanium implants. A histomorphometric study in miniature pigs. J Biomed Mater Res 1991;25:889–902.

3. Cheang P, Khor KA. Addressing processing problems associated with plasma spraying or hydroxyapatite coatings. Biomaterials 1996;17:537–544.

4. Luthy H, Strub JR, Schärer P. Analysis of plasma flame-sprayed coatings on endosseous oral titanium implants exfoliated in man: Preliminary results. Int J Oral Maxillofac Implants 1987;2:197–202.

5. Osseotite implant: Technology Report. Palm Beach Gardens, FL: Implant Innovations, 1997.

6. Piattelli A, Scarano A, Corigliano M, Piattelli M. Presence of multinucleated giant cells around machined, sandblasted and plasma-sprayed titanium implants: A histological and histochemical time-course study in the rabbit. Biomaterials 1996;17: 2053–2058.

7. Brunette DM. The effects of implant surface topography on the behavior of cells. Int J Oral Maxillofac Implants 1988;3:231–246.

8. Predecki P, Auslaender BA, Stephan JE. Attachment of bone to threaded implants by ingrowth and mechanical interlocking. J Biomed Mater Res 1972;6:401–412.

9. Carlsson LT, Rostlund B, Albrektsson B, Albrektsson T. Removal torques for polished and rough titanium implants. Int J Oral Maxillofac Implants 1988;3:21–24.

10. Davies JE, Dziedzic DM. Bone growth in metallic bone healing chambers. Faculty of Dentistry and Center for Biomaterials at the University of Toronto. Presented at the Fifth World Biomaterials Congress, Toronto, 1996.

11. Cordioli G, Majzoub Z, Piattelli A, Scarano A. Removal torque and histomorphometric study of four different titanium surfaces: An experimental study in the rabbit tibia. Int J Oral Maxillofac Implants 2000;15:668–674.

12. Lazzara R, Testori T, Trisi P, Porter S, Weinstein R. A human histologic analysis of Osseotite and machined surfaces using implants with 2 opposing surfaces. Int J Periodontics Restorative Dent 1999;19:117–129.

13. Bowers KT, Keller JC, Randolph BA, Wick DG, Michaels CM. Optimization of surface micromorphology for enhanced osteoblast responses in vitro. Int J Oral Maxillofac Implants 1992;7:302–310.

14. Masuda T, Salvi G, Offenbacher S, Felton D, Cooper L. Cell and matrix reactions at titanium implants in surgically prepared rat tibiae. Int J Oral Maxillofac Implants 1997;12:472–485.

15. Dziedzic DM, Beaty KD, Brown GR, Heylum T, Davies JE. Bone growth in metallic bone healing chambers. Faculty of Dentistry and Center for Biomaterials at the University of Toronto. Presented at the Fifth World Biomaterials Congress, Toronto, 1996.

16. Davarpanah M, Martínez H, Etienne D, Tecucianu JF, Porter SS, Lazzara RJ. Résultats préliminaires d'un nouvel implant à surface hybride. J Parodontol Implantol Orale 1999;1:51–60.

17. Sullivan D, Sherwood R, Mai T. Preliminary results of a multicenter study evaluating a chemically enhanced surface for machined commercially pure titanium implants. J Prosthet Dent 1997;78:379–386.

KAPITEL 13

Belastungskonzepte

H. Martínez/M. Davarpanah/R. Lazzara/K. Beaty

Brånemark et al.[1] vertraten die Auffassung, dass die Osseointegration von Dentalimplantaten u. a. durch zwei Maßnahmen zu sichern sei: Erstens sollte das Implantat primär gedeckt bleiben; zweitens sollte es erst nach einer Einheilphase von 4–6 Monaten belastet werden. Tatsächlich führte dieses Verfahren in der Folge zu höheren Erfolgsraten.[2] Aus Sicht der Patienten hat es allerdings viele Nachteile. Zahnlose Patienten etwa dürfen in den ersten 8–15 Tagen nach der Implantation überhaupt keinen Zahnersatz und danach 4–6 Monate lang nur eine herausnehmbare Interimsprothese tragen. Für viele Patienten sind diese Zeiträume aus funktionellen wie auch psychischen Gründen schwer zu ertragen. Nachdem sich Schnitman et al.[3] 1990 für provisorische Sofortprothesen aussprachen, wurden mehrere interessante Studien zum Konzept der Sofortbelastung publiziert. Heute wiederum tendiert man eher zum Konzept der frühzeitigen Belastung (2 Monate) unter Verwendung von säuregeätzten rauen Implantatoberflächen.[4]

I. Konventionelle Belastung

Das empfohlene Belastungskonzept für primär gedeckte Implantate sieht eine Wartezeit von 4 Monaten im Unterkiefer und 6 Monaten im Oberkiefer vor. In den ersten Wochen der Einheilphase ist das Implantat von nichtmineralisiertem Gewebe umgeben, ist empfindlich gegen Belastungen und anfällig für minimale Bewegungen. Traumatische Kräfte können in dieser Phase die Knochenzelldifferenzierung stören, die Bildung einer bindegewebigen Kontaktfläche begünstigen und das Implantat so zum Scheitern bringen.[5] Donath[6] zufolge sind diese Bindegewebsstrukturen auf eine schlechte Primärstabilität zurückzuführen. Um die Knochenreifung zu unterstützen, wird empfohlen, das Implantat stufenweise an das definitive Belastungsniveau heranzuführen.

II. Sofortbelastung

Die zahlreichen klinischen und histologischen Studien seit den Publikationen von Brånemark et al.[1] ermöglichen aus heutiger Sicht eine Neubewertung der „schwedischen Methode". Die Ergebnisse, die seither mit ungedeckten Implantaten erzielt wurden, stehen jenen mit gedeckten Implantaten um nichts nach.[7,8] In den letzten Jahren wurden auch sehr gute Kurzzeitergebnisse mit einzeitig belasteten Brånemark-Implantaten präsentiert.[9–13]

Mehrere Kurzzeitstudien legen nahe, dass Dentalimplantate auch sofort belastet werden können.[14–17] Diese Vorgehensweise hat einige klare Vorteile, die dokumentierten Erfolgsraten sind jedoch niedriger als bei konventioneller Belastung. 90 % der Fälle in diesen Studien entfallen auf zahnlose Patienten, die meisten Implantate wurden im Unterkiefer inseriert. Die Knochenqualität war in allen Fällen akzeptabel

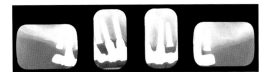 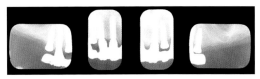

Abb. 13-1 Sofortbelastung einer von 5 Implantaten getragenen festsitzenden Teilprothese. Insgesamt wurden im Oberkiefer (Knochenqualität: Typ II) sieben 15-mm-Implantate und zwei 11,5-mm-Implantate gesetzt.

Abb. 13-2 Röntgenaufnahme nach sechsmonatiger Belastung und Freilegung der letzten 4 Implantate. Es ist kein periimplantärer Knochenabbau zu erkennen.

und die Zahl der verwendeten Implantate sehr groß. Drei bis fünf Implantate, die meist nach ihrer Position und Primärstabilität ausgewählt wurden, trugen die Sofortprothese, die anderen wurden im konventionellen Verfahren primär gedeckt und erst später belastet (Abb. 13-1 und 13-2).

A. Vorteile

– Sofortige Versorgung mit gutem Tragekomfort
– Keine herausnehmbare Prothese (= keine Akzeptanzprobleme) in der Einheilphase

B. Kontraindikationen

– Schlechte Knochenqualität (eingeschränkte Primärverankerung)
– Ungenügendes Knochenvolumen (eingeschränkte Zahl und Länge der Implantate)
– Schwerer Bruxismus
– Raucher

C. Stand des Wissens

Mehrere experimentelle und klinische Studien aus den letzten Jahren machen die Grundsätze der Sofortbelastung deutlich (Tabelle 13-1). Wohrle et al.[18] präsentierten 1992 die Fünfjahresergebnisse zu 8 Patienten mit 53 Brånemark-Implantaten. 31 davon wurden primär gedeckt, die anderen 22 wurden sofort belastet. 3 Implantate im Seitenzahnbereich scheiterten nach

Sofortbelastung. 1997 publizierten dieselben Autoren ihre Zehnjahresergebnisse zu 10 Patienten mit 63 Implantaten, von denen 28 sofort belastet worden waren.[16] Die Erfolgsrate in dieser Gruppe betrug 86 % (4 Misserfolge). Zu betonen ist, dass nur 14 der insgesamt 63 Implantate – darunter nur 4 sofort belastete Implantate – nach Ablauf der zehn Jahre tatsächlich kontrolliert wurden.

Balshi und Wolfinger[19] publizierten erste Ergebnisse zu 10 zahnlosen Patienten mit 130 Unterkieferimplantaten, von denen 40 sofort belastet wurden. Die Erfolgsrate in dieser Gruppe betrug 80 %. Die 8 Misserfolge traten ausschließlich bei Rauchern sowie bei Patienten mit Bruxismus oder systemischen Erkrankungen auf. Die Knochenqualität wurde in 6 Fällen dem Typ III und in 2 Fällen dem Typ IV zugeordnet. Die Erfolgsrate unter den 90 primär gedeckten Implantaten betrug 96 %.

Tarnow et al.[17] berichten über 10 zahnlose Patienten mit insgesamt 107 Implantaten, von denen 69 sofort belastet wurden. 6 der Patienten wurden im Unterkiefer und 4 im Oberkiefer behandelt. Die Erfolgsrate über einen Zeitraum von 1–5 Jahren betrug insgesamt 97 %. Die Autoren empfehlen eine provisorische Prothese, die durch eine Metallschiene verstärkt wird und von mindestens fünf stabilen Implantaten (≥ 10 mm) getragen wird. Minimale Positionsveränderungen in der Einheilphase werden durch diese stabile bogenförmige Suprakonstruktion erschwert. Die meisten der

Tabelle 13-1 Erfolgsraten bei sofortiger bzw. späterer Belastung

Autor, Jahr	Zeitraum (Jahre)	Anzahl Patienten	Sofortige Belastung			Spätere Belastung		
			Anzahl Implantate	Miss-erfolge	Erfolgs-rate (%)	Anzahl Implantate	Miss-erfolge	Erfolgs-rate (%)
Wohrle et al., 1992[18]	1–5	8	22 (UK)	3	86	31	0	100
Schnitman et al., 1997[16]	1–10	10	28 (UK)	4	86	35	0	100
Balshi und Wolfinger, 1997[19]	1–2	10	40 (UK)	8	80	90	4	96
Tarnow et al., 1997[17]	1–5	10	69 (UK, OK)	2	97	38	1	97

Patienten trugen im Gegenkiefer eine herausnehmbare Prothese.

D. Empfehlungen

Folgende Kriterien entscheiden über den Erfolg der Sofortbelastung:

- Art der Implantate: Schraubenimplantate mit einer Länge von ≥ 10 mm ermöglichen eine angemessene mechanische Retention. Implantate mit großem Durchmesser (bei entsprechendem Knochenangebot) vergrößern die enossale Kontaktfläche und lassen sich leichter bikortikal verankern.
- Verteilung der Implantate: Sofort belastete Implantate sollten möglichst einen Kreisbogen bilden. Diese strategische Verteilung entlang des Kieferbogens schränkt ihren Bewegungsspielraum ein.
- Zahl der Implantate: Zahnlose Kiefer sollten mit mindestens 10 Implantaten versorgt werden. Mindestens 4 davon werden sofort mit der provisorischen Prothese belastet.
- Stabilität der belasteten Implantate: Je mehr Implantate die provisorische Prothese tragen, umso besser verteilen sich die Okklusionskräfte.
- Quantitatives und qualitatives Knochenangebot: Sofort belastete Implantate sollten möglichst in einer Knochenhöhe von > 10 mm und einer Knochenqualität des Typs I/II verankert sein.

- Beschaffenheit der provisorischen Prothese: Die Prothese muss starr sein (Metallverstrebung) und darf keine Freiendstrecken umfassen, um eine Überbelastung des am weitesten distal gelegenen Implantats zu verhindern. Sie sollte verschraubt werden[17], da das Abziehen einer zementierten Prothese in den ersten Monaten der Einheilphase die Osseointegration und damit die Implantate gefährden würde.

Das Konzept der Sofortbelastung ist in bestimmten Fällen eine äußerst interessante Variante, allerdings sind die dokumentierten Erfolgsraten niedriger als mit dem konventionellen Belastungskonzept. Angesichts der dokumentierten Einsatzbereiche (Art der Patienten, Zahl der Implantate) und der aus heutiger Sicht kurzen Beobachtungszeiträume ist diese Methode in der alltäglichen Praxis mit großer Vorsicht anzuwenden.

III. Frühzeitige Belastung

Die dokumentierten Erfolgsraten für sofort belastete Implantate betragen 80–97 %, für konventionell belastete Implantate liegen sie hingegen bei 96–100 %. Die Misserfolge nach Sofortbelastung haben folgende Ursachen:

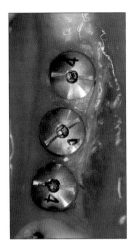

Abb. 13-3 Drei Einheilpfosten (Osseotite).

Abb. 13-4a und 13-4b Kontrollröntgen 7 Wochen nach der Implantation (a) sowie nach einjähriger Belastung (b).

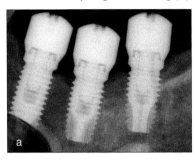
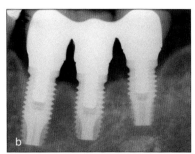

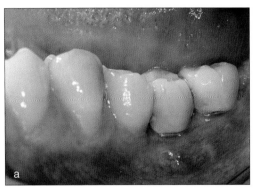

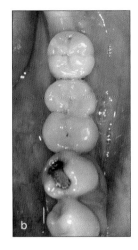

Abb. 13-5a und 13-5b Bukkale und okklusale Ansicht dreier verblockter Kronen nach einjähriger Belastung (Dr. C. Raygot).

– Ungenügende Primärverankerung
– Minimale Positionsveränderungen
– Okklusale Überbelastung

Das Konzept der frühzeitigen Belastung von Implantaten mit rauer säuregeätzter (HCl-H$_2$SO$_4$) Oberfläche ist relativ neu. Es reduziert einerseits den therapeutischen Zeitaufwand und die Unannehmlichkeiten für den Patienten im Vergleich zum konventionellen Belastungskonzept und es mindert andererseits das Risiko von Misserfolgen im Vergleich zur Sofortbelastung.

Außerdem können durch die frühzeitige Herstellung des Zahnersatzes (8 Wochen) alle Implantattypen belastet werden (Abb. 13-3 bis 13-5). Bei schlechter Knochenqualität (Typ IV) ist häufig die Primärstabilität der Implantate beeinträchtigt, was wiederum ihre Osseointegration gefährden kann. Durch Implantate mit rauer Oberfläche lässt sich die Primärverankerung optimieren. Dziedzic et al.[20] konnten zeigen, dass säuregeätzte Implantate besser im Knochen verankert werden als glatte Implantate. Der Extraktionswiderstand von säuregeätzten Implantaten (Osseotite, 3i) ist gegenüber glatten Implantaten um das Vier- bis Fünffache erhöht.

In einer multizentrischen Pilotstudie wurden die Ergebnisse mit säuregeätzten Osseotite-Implantaten nach frühzeitiger (2 Monate) bzw. konventioneller Belastung (4–6 Monate) verglichen. Die Erfolgsrate mit den insgesamt 716 nach 4–6 Monaten belasteten Implantaten betrug 98,8 %. Die tatsächliche Wirksamkeit dieser Methode wird in multizentrischen Langzeitstudien zu klären sein.

Literatur

1. Brånemark P-I, Zarb GA, Albrektsson T. Tissue-Integrated Prostheses. Chicago: Quintessence, 1985.

2. Adell R, Lekholm U, Rockler B, Brånemark P-I. A 15 year study of osseointegrated implants in the treatment of edentulous jaws. Int J Oral Surg 1981;10: 387–416.

3. Schnitman PA, Wohrle PS, Rubenstein JE. Immediate fixed interim prostheses supported by two-stage threaded implants: Methodology and results. J Oral Implantol 1990;16:96–105.

4. Davarpanah M, Martínez H, Etienne D, Tecucianu JF, Porter SS, Lazzara RJ. Résultats préliminaires d'un nouvel implant à surface hybride. J Parodontol Implantol Orale 1999;1:51–60.

5. Brunski JB. Avoid pitfalls of overloading and micromotion of intraosseous implants. Dent Implantol Update 1993;4:77–81.

6. Donath K. Tissue reaction around loaded and unloaded titanium implants. J Hard Tissue Biol 1993;2:37–47.

7. Buser D, Weber HP, Lang NP. Tissue integration of nonsubmerged implants: 1-year results of a prospective study with 100 ITI hollow-cylinder and hollow-screw implants. Clin Oral Implants Res 1990;1:33–40.

8. Buser D. Mericske-Stern R, Bernard JP, et al. Long-term evaluation of non-submerged ITI implants. Clin Oral Implants Res 1997;8:161–172.

9. Becker W, Becker BE, Israelson H, et al. One-step surgical placement of Brånemark implants: A prospective multicenter clinical study. Int J Oral Maxillofac Implants 1997;12:454–462.

10. Bernard JP, Belser UC, Martinet JP, Borgis SA. Osseointegration of Brånemark fixtures using a single-step operating technique. A preliminary prospective one-year study in the edentulous mandible. Clin Oral Implants Res 1995;6:122–129.

11. Collaert B, De Bruyn H. Comparison of Brånemark fixture integration and short-term survival using one-stage or two-stage surgery in completely and partially edentulous mandibles. Clin Oral Implants Res 1998;9:131–135.

12. Ericsson I, Randow K, Glantz PO, Lindhe J, Nilner K. Clinical and radiographical features of submerged and non-submerged titanium implants. Clin Oral Implants Res 1994;5:185–189.

13. Ericsson I, Randow K, Nilner K, Petersson A. Some clinical and radiographical features of submerged and non-submerged titanium implants: A 5-year follow-up study. Clin Oral Implants Res 1997;8: 422–426.

14. Piattelli A, Trisi P, Romasco N, Emanuelli M. Histologic analysis of screw implants retrieved from man: Influence of early loading and primary stability. J Oral Implantol 1993;19:303–306.

15. Salama H, Rose LF, Salama M, Bett NJ. Immediate loading of bilaterally splinted titanium root form implants in fixed prosthodontics—A technique reexamined: Two case reports. Int J Periodontics Restorative Dent 1995;15:345–361.

16. Schnitman PA, Wohrle PS, Rubenstein JE, DaSilva JD, Wang NH. Ten-year results for Brånemark implants immediately loaded with fixed prostheses at implant placement. Int J Oral Maxillofac Implants 1997;12:495–503.

17. Tarnow DP, Emtiaz S, Classi A. Immediate loading of threaded implants at stage I surgery in edentulous arches: Ten consecutive case reports with 1 to 5 year data. Int J Oral Maxillofac Implants 1997;12:319–324.

18. Wohrle PS, Schnitman PA, DaSilva JD, Wang NH, Koch GG. Brånemark implants placed into immediate function: 5-year results [abstract]. J Oral Implantol 1992;18:282.

19. Balshi TJ, Wolfinger GJ. Immediate loading of Brånemark implants in edentulous mandibles: A preliminary report. Implant Dent 1997;6:83–88.

20. Dziedzic DM, Beaty KD, Brown GR, Heylum T, Davies JE. Bone growth in metallic bone healing chambers. Faculty of Dentistry and Center for Biomaterials at the University of Toronto. Presented at the Fifth World Biomaterials Congress, Toronto, 1996.